電磁波汚染と健康

ザミール・P・シャリタ 著
加藤やすこ 訳
監修 荻野晃也・出村 守・山手智夫

緑風出版

Keep Healthy with Pollution, Computer and Cellphone

by Zamir P. Shalita

友情の記念に：エッラ・ドーソン、デイビッド・ホックマン、ラム・エイヤーリ、アーロン・マークマン、メナーム・コーエン、イスラエル空軍飛行コース二二一（一九五七）の永遠に若いままの友人たちへ。

謝辞

米国立職業安全健康研究所（ＮＩＯＳＨ）のマーシャ・ストリルズ氏は素晴らしい資料を送ってくれた。米国エネルギー省（ＤＯＥ）のリン・ジレット氏は電磁場に関わる健康被害の資料を全て提供してくれた。イギリスの市民団体、パワーウォッチの代表アルサダール・フィリップス氏とジーン・フィリップス氏は、貴重な資料とアドバイスを与えてくれ、導入部を監修してくれた。ダフネ・シャリタ博士は、コンピューター操作の心理的要因の章を監修してくれた。私の友人で心臓外科医のジーヴ・メイタル医師は、素晴らしい資料を提供して執筆を助け、助言してくれた。電気技師のマーク・カーム氏は専門的な資料を提供し、ヨシェヴド・ローテステイン氏はスウェーデンの論文を翻訳してくれた。ボストン・ケーブルテレビのドロール・シャリタＭＢＡ（経営学修士）は、コンピューター化したシステムを紹介し、放射線医学者のスーザン・シャリタ氏は全ての放射線物質について教え、貴重な助言を提供し、デイビッド・ベン・ナーサン博士はストレスと免疫系について、また免疫系を高めるハーブについて教えてくれた。原子核生物学者の故エマニュエル（エミー）・リクリス教授は、放射線障害と防護方法について語ってくれた。ここに感謝の意を表わします。

注意！

健康な人には、安全な量でサプリメントを摂取することをお勧めする。しかし、いくつかのサプリメントの服用量は、自覚しているまたは無自覚の病気やアレルギー、健康状態に苦しんでいる人や、何らかの制限を受けている人にとって適切ではないし、安全とは言えないだろう。なかには、医薬品と一緒に摂取できないものもあるので、サプリメントを摂取する前に、**主治医の同意**が必要だ。

目次

目次

友情の記念に　4
謝辞　4
注意　5

第一部　人体を蝕む化学的・物理的汚染物質

第一章　環境汚染物質が病気を増やす？　14

第二章　身近にある環境汚染物質　30
化学物質による深刻な環境汚染・30／天然の汚染物質と人工的汚染物質・31／オゾンは敵か味方か・32／人間が作った化学的汚染物質・34／室内の空気汚染物質・49／喫煙のリスク・50／汚染物質が結合すると・51／物理的な汚染物質・54／宇宙線の影響・58／直流と交流の違い・60／細胞を傷つける電磁場・64／電磁場と人類の歴史・66／電磁波の力と周波数の関係・66／人体から発生する電気・68／イオンポンプのしくみ・71／生体組織にある電気質・76／

体を流れる電流を測定する・82／生体がエネルギーを吸収する要素・83／静電場とは・84／送電線と電力設備の影響・85／巨大な変圧器の危険性・87／私たちが曝されている電磁場・88／超低周波と超長波の周波数と強度・88／電磁波の一般的な被爆基準・90／電力線が人体に誘導する電流・90／家の中の電磁場も危険？・91／電磁場は木の成長率を変える・92／自動車の中の電磁場・93／化学的汚染と物理的汚染が結合すると・94／危険なフリーラジカル・95／一酸化窒素の功罪・103

第三章　弱い電磁波から受ける深刻なダメージ　106

電磁場は生体システムを傷つける・106／電磁波被爆量とその影響・118／被曝でメラトニンの分泌が変わる・121／電磁場は胚発生を傷つける？・126／動物の培養細胞への被曝影響・127／骨細胞を増やす短期被曝・132／電磁波で染色体が傷つき、ガンになる？・134／周波数とガンの関係・136／送電線の近くに住むのは危険か・137／職業被爆の危険性・141／生殖器官への影響・147／ペースメーカー使用者のリスク・148

第四章　パソコン操作は体に悪い？　150

電磁場以外の健康影響・150／パソコンのモニターから出ている放射線・153／現在のスクリーンも危険なＸ線を照射する？・155／スクリーンから発生するＸ腺以外の放射線・156／液晶ディスプレイから出る電磁波・158／モニターの電磁放射線は安全か・159／妊婦がパソコ

ンを操作するのは危険?・161／安全なモニターの生産・164／スクリーンの解像度はどれも同じ?・166／シックビルディング症候群(SBS)と電磁場・167

第五章　電磁波、コンピューター、ストレスの複合影響　168
脳と神経系へのダメージ・168／ストレスだらけのコンピューター作業・172／環境ストレスによるダメージ・182／コンピューターストレスを和らげる方法・185／ストレスを癒す薬とハーブ・192／つらくて継続するストレスを癒すハーブ・194

第六章　増加する「電磁波過敏症」　196
電磁波過敏症という病気・196／典型的な電磁波過敏症(ES)の症状・198／ESを起こす要因・199／私たちは電磁場の海で暮らしている・200／ESの兆候はいつ現われるのか・201／ESは環境から生まれた病気?・202／ESの治療方法・204／低放射性スクリーンの有効性・206

第七章　携帯電話は安全か　207
携帯電話のしくみ・207／携帯電話は電子レンジと似ている?・209／携帯電話が心配な理由・212／一般の人の不安・216／ドライブ中の不安・217／現在のデジタル電話・218／現在の安全基準・220／携帯電話のダメージを避けるには・222／SAR値一・六ワット／kgの基準値は安全か?・225／携帯電話で脳腫瘍が増加する・226／脳腫瘍をめぐる裁判・226／天然蛋白質を守るストレ

ス蛋白質シャペロン・230／子どもは大人よりエネルギーを吸収しやすい?・238／電磁放射線が脳の電気的活性を変える・239／マイクロ波エネルギーはＤＮＡを傷つけ、ガンの原因に?・245／携帯電話中継基地局は危険か?・249

第八章　レーダー被爆と健康被害　255

危険なポリスレーダー・256／ポリスレーダーから発生する放射線量・256／マイクロ波の被曝量制限基準・257／ポリスレーダーのオペレーターが被爆する放射線・258／マイクロ波がダメージを与えるしくみ・259／レーダー被曝を減らすためのアドバイス・268／海上でのレーダー被曝・269／レーダー被曝と砲兵の鉛中毒・270／航空管制官も放射線を浴びている?・270

第九章　ラジオやテレビ送信機の危険性　272

テレビ塔周辺は発ガン率と死亡率が高い?・272／ハワイで起きた放射線問題・274／イスラエルでのテレビとラジオの放射線調査・276／一般被曝に関するＩＲＰＡガイドライン・278／ハイファのパーノルド政府局近くで観察された放射線・280／アマチュア無線愛好家はラジオ周波数に被曝している?・281／心臓ペースメーカーと無線周波数・282／身近な低周波電磁場の測定・283／無線周波数電力密度の取り決め・284

第二部　汚染環境で暮らすためのアドバイス
第一〇章　電磁波と化学物質を避けるには　290
化学的・物理的汚染物質の危険性・290／電磁場発生源へ近づくな・291／化学的汚染物質を避ける方法・295／不要な薬品摂取を止め、インターネットでの購入を避けよう・302
第一一章　汚染物質を克服する食事療法　304
健康を支える消化器官・305／現代的な生活が引き起こす消化器トラブル・305／抗酸化物質とサプリメントの摂取量・307／健康状態を改善する食事療法・307／個人的な好みのためのヒント・309／サプリメントの摂取量は人によって違う？・317／薬とサプリメントの関係・317
「慎重なる回避」の重要性　電磁波環境研究所　荻野晃也　320
深刻な電磁波汚染と健康影響　でむら小児クリニック院長　出村　守　323
解題　汚染された環境で生き抜くために　訳者　加藤やすこ　326
参考文献　328

第一部

人体を蝕む化学的・物理的汚染物質

第一章　環境汚染物質が病気を増やす？

コンピューターは現代生活に革命を起こした。指示通りにデータを蓄積し、今までにない早さで効率的に処理できるようになった。今では、家庭や職場、医療現場、教育、科学、農業、行政、産業、広告など、あらゆる分野がコンピューターの影響を受けている。コンピューターは、異なるアプリケーションのためにシステムを洗練させ（クルツワイル一九九〇）、武器をはじめ、バーチャルリアリティ、特殊効果撮影、ゲーム、トレーニングなど、さまざまな場面にコンピューターが関わっている。私たちはコンピューターで文章を打ち込んで読み、数秒のうちに海外へ送ることができるし、相手が確認した文章は、数分で戻ってくる。アドレスがあれば居ながらにして、パリのカフェのメニューをチェックし、リゾート地の情報を調べ、ウォール街の株価を知ることができる。コンピューターの基本的な長所は、指示に従って情報を蓄積し、送信することができるという点だ。コンピューターは兆単位で完全に記憶し、これまでに考えられないような早さと効率で、どんな情報でもほぼ一瞬で表示する。それに引き替え、私たちは、いくつかの電話番号さえ満足に覚えていられない。コンピューターが持っている速さや正確さ、情報を共有する能力と、人間の知性を結びつけると、その結果は驚くべきものになる（クルツワイル一九九九）。

その一方、今や食物は豊かになり、人生の可能性は昔よりも格段に広がった。そしてペスト、天然痘、ポリオ、破傷風、ジフテリア、百日咳、結核、ハンセン病など、数百万人の命を奪ってきた伝染病は絶滅した。もっとも、結核は再流行する兆しがあり、マラリアは今でも毎年数百万人の人を殺している。これはなにも発展途上国だけの出来事ではないのだが、一般的な関心は薄いようだ。そして、免疫治療法が未だに見つかっていないエイズが現代社会の脅威になっている。しかし日々の暮らしは、仕事の忙しさとおいしい食事に紛れて快適に過ぎてゆく。私たちは毎日心配することなく、幸せに暮らしているはずだ。その代わり、人生は昔ほど単純ではなくなった。科学技術の発展は生活のスピードを加速し、経済は不安定になり、世界規模で大規模な雇用が移動する。混乱の中で、私たちは家族を持ち、家を建て、将来に備えようともがいている。旅行のように長時間列車に揺られる通学や通勤、仕事の責任に耐え、経済的な奮闘を続けている。このような状態は緊張やストレス、不眠などを引き起こし、さらに、心臓疾患やがん、パーキンソン病、アルツハイマーなどのさまざまな病気を若いうちに発症させる。

科学技術の進歩は、「文明」の発展にもつながった。例えば、木材生産や道路建設のための森林伐採、野生生物の絶滅、貴重な自然や景観の破壊、水産資源の枯渇、海洋や陸上での食物連鎖の破壊だ。森林伐採は環境を破壊して空気を汚染し、気候変動を起こし、さまざまな植物や動物が絶滅した。エネルギーの使用量は増え、電気製品の生産や工場の稼働、冷暖房、そして世界各地へ移動するために使われている。エネルギーは、主に石油や石炭、ガスなどの化石燃料を燃やして生産されるが、その結果、環境が汚染される。私たちが呼吸する空気には、酸化物、窒素、硫黄、鉛、その他の重金属、そして有害な化学物質の酸化物が豊富に含まれている。汚染物質のなかには、紫外線から私たちを守るオゾン層に穴を開ける物質もあり、オゾンホールを通過した紫外線は、皮膚ガンなどのガンを増やす。他の化学物質は、毎年のように広範囲の水害をもたらす温室効果を世界規模で起こしている。

このような汚染物質は、呼吸器疾患、アレルギー、感染症の原因になっている。なかには眼や肝臓、消化器官、脳、神経系、免疫系、腎臓などにダメージを与えるものもある。工業用化学物質は、下水や小川に生息するバクテリアやウィルスを汚染し、動植物や人間に悪影響を与える。多くの動植物の種がこのような汚染によって絶滅し、さらに多くの種が同じ道を辿ろうとしている。イスラエルのヤーコン川のように汚染された河川もある。ある人々がヤーコン川に架かった架設の橋を渡っている時、突然、橋が壊れて水中に落下した。彼らは数分以内に全員が助けられたが、水質汚染のせいで四人が亡くなり、何人かには障害が残ってしまった。環境汚染は作り事でもなければ、「頭のおかしい」自然保護主義者のたわごとでもない。道ばたや家庭などの生活環境で、実際に直面している危機だ。例えば、イギリスの下水管は大半がビクトリア朝の時代に作られた年代物《もの》で、絶望的な状況にある。崩壊した下水システムは、飲み水や貯水池、地下水を汚している。

また、果物や野菜、穀物は、収穫量を増やすために使われた農薬や殺虫剤で汚染されている。家畜には成長ホルモンが注射され、利益を増やすために不適切な餌が与えられている。そのため、毒性の強いバクテリアや危険な寄生虫に感染する可能性が増えた。ハンバーグやステーキなどの焼いた肉は、加熱する過程で発ガン性物質を発生させる。牛乳の中には、より生産量を増やすための成長ホルモンや抗生物質、農薬、除草剤が含まれている。抗生物質を使い続けたせいで、バクテリアの抵抗力は人に害を与えるほど強くなった。ペニシリンなど特定の抗生物質に反応する人は、牛乳を飲んだだけでも深刻な反応を示すことがある。食品には、微生物の成長を抑え、賞味期限を延ばすための防腐剤が含まれている。味や色を改良するために、シリコンや香料、発ガン性物質である染料が加えられている。肉、魚、チーズ、サラダは強力な病原体に感染し、下水のバクテリアや排出された毒性化学物質、タンカーから漏れた石油、石炭の灰などに汚染された海で育つ魚や甲殻類は、食物連鎖を通じて人間を汚染する。

このような「冷たい」汚染物質だけでなく、放射性の「熱い」汚染物質が、原子力発電施設、放射性物質の貯蔵施設、原子力潜水艦、チェルノブイリ原発事故のような原子炉爆発などから放出されている。旧ソビエト連邦共和国内にある放射性廃棄物の貯蔵施設や核燃料施設、原子力発電所からの漏洩、事故を起こした約七〇艦の原子力潜水艦などは、適切な管理や安全基準がないまま、劣悪な環境で放置されている。このような放射性汚染物質は大気だけでなく、海や湖、川、地下も汚染している。そして食物連鎖に入り込み、ヨーロッパ諸国やその他の国で、食物を通じて体内に取り込まれる。たとえば東ヨーロッパから輸入されたハーブティーは、一見したところ、無害そうに見えるが、遺伝子にダメージを与え、ガンや奇形を発生させる原因になっている。

私たちはレントゲン装置から放射されるX線や、体内の臓器を撮影するマンモグラフィ、デジタル化した断層撮影などの医療機器を通じて、放射線を浴びている。コバルト60の放射性同位元素から放射されるガンマ線で腫瘍を治療している人もいるだろう。また、旅客機の乗客は宇宙線に曝される。例えば、ニューヨークからロサンゼルスやロンドンへ飛行すると、胸部レントゲン写真を二回撮影したのと同じくらいのX線を浴びることになる。このような電離放射線に曝されると、電子が飛ばされてダメージを受けた原子がイオンやフリーラジカルに変化する。ラジカルは分子を酸化し、周辺にある細胞の構造を変え、タンパク質や脂肪、動物や植物のDNAなどの生体組織を傷つける。DNAへのダメージは遺伝子の突然変異につながり、染色体が壊れることもある。もっとも大きなダメージは、DNAが無防備になる細胞分裂の際に発生する。とくに胎児や子どもへの影響が深刻で、大人の場合は血液細胞を作る骨髄が影響を受けやすい。これは、流産や奇形、白血病などのガン、神経系や免疫システムの疾患、その他の病気の原因になる。

太陽光線の中の紫外線のように波長の短い放射線は、電離放射線の周波数と重なっている部分があり、皮膚ガンのリスクを増やす。フロンなどによってオゾン層が減少したため、地表へ届く紫外線が大幅に増加し、極地のように被曝量の多い地方では皮膚ガンの発生率が増えている。そのほかにも、私たちは絶えず自然界の放射線に曝されている。たとえば、大地から発生するラドンガスや、それほど強くないものの、地表まで確実に到達している宇宙線などだ。宇宙線は全宇宙が誕生したビッグバンから生まれた。太陽からやってくる宇宙線は、地球を取り巻く地磁気によって部分的に遮られているが、一部は地表へ到達する。宇宙線は生物学的な毎日のサイクル（概日リズム）に関わるほか、太陽黒点の周期的な出現と連動して強くなり、世界規模で同時期に人々の免疫に影響を与える。そのため、流行病が世界各地で同時に広まることになる。

地表の地磁気は二〇～七〇マイクロテスラ（二〇〇～七〇〇ミリガウス）で、場所によって数値が変化する。二〇世紀になるまで地球の電磁場は、ゆっくりと振動する磁場や可視光線、稲妻が放出する不規則な電磁場が中心だった。一九五二年にシューマンは、地球と電離層は人間の脳波と同じ周波数で振動している、と発表した。この発見は一九六二年に「シューマン共振」として確認された。シューマン共振は、世界中で発生する雷光から発生する約八ヘルツの信号波を含み、おもに一～四〇ヘルツの幅で地球や電離層の間で振動する極低周波（ＥＬＦ）の電磁場を発生させる。これらの振動は、二四時間ごとと一カ月ご

表1　電磁波の単位

用語	単位
周波数	ヘルツ（Hz） 電磁波の波が1秒間に振動する回数
波長	cmまたはkm 電磁波の波一つ分の長さ。電磁波は光と同じスピード（約30万km/秒）で進むので、30万kmを周波数で割ると波長が算出できる。30万km÷周波数＝波長
電場（電界）	ボルト/メートル（V/m） 1m当たりにかかる電圧
磁場（磁界）	テスラ（T）またはガウス（G） 1テスラ=1万ガウス 1ミリテスラ（mT）=10ガウス=1万ミリガウス（mG） 1マイクロテスラ（μT）=10ミリガウス
エネルギー吸収比（SAR値）	ワット/kg（W/kg） 高周波の電磁波が生体組織に吸収される熱量。体全体で受けるエネルギーの吸収比を表わす「全身SAR値」と、体の一部に吸収されるエネルギーを示す「局所SAR値」がある
電力密度	ミリワット/㎠（mW/㎠）またはマイクロワット/㎠（μW/㎠） 高周波電磁波の強さを示す単位。1㎠当たりに何ミリワット（mW）または何マイクロワット（μW）の熱量が通過するかを表わす

とに、一定の周期で起きる太陽黒点の活動や、惑星の位置、月に連動して周波数がわずかに変化する。太古の昔から、地球上の生命はこれらの電磁場の中で進化してきた。八ヘルツという信号波は、人間の脳（八～一三ヘルツ）のアルファ波と一致し、生体システムにとってとくに重要で有益だと考えられている（スミスとベスト一九九一）。宇宙飛行士の生体リズムを安定させて宇宙病を防ぐために、宇宙船にもシューマン波発生器が設置されているほどだ。しかし今や、電磁波が

加速度的に増え続け、これらの重要な周波数も人工的な電磁場ノイズに埋もれている。電磁場と生命の関連性を明言した最初の科学者であるラコフスキー（一九二〇）は「全ての生命体は放射線を発生させ、ほとんどの生命体は放射線を受信し探知することができる」と述べた。彼は「健康とは生きている細胞内の振動が均衡していることで、病気とは振動の不均衡を現わす」と考え、地理学や地球地質学とガンの関係性を示す「地球受難地帯」や、太陽黒点の一一年の周期が地球上の生命に与える影響についても調べていた。

汚染は想像上の産物や誇張でも、環境保護主義者の杞憂でもなく、全ての人にとって現実的な危機だ。環境汚染というと、化学物質や何らかの「物体」が汚染すると考えられているが、音や電磁場も汚染物質であり、私たちを取り巻いて不自然に振動するあらゆる電磁場の仲間だ。これらの物理的汚染は、私たちの感覚ではほとんど感知できない、「振動」汚染の領域へ私たちを引きずり込む。電磁波は太陽光線と同じタイプのエネルギーだ。紫外線よりも低い周波数で非電離性の電磁場を生み出す電気設備が使われるようになり、この六〇年間で電磁場は劇的に増加した。これらの電磁場が発生するのは、高圧電線や変圧器、引込線や室内配線、ラジオやテレビ、携帯電話のアンテナ、レーダー、携帯電話（おもにデジタル式）の周辺だ。家の中にも、電気で動くさまざまな製品から発生する電磁場がある。たとえば、電気毛布やヘア・ドライヤー、コードレス電話に携帯電話、コンピューターのスクリーン、テレビセット、オーディオやビデオ機器、オーブン、暖房、クーラー、洗濯機、乾燥機、冷蔵庫、エアコン、換気扇、蛍光灯などだ。

水や血液の微妙な振動に関する研究によって、電磁波が水や血液を振動させて深刻な影響を生む可能性があることが最近わかってきた。地球磁場に対する水の感受性は、地磁気に直角の方向に働いた後、そこから移動する。水の陽子は、地磁気とつながるためにすりこぎ運動（しだいに回転方向を変える）を始める。それは、二〇〇〇ヘルツ以下の周波数で正確に「歌うような」ノイズで、簡単なコイルと増幅器で確認できる。この周波数は、局地的な地磁気を正確に測定するために利用できる。この現象を利用して、体の構造や新陳代謝の様子を確認するMRI（磁気共鳴画像診断）スキャナーが病院で使われている。鳥やハチ、トカゲは体の中に磁場のセンサーを持っていることがわかっているが、人間も磁場を感知する小さなメカニズムを持っているという証拠が最近発見された。

ラジカル（訳注・不対電子を持つ分子が他の分子から電子を奪うフリーラジカル反応をおこす物質の略称）は、普通の呼吸や新陳代謝、生体に侵入する細菌によって発生するが、工業廃水、車から出る酸化物や鉛、タバコの煙などの化学的汚染物質やストレスでも、体内で大量に発生する。ラジカルは、脂肪膜やタンパク質（酵素を含む）、血中脂質のような酸化した細胞をすぐに構成し、DNAにダメージを与える。体内で食物から作られる抗酸化物質は、このようなラジカルを無害化し、その濃度を下げるが、水や空気、食物を通して体内に入った汚染物質は、細胞に蓄積された抗酸化物質を排除してしまう。そのため、体はフリーラジカルを無害化できず、悪影響を防げなくなるし、フリーラジカルは肝細胞の働きを抑制するので、汚染物質を体の外へ排出することもできなくなる。さらに免疫系を抑制し神経系や腎臓の働きを混乱させる。ラジカルは血中脂質やコルステロールを酸化し、心臓疾患や高血圧の原因になる動脈硬化症を増やす。酸化によってダメージを受けたタンパク質は不活性になり、神経細胞に蓄えていた抗酸化物質が無くなると神経系の病気になり、免疫系細胞に抗酸化物質がわずかしかないと、感染症やガンにつながる。傷ついたDNAは不活性タンパク質を合成し、コントロールシステムが働かなくなり、ガンの発生につながる。汚染物質から生まれたフリーラジカルは、電離放射線や電磁場のような非電離放射線（原子をイオン化するには弱すぎるような放射線場）が原因で作られたフリーラジカルと一緒に、現代的な生活のリスクを増やしている。ほとんどの人が摂取している医薬品も、体に汚染物質があれば反応し、より多くのフリーラジカルを作ることになる。薬を飲んでもダメージが重くなるだけだろう……。

私たちは、強さと周波数が違う電磁場に日常的に曝露している。このような電磁場は、高圧電線や変圧器、家への引込み線、テレビやラジオの受信機、携帯電話の中継基地やレーダー基地などから発生する。家の中では、洗濯機やテレビ、コンピューターのモニター、ラジオ、増幅器、電気モーター、エアコン、ヒーター、オーブン、ヘア・ドライヤー、電気毛布、携帯電話などの家電製品から出る電磁場がある。かつて、エネルギーの弱い放射線は体への害が少ないと考えられていたが、今では、非電離放射線でも、体内でフリーラジカルを生むことがわかっている。今や私たちは、化学的汚染物質や危険な電離放射線に加え、非電離放射線にも曝されている。

大昔、私たちの祖先がジャングルや草原に住んでいた頃は、汚染物質はごくわずかで、狩猟や採取、耕作で得た食べ物から抗酸化物質を作り出していた。人類が火を使い始めると、広範囲の煙害が起き、免疫系に関わる抗酸化物質が不足したせいで、感染性の病気や組織の変質による病気に苦しむようになった。干ばつや飢饉で食料が不足すると、もっと大きなダメージを受けた。抗酸化物質が不足すると、抵抗力が低下し、喉頭炎や気管支炎になりやすくなり、寿命が短くなる。

伝染病にいつも悩まされ、心臓や血管の疾患、関節炎の発生が予想される環境では、老化ですら生命活動の自然な流れだと思われている。現代的な生活はコストがかかり、私たちは精神や肉体を健康に保つために医療費や医療保険料を支払っている。さまざまな汚染物質の影響で、予想より早く老化の兆候が現

図1　電磁波の種類

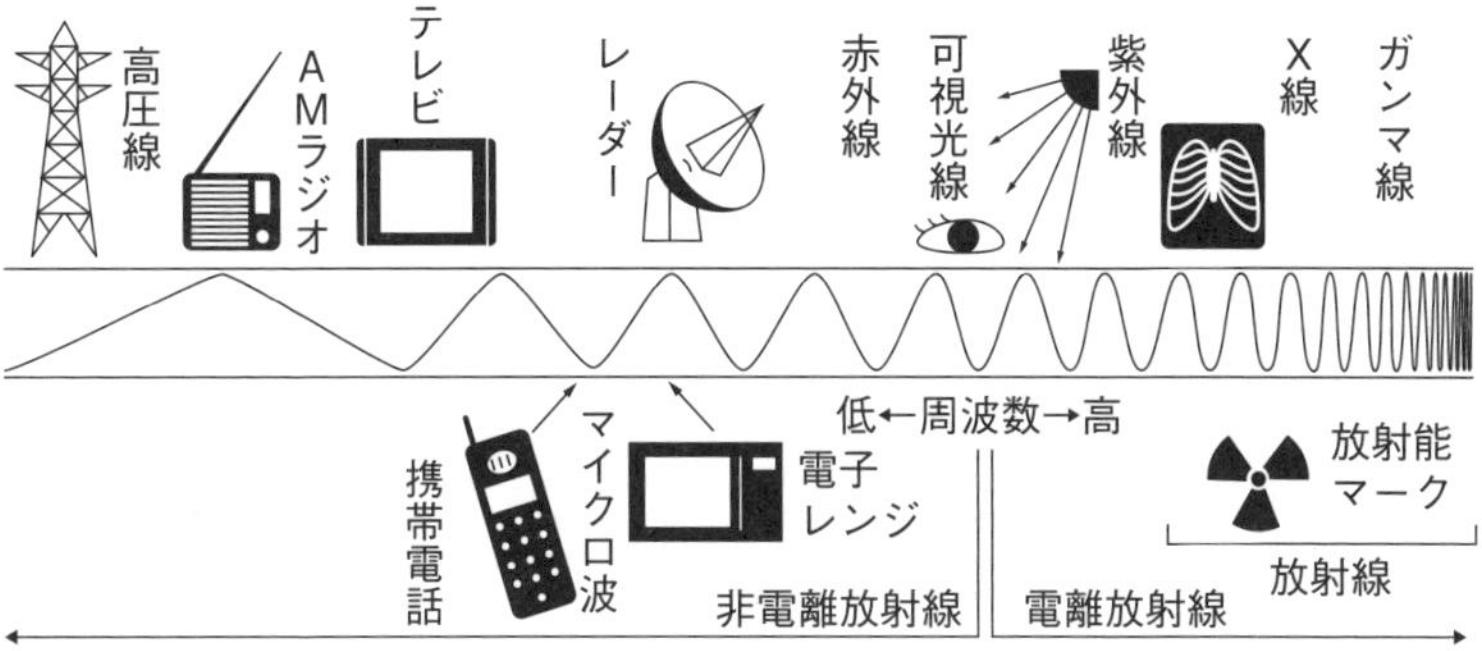

出典）『危ない携帯電話』緑風出版より

図2　様々な電磁波源の波長と周波数

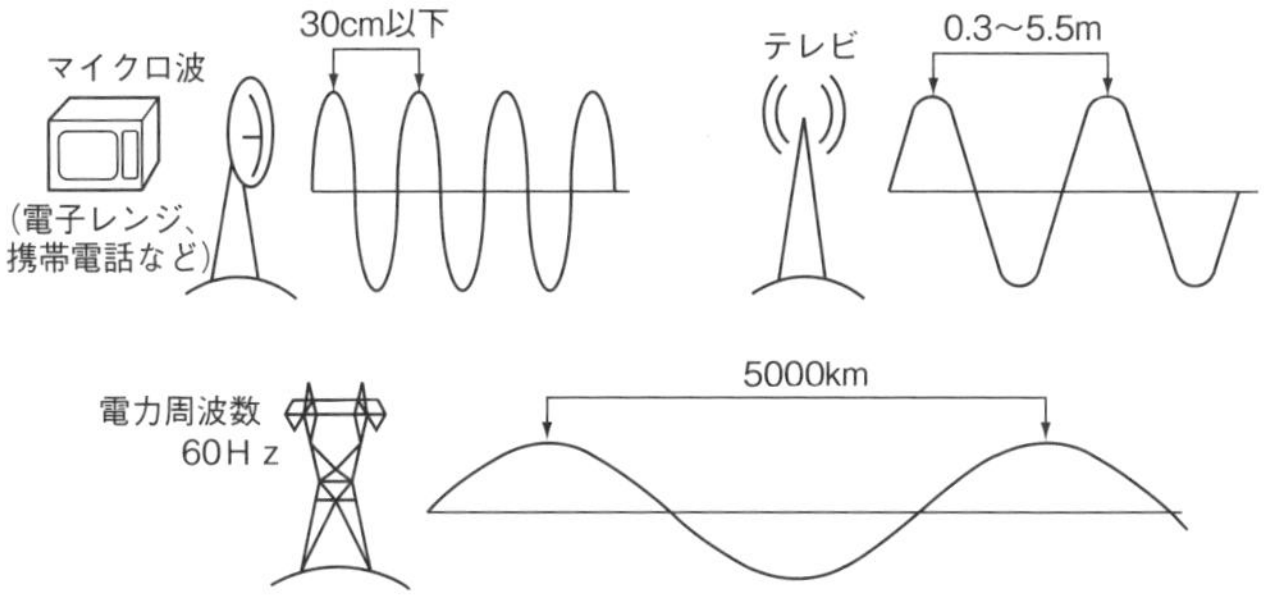

出典）Bonnevill Power Administration『死の電流』緑風出版より

われて発病しやすくなっており、医療保険制度を廃止することはできない。汚染物質は、体内で反応する化学物質の一種で、タンパク質の酵素や脂質、コレステロールの周辺で分子を酸化するフリーラジカルを作ることがわかっている。酸化した分子は活性を失い、酸化したコレステロールは高血圧症へつながる動脈硬化や、心臓、血管の疾患を増加する。ラジカルはＤＮＡを破壊し、突然変異や染色体破壊の原因になり、神経システムや免疫システム、肝臓、膵臓、腎臓などを傷つける。細胞分裂中のＤＮＡは非常に傷つきやすく、とくに胎児や子ども、血液細胞を作る大人の骨髄は影響を受けやすい。ＤＮＡの損傷は、流産や奇形、さまざまな病気やガンの原因になる。

老化による病気は、神経系の疾患やさまざまなガン、心臓や血管の病気を起こし、健康だと思っている間も、便秘やアレルギー、偏頭痛などで苦しめている。今では、ＤＮＡを傷つけるガンはもっとも一般的な死因になった。ラジカルは免疫系を抑制し、発ガン物質と闘うべき細胞を変化させる。子どもたちは汚染物質に対してますます弱くなり、汚染物質が多い地域では子どもの病気も多い。送電線から発生する低周波電磁場下で生活すると、小児白血病の発症率が二〜四倍になる、という証拠が見つかった。さまざまな免疫不全の問題は、電磁場曝露と関係があり、慢性疲労症候群や多種化学物質過敏症と似ている。また、電磁波過敏症（ＥＳ）が増えているという報告もある。ＥＳの症状はさまざまなアレルギー症状とよく似ており、普通より電場が高いと、子どもの過敏症が起きやすいという。このような電磁場は、あなた自身やあなたの家族にも毎日のように影響を与えているのだ。

平均寿命は私たちの祖父母の時代よりずいぶん長くなった。それは良い栄養と最近の進歩した医療、ＭＲＩやＣＴスキャンのような画像診断や、広範な知識とコンピューター処理したデータへの最短アクセス、臓器移植など外科的な新しい治療方法のおかげだ。このような方法は、一〇年前には想像もできなかったことだ。産業化と近代化は化学的汚染物質を増やし、過去一〇〇年の間に、電力線やさまざまな電気機器から発生する比較的弱い電磁場に体が汚染されるようになった。そのため、フリーラジカルを無害化するために、より多くの抗酸化物質が必要になっている。しかし、現代的な食生活では、食物繊維やビタミンが不足している。抗酸化物質をわずかしか摂取できない加工食品やジャンク（ファースト）フードなどを食べるようになり、抗酸化物質をさらに不足させているのだ。コーヒーやアルコールは、ビタミンの吸収力を低下させ、ミネラルを排出してしまう。慢性的な抗酸化物質不足は、病気や病的変質を増やし、関節炎、動脈硬化、心臓発作、どうき、パーキンソン病、アルツハイマー病などの痴呆や神経系の病気、感染症、さまざまなガンを増やし、寿命を短くする。また、ミシンから発生する電磁場に被曝する縫製作業員は、アルツハイマー病の発症率が高いといわれている。

現代的な生活は矛盾している。私たちは必要以上にエネルギーを供給する食料を、たくさん買うことができるが、その中にビタミンやミネラル、抗酸化物質はわずかしか含まれてない。カロリーが豊富な食べ物のほとんどは硬化油（訳注・植物油などに水素を化合させて作ったマーガリンなどの人造脂肪）で、体重を増やすだけでなく、フリーラジカルを体内で作り出す。砂糖は血中でブドウ糖を増やし、血中脂質のレベルを上げ、さらに血中脂質を酸化させてフリーラジカルを大量に生産するので、免疫系の活性は通常の一〇%以下に下がる。血中脂質レベルが高くなると、現代社会の病気の主な原因である肥満につながる。このような組み合わせはたいへん危険だ。肥満はさまざまな病気を発生させるし、化学的・物理的汚染によって作られるフリーラジカルを生成するからだ。

フリーラジカルが過剰に増えたせいで、心臓疾患が現代社会でもっとも多い死因になった。コレステロールと血中脂質は、フリーラジカルによる酸化を止められない。酸化すると、免疫系細胞はコレステロールを認識できなくなる。コレステロールは、血管壁に付着して血管を狭くするので動脈硬化が起き、冠状動脈に血液を供給する心臓にもダメージを与える。血管が狭くなると症状はますます悪化し、動脈壁は深刻なダメージを受け、血塊が動脈を完全に遮断して心臓への血液供給が止まり、心臓発作が起きる。工場や輸送機関、タバコなどから排出される汚染物質は、一酸化炭素とシアン化水素が血液細胞のヘモグロビンを付着させ、体への酸素供給を妨げる。心臓の状態によっては死亡することもある。

狂ったようなスピードで生きる現代社会では、正常な食習慣が崩れ、大勢の人がしばしば便秘に悩まされている。ある人々は、ジャンクフードを「食べなくてはならない」と感じ、昔ながらの知恵を無視した方法で食事を調理し保存している。大型冷蔵庫のおかげで大量に買い物をするようになり、食品に関する注意力が低下し、腸の炎症によって起きる軽い食中毒（サルモネラ菌やリステリア菌に汚染された食物）や下痢が起きる。このような軽い食物反応に気づく人はほとんどいないので、何度も下痢を繰り返すことになる。下痢は体液を失わせ、危険な脱水症状を起こし、イオンのバランスを崩し、ビタミンやミネラルが不足し、神経の機能を阻害する。悪性腫瘍を結腸に作りだす便秘が何度も発生して腸壁にダメージを与え、腫瘍の原因になる。堅い便の塊は結腸と肛門を傷つけ痔疾を起こす。

コンピューターは現代生活に浸透し、大勢の人が一日の大半をスクリーンの前に座ってキーボードを打っている。長時間座っていると、足と内臓への血液供給が妨げられ、痔疾が増え便秘になる。骨格、関節、骨神、神経への血液供給が滞ると、ほかの病気につながる傷害が発生する。キー操作も、関節や筋肉、腕や足、背中にわずかながらダメージを与えている。一日に何時間もコンピューターのスクリーンを見ると、目のトラブルが増えるだろう。本人が気づいているかどうかに関わらず、コンピューター使用者の八〇%が目の障害を患っている。

長期間、電磁場に被曝したためにガンを発症しても、それを法的に証明するのは困難だ。フリーラジカルがどのように活動を開始し、その他の要素がどのようにガンを形成するのかを説明するのは難しいからだ。タバコの有害性を証明するのに約四〇年もかかったが、多くの人が健康問題に関心を持てば、電磁場の有害性が証明されるまでにそれほど時間はかからないだろう。また、今すぐ簡単な対策をし、適度な栄養を摂れば、電磁場のダメージを最小限にできる。オーランド（一九九五）は、現代社会が生んだ病気のリスク管理について、新しい学説を発表した。心臓疾患を防ごうとしてコレステロール値の検査を繰り返すよりは、体内のフリーラジカルを無害にする食事療法に力を入れる方がいい、と彼は主張している。コレステロールそのものは有害ではないが、酸化したコレステロールは危険だ。重大な神経疾患や心臓病、ガンなどの病気と栄養素摂取の関連性は広く見認められ、すでに確立している。「もっと多くの証拠」を待ち続けるよりは、老化に伴う病気を食事で防いで発症を遅らせる「健康的な方法」を採用する方がずっといい。

また、健康問題の権威や地域の健康問題に関わる組織は、生活の質を改善するためにもっと積極的に一般の人々へ忠告するべきだ。化学的・物理的汚染に曝される害を、公衆衛生教育のプログラムに加えたほうがいい。人々を大量の紫外線に曝すオゾンホールの問題がきっかけで、人類の意識が高まり、脱フロンの流れが現われた。情報を公開すれば、同じような動きが現われるだろう。食糧がもっと自然に育ち、汚染物質が今よりも少なかった昔、私たちは食べ物のビタミンとミネラルだけで体力を回復させることができた。今はたくさんの食糧が生産されているが、汚染された空気の中で生活している以上、食べ物だけでミネラルやビタミンを補給することは不可能だ。

アメリカ国民センターの健康統計によると、一九〇〇年の平均寿命は四七歳で、死亡者は一〇万人中一七一九人。死因を多い順にあげると、肺炎、インフルエンザ、結核、腸炎、下痢、心臓疾患、脳出血、腎不全、事故、ガン、老人性痴呆、ジフテリアだった。一九九六年の平均寿命は一九〇〇年より三〇年長くなり、死亡者は一〇万人中八七二人に減った。死因は多い順に、心臓疾患、ガン、発作、肺病（肺炎以外）、事故、肺炎、インフルエンザ、糖尿病、エイズ、自殺、慢性肝炎だ。医療の進歩によって年間死亡率は五〇％も下がり、死因となる病気の顔ぶれは大きく変わった。結核やジフテリアなどの病気はほとんど無くなったが、現代的な生活によって発生する病気が明らかに増えている。

フリーラジカルにいつも曝されていると、抗酸化物質の量は減少する。しかも、大量生産された食品は必要な抗酸化物質を十分に供給できない。必要なタンパク質、ビタミン、ミネラルと少量の炭水化物（フリーラジカルを作り、食欲を増進させる）を補給できる野菜や果物、魚をベースにした健康的な食材を食べるべきだ。さらに、毎日ビタミンとミネラルを採れば、抗酸化物質を補充できる。化学的・物理的汚染に対する体の抵抗力を高め、伝染病やがんと闘う免疫系の能力を高めることができる。そして老化に伴う病気の発生を何年も遅らせることができるだろう。

コンピューターや電気製品の操作方法や車の運転は熟知していても、内臓や体の動きには無関心な人が多すぎる。ほとんどの人が自分自身の健康に注意不足で、化学的・物理的汚染を無視している。しかし年老いて病気になってからでは遅すぎる。人体に予備の部品が必要になったとしても、手に入れるのは難しいし、手に入ったとしても部品と一緒に生きていくのはもっと困難だ。あらゆる汚染を慎重に回避し、サプリメント（栄養補助食品）で抵抗力を増やすという意識を持つだけで、老化が起こす病気の発症を何年も延期できる。もちろん、適度な運動と体重管理も必要だ。肥満は病気の主な原因で、主な死因でもあると考えられている。

この本は四年以上かけて執筆され、米国環境保護庁（ＥＰＡ）、米国立職業安全健康研究所（ＮＩＯＳＨ）、米国エネルギー省（ＤＯＥ）、アメリカラジオ中継局連合（ＡＲＲＬ）、ＩＲＰＡ（国際放射線防護学会）の基準とガイドライン、スウェーデンの標準仕様であるＡＣＧＨＩ、数百を越える科学報告書や医療出版物、著者の了解を得た二つの論文に基づいている。私は、友人や大学との情報交換から、貴重な情報とアドバイスを得た。情報はインターネットによって随時、更新した。なかには、矛盾していたり、観察や証明できる影響がない結果もあるようだ。しかし、現代社会の汚染とその害は実際に起きている。そして、慎重なる回避と簡単な対策でリスクを減らし、老化の兆候と病気の発生を延期することができる。治療よりも、病気を予防する方がずっと簡単なことを心に止めておくべきだ。

この本を楽しんでください。そして皆さんが健康でありますように。アーメン。

第二章　身近にある環境汚染物質

化学物質による深刻な環境汚染

私たちはひどく汚染された環境で生活し、紙製マスクをして悪臭や汚れたほこりを避けようとしている。しかし、毒性・発ガン性物質の大半は臭いがなく、ほとんどの人がこれらの物質から逃れる方法を知らない。一度体内に入ってしまうと排出するのは難しく、何年も残留して身体の器官を傷つけ、不妊症や流産、先天的欠損症を発症させ、老化に伴う病気を増やし、早過ぎる死を迎えることもあるだろう。そして汚染物質を身体から排出する際に、さらにダメージを受けることになる。

一般的な化学物質は悪臭として認識され、目や呼吸器を刺激し、吐き気や頭痛、肺気腫やぜん息、アレルギーなどの呼吸器疾患を起こす。汚染物質は、関節や神経系、肝臓、腎臓、消化器官、感覚器官、生殖器官、免疫系の病気、あらゆる種類のガン、心臓病につながるアテローム性動脈硬化、発作を増やし、寿命を短くする。イギリス健康省の調査（一九九五）によると、交通量と汚染物質の増加量は比例し、同国では大人の五%、子供の八〜一〇%がぜん息に苦しんでいるという。アレルギー症状は、交通量の増加、とくにベンゼンのような発ガン性物質をまき散らすディーゼル粒子（ＰＭ）が増えるほど悪化する（ディビスら一九九八）。煙は病気の原因になるし、かごの中の小鳥をあっという間に殺してしまうだろう。大気中の汚染物質は、地表に届く紫外線（UV）も増やす。汚染物質は「温室効果」を起こすので地球規模で高温化が進み、広範囲で氷河が溶けだし、世界各地で洪水が起きている。汚染された河川は危険で、イスラエルのヤーコン川の事故で水中に落ちた人々は、数分以内に助けられたのに、後に数人が死亡し、他の人にも障害が残った。

天然の汚染物質と人工的汚染物質

天然の汚染物質には、土壌や石炭粉塵、硫黄ガス、火山噴火の灰、さまざまな毒性ガス、ラドン（^{222}Rn）などがある。ラドンは、土に含まれるリン酸塩や花崗岩、ウラニウム（^{238}U）が混ざったセメント壁から発生する。ウラニウムはラジウム（^{226}Ra）に崩壊し、ラジウムは約一五の同位元素へ崩壊するが、その次の同位元素がラドン（^{222}Rn）だ（ラーザーフォード一九〇〇）。ラドンは鉱山や洞窟、深い穴、地下室に蓄積する（イエナとカクタス一九九八）。その半減期は約三・八日で、放射線（ヘリウムのような粒子）を放射して、不安定な同位元素ポロニウム（Po）になり、さらに、複合した半減期が三〇分のビスマス（Bi）へ崩壊する。それらは徐々に安定した鉛（Pb）へ崩壊し、ほこりに全て吸収される。そのようなほこりが、人体に吸い込まれると呼吸器官の粘膜に付着し、肺胞を通って定着する。そしてガンを発生させ、他の発ガン性物質を増殖させる。肺ガンと診断された患者の五〜一〇％は、ラドンが原因で発症している。セメント壁は〇・〇〇四〜〇・〇〇九ベクレル／㎡／秒でラドンを発生させる（ベクレルは一秒間に崩壊する数で、三・七×一〇の一〇乗ベクレルが一キューリ）。こうしてラドン濃度は、許容量の一〇〇ベクレル／㎡を超えてしまう。ただし、十分に換気をすれば、地下室やセメントビルから発生するラドンの濃度を最低限に抑えられるだろう。

豆（大豆）畑から発生する水素ガス（H_2）は、根のバクテリアが濃縮させた窒素ガスから生まれる。メタン（CH_4）は湿地や水田から発散し、他の炭水化物や水、蒸気、オゾンに加わり、熱せられた地球の一部で「温室効果」を作り出す。貯蔵や運送をする間にこぼれた穀物のクズは、農家の納屋やその周辺でぜん息を蔓延させる。花粉は過敏性の人にアレルギーを起こすので、花の季節は注意が必要だ。

オゾンは敵か味方か

酸素には二面性があり、悪名高い天然汚染物質としての面と、生きるために必要な保護装置としての面を持っている。紫外線が酸素の分子を分解する大気中で、不安定な酸素ラジカル（ROS、訳注・酸化活性が強いフリーラジカル）が生まれる。酸素ラジカルは、酸素分子と結合してオゾン（O_3）を作り、その一部は、地表から一五～二〇キロメートルの高さでオゾン層を形成する。波長が二九〇ナノメートル以下で、肌を赤くする太陽光紫外線UV－Bや、深く入り込んで肌を老化させるUV－A、そして、さらに波長が短く突然変異の発症率を増やすUV－Cの大部分が、オゾン層で吸収される。UV－Cは皮膚細胞でフリーラジカルを作り、老化の兆候を起こし、DNAを破壊する。破壊されたDNAは不活性タンパク質を合成し、ガンという名の制御できない細胞分裂を発生させる。

このオゾン層は、有害な紫外線が地表へ届くのを防いでいる。太古の地球では、酸素ガスが少なかったので、地表へ届く紫外線は非常に強く、水の外へ進出しようとする生命体を殺すほどだった。やがて青緑色の藻類が現われ、進化した水草がその後に続き、光合成をする過程で酸素を大気中へ放出するようになった。酸素の一部は紫外線によってオゾンに変化し、上空にオゾン層を作り、生物に致命傷を与える紫外線を遮った。こうして植物と動物は、水の外で安全に暮らせるようになった。そのため、「良いオゾン」と呼ばれている。オゾンの一部は地表でも形成され、空気汚染物質の中心になったので、こちらは「悪いオゾン」と言われている。悪いオゾンは、よく反応するROSとして働き、タンパク質を酸化して不活性にし、脂質を過酸化水素（H_2O_2）とアルデヒドに酸化する。過酸化水素とアルデヒドは、刺激性があり炎症仲介物（ヒスタミンなど）を放出させる。スモッグの中でオゾン濃度が〇・〇〇八ｐｐｍ（ｐｐｍは一〇〇万分の一を示す単位）になると、咳、胸部の不快感、気管支粘膜の炎症、肺胞炎を引き起こす。

　赤道上空のオゾン層は極地よりも薄いので、より多くの紫外線が地表に届き、白人住民の皮膚ガン発症率を増やしている。オゾン層は一九八〇年代から急激に減少し、極地の近くに大きな穴（オゾンホール）ができるほどになり、以前よりも皮膚ガン発症率が増えた。古い冷凍設備やスプレーから、一年間に約五〇万トン以上も放出されるフロンガスが、オゾンホールを作っているのだ。成層圏に到達したフロンガスは、紫外線で分解されて塩素の原子を放出し、オゾンと徐々に反応して塩素酸化物（ClO）を作る。ClOは酸素（O^2）と反応して原子へ分解すると、全ての反応を再び繰り返す。「悪いオゾン」はスモッグの中で大量に増え、窒素酸化物（NO_x。交通機関と工場から排出される）、メタン、その他の炭化水素（燃料精製所や給油所から発生する）が、紫外線や稲妻の電気放電に反応し、化学反応を起こすことで、さらにオゾンを作り出す。よく晴れた日は、緑の多い田舎でもスモッグの中で大量のオゾンが発生し、風が吹かない場所にたまる。普通、オゾンのピークは午後で、夜になると減少する。室内では、オゾンは紫外線を放出する日焼け用マシンなどの照明やコピー機、レーザープリンター、スキャナー、ファックスから発生する。オゾンは心地よい匂いとして感じられるので、部屋の換気をしていないと、その濃度は許容量をあっという間に超えてしまう。オゾンは反磁性的で、生産された場所に長く留まる特徴がある。アメリカ空気質基準（NAAQS）は、一日当たりのオゾン被曝を一二〇ppb（ppbは一〇億分の一を示す単位）まで認めているが、この数値でもかなり危険だ。

大量のオゾンは、他の毒性汚染物質と同じように、主に交通渋滞ピーク時の道路で体内に入り込み、市街地では住宅の窓からも侵入する。短時間曝露するだけでもオゾンは有害だ。ヴィクトリン（一九九二）は、培養した哺乳動物の細胞に対して、オゾンが遺伝子毒性を持つことを発見した。ハムスターのリンパ球で染色体異常が現われたが、同じ条件下のマウスには変化がなかった。オゾンへの過敏性は個人差があり、その発生を予測することはできない。喫煙者は、非喫煙者よりもオゾンへの過敏性が少なく、ぜん息やほかの肺疾患を持つ患者はオゾンに対して、より激しく反応する。酸化物質が増える日は、一日当たりの死亡率が高いことがロサンゼルス（キニーら一九九四）とロンドン（アンダーソンら一九九六）で確認された。イスラエルのオゾン基準許容量はアメリカの二倍だが、同国のハイファでは午前中の遅い時間に許容量の八〇%を越える濃度が観測されている（ベン・ダビド一九九六）。イスラエル中央部では、オゾンの発生が繰り返し確認され（コーレンら一九八九、ペレら一九九四）、エルサレムでは一〇〇%まで観測された（不明一九九五）。吸い込まれたオゾンはフリーラジカルとして働き、呼吸器系に部分的なダメージを与え、体液に溶けて血流に入り込み体中を循環する。

人間が作った化学的汚染物質

人間が作った化学的汚染物質には、交通機関、工場、発電所、殺虫剤のスプレーなどの酸化物、産業廃棄物（金属、溶解物、溶剤、塗料の界面活性剤、消毒薬）、化学肥料などがある。さらに市街地のゴミも、化学的汚染物質に加えられるだろう。田舎は大量のオゾンと農薬に汚染され、ほぼ全域で汚染物質が発見される。子供や高齢者、肺や心臓に疾患がある人は、汚染物質に対してとくに敏感だ。

産業と交通機関からの「日常的」な汚染物質には、約二〇〇種類の化合物や揮発性有機化合物（VOC）、微粒子（PM）があり、健康に害を与えると考えられている。硫黄酸化物（SO_2）や亜酸化窒素（NO_X）は、オゾンよりも反応性が低いが、呼吸器上皮と肺胞に吸収されてフリーラジカルを形成する（ヴェルサとポスレウェイ一九九七）。このような酸化したスモッグは、大気中の水分を酸に溶かしたり、特殊な汚染物質に吸収させ、呼吸器に入り込むと気管支粘膜を刺激する。呼吸器系から微粒子を一掃できるかどうかは、微粒子の大きさ、形、荷電状況で決まる（ロビン一九九九）。

プラスティック製造工場やドライクリーニング店では、ベンゼンやトルエン、四塩化窒素（CCl_4）、クロロフォルム（$CHCl_3$）などの有機溶剤を排出し（リンデンストロームら一九八四、オルセンとサブロア一九八〇）、金属鋳造工場では、毒性金属とその酸化物を排出している。電気メッキ工場では、金属をリサイクルし精製する工程で、重金属イオン、シアン化合物、酸が発生する。このような「日常的」汚染物質には、水銀、鉛、カドミウム、ニッケル、亜鉛、銅、鉄、ベリリウム、バナジウム、ヒ素化合物が含まれている。発ガン性があるベンゼンの蒸気と拡散した化合物は、ディーゼルエンジンから発生する排ガスの微粒子（夏より冬に多い）を吸収し、それらを発ガン性物質に変化させる。この他に、タンクの穴から漏れたり、事故で発生した「偶発的な」汚染物質も存在する。

石炭火力発電所から発生する石炭粉塵は、珪素や硫黄の酸化物やアルカリ性の金属（ナトリウム、マグネシウム、カルシウム、アルミニウムなど）、重金属（チタン、コバルト、水銀、カドミウム、鉛など）を含んでいる。これらの物質が海に排出されると海洋性の動物や植物を汚染し、食物連鎖を通じて人体に蓄積する。森や油田で火災が起きると、二酸化炭素、一酸化窒素、メタンが発生し、車や工場、船舶からは二酸化炭素、一酸化炭素、一酸化窒素が出ている。アンチノック添加剤と四塩化鉛をガソリンに混ぜた車の排気ガスからは、大量の鉛と一緒に汚染ガスが放出される（スコッテンフィールドとカレン一九八四）。

一九九七年度にイスラエル（九万平方キロメートル以下）で放出された**一日当たりの汚染物質量**には様々な発生源があるが、その大半に発電所が関係している。排出された二酸化炭素の約一六〇T／D（一日当たり一六〇トン）の約四七％、一酸化炭素約二〇〇T／Dと二酸化硫黄九〇〇T／Dの各四％、一酸化窒素六〇〇T／Dの約四八％、PM（粒子）一二〇T／Dの約一四％は発電所（フィルターがある）から発生し、鉛三T／Dは交通機関から発生していた。人口六五〇万人のイスラエルの場合、汚染物質による一日当たりの死亡率は約一％で、喫煙者は四％以上だ。プレスコットら（一九九八）は、エジンバラの調査で、PM10粒子（大きさが一〇ミクロンの粒子）が増えると、六五歳以上の死亡率が三・九％増えると報告した。

金属汚染物質には、亜鉛、銅、鉛、カドミウム、ニッケル、バリウム、ストロンチウム、ベリリウム、バナディウムなどがある。すぐに血流に吸収され、カルシウムイオンに替わって骨に蓄積するか、酵素のイオンと入れ替わって、しだいにその活性を失わせる。最近死亡した人の骨を定量分析したところ、鉛，カドミウム，バリウム，ストロンチウムなどが検出されたが、これは古代人の骨の分析結果より数百倍も高い。さらに、骨に蓄積する「冷たい」金属イオンだけでなく、「熱い（放射性）」イオンも存在する。金属イオンは、脳、神経系、肝臓、腎臓、免疫系などを傷つけ、子供は大人よりも大きなダメージを受ける。

カドミウムイオン（Cd^{2+}）は、動物の腎臓細胞、脳と肝臓でDNAの単鎖破壊を起こす（ラティンウォら一九九七）。パトラら（一九九九）はラットの実験で、カドミウムによるダメージが、フリーラジカルの形成で起きることを発見した。フリーラジカルは血中脂質を酸化し、肝臓や腎臓と精巣の細胞にある抗酸化物質の酵素、超酸化物不均化酵素（SOD）を抑制する。リトルフィールドとハス（一九九五）は、アスコルビン酸（ビタミンC）があってもカドミウムイオン（Cd^{2+}）とニッケルイオン（Ni^{2+}）は蓄積し、細胞分裂する際に、DNAの単鎖破壊や二重鎖破壊を起こすことを、培養した人間のリンパ球B細胞で明らかにした。抗酸化物質のビタミンCだけでは、このようにひどい毒性を止めることはできない。これらの損傷は、抗酸化物質の分子が金属イオンに出会うと、ヒドロキシル（OH）群を生産してDNA鎖を破壊する「フェントン反応」のように見える。このタイプの酸化（金属イオン—酸化—抗酸化物質）は、細胞の死と発ガン性物質への変化を繰り返すだろう。マーとゼン（一九九七）は、ニッケルイオンが三種類の異なる方法でフリーラジカルを作り、発ガン物質になることを発見した。フェントン反応は、脂質を酸化させ、抗酸化物質の細胞防御システムを抑制する。

　蒸気に含まれた**鉛に曝露《ばくろ》する**ケースは職業被曝がほとんどで、発生源はバッテリー、弾薬、塗料、製造工場、組み版印刷、古い印刷所、鋳造工場、古い給排水管、調理器具などさまざまだ。人為的な鉛汚染は古代ローマ帝国時代にスペインの銀山で始まった。銀山には鉛が豊富にあり、銀が抽出されるまで融解と蒸発を繰り返す。この銀は硬貨に鋳造され、ローマ帝国全土で使用された。

　現代の鉛発生源は、交通機関で汚染された土壌や鉛を含んだ塗料、鉛の給排水設備を通る水、乾いた塗料からはがれた鉛を含むほこりなどだ。汚染された食料や鉛を含んだ容器に貯められた飲物、鉛の入った古い鍋で調理された料理からも鉛は吸収される。砲弾の破損を少なくする鉛の層を大砲に装填する軍人にも鉛汚染が確認されている（ウェイアンドら一九九六）。兵士は弾丸を発射するたびに、鉛を含んだ毒性の煙を吸い込むことになる。

鉛の蒸気は肺胞でフリーラジカルを形成し、呼吸困難や咳、アレルギー反応、頭痛、疲労を引き起こす。鉛の毒性は二つに分けられる。①フリーラジカルを形成し、②細胞タンパク質の硫化水素（SH）基に結合しやすいので、細胞膜の酵素などが狂う。鉛は赤血球のヘム分子の中に入りこみ、鉄イオンと共に健康を害し、貧血を起こさせる。また、細胞を殺し（不明一九九七、ブランケンシップ一九九七）、血液生産器官や男性生殖器官で検出される（ウエィアンド一九九六）。赤血球にも異常が起き、斑点が現われたり、小赤血球低色素性貧血、溶血性貧血になる。ビタミンDの前駆物質である、7－デヒドロコレステロール（紫外線を浴びると発生）は、生体内で水酸化し、1、25ジヒドロキシビタミンD（活性型ビタミンD_3）に変換され、カルシウムやリンの吸収を促進し、骨からカルシウムを集めるが、鉛はその代謝を低下させる。鉛を摂取すると、腹痛や食欲不振が起き、血液に鉛が吸収される。アドナイロとオッテイザ（一九九九）は、鉛が血圧を上げ、排出される前に腎臓を傷つけることを発見した。低濃度でも中枢神経系と末梢神経系が傷つき、大人は頭痛やめまい、記憶障害を起こし、子供は急性大脳浮腫を伴う脳障害が起き、精神状態が悪化し、神経障害と知能低下、行動異常、学習障害が起きると報告されている。都市部にある保育園に通う子供たちの約一〇％は、血中鉛濃度が一五マイクログラム／デシリットル（血液一〇〇ミリリットル中に一五マイクログラム）以上ある。このような状態だと免疫系が傷つけられ、感染症を発症しやすくなるだろう。チョウら（一九九八）は台湾で、職業上の鉛曝露によって男性の血中濃度が四・六倍になり、漢方薬や湧水を使用する女性の血中濃度が七・七倍になることを発見した。東ヨーロッパを流れるドナウ川周辺では鉛が環境を汚染したため、神経障害と子供たちの発育遅延を起こし、免疫系を傷つけて感染症にかかりやすくし、死亡率を上げる原因になっている。

放射性汚染物質には、化学的リスクと物理的リスクがある。核爆発や損傷した核施設から発生した核のゴミは、水と空気に乗ってはるか彼方へ移動する。旧ソ連の施設と放置された約七〇艦の原子力潜水艦には、莫大な量の放射性同位元素が未だに保管され、深刻な汚染を起こしている怖れがある。シグら（一九九七）は、マウスの培養細胞に、イットリウム同位元素（^{90}Yt。半減期が六四時間で、平均して934KeVのβ粒子を放射する）を〇～七五〇グレイ（グレイは被曝量を示す単位）被曝させたところ、新生物病巣が一〇倍に増えた。「熱い」放射性降下物沈着は、カルシウムイオン（Ca^{2+}）や他の「冷たい」イオンと化学的に同じなので、呼吸器や口から体の中に入ると金属イオンとして骨や酵素へ吸収される。半減期が二八年ある放射性のストロンチウム90（^{90}Sr。爆発したチェルノブイリ原発から放出）は、カルシウムイオンのように骨と歯へ吸収され、骨髄で形成される血液と免疫細胞を傷つけ、白血病やその他のガンを発生させる。アバーグら（一九九八）は、ストロンチウム90に汚染された食品を輸入したノルウェーでは、骨中の汚染が増えたと発表した。

一酸化炭素（CO）とシアン化物（HCN）はどちらも、目に見える煙の粒子より危険だ。中毒が頻発しているのに、気づいている人は少ない。これらの物質はタバコの煙から発生するほか、古い車や調整していない車、そしてチョーク（訳注・燃料の混合比率を調節する弁）を絞った車のエンジンをかけると、アクセルを踏むたびに排出される。赤信号や交通渋滞で止まっている時に、一酸化炭素の排出量は大幅に増える。車の窓を開けると、年間曝露基準（〇・五マイクログラム／㎥）を越える一酸化炭素に苦しむことになるだろう。この一酸化炭素は、赤血球を傷つけるシアン化物（ＨＣＮ）によく似ており、電気メッキやタバコの煙から発生する。タバコの煙は、環式ニトロソアミンやベンゾピレンなどの発ガン性物質を形成する。なお、これらの発ガン性物質は、焼き肉やしたたり落ちた肉汁、脂肪からも発生する。このような煙の中に存在するオゾンや一酸化窒素、二酸化硫黄は、ぜん息や鼻の炎症に苦しむ人の過敏性を高め、アレルゲン（訳注・アレルギーの原因になる抗原）への過敏性も増やす。

一酸化炭素とシアン化物は、赤血球のヘモグロビン中にある鉄イオン（Fe^{2+}）に酸素の二〇〇倍も吸収され、肺から体の細胞への酸素供給を妨げる。さらにこれらの化合物は、チトクロムオキシターゼや炭酸脱水酵素などの細胞の呼吸酵素も抑制する。シアン化物を吸収すると、すぐに呼吸困難と視力の低下が起き、色を見分けられなくなる失明状態になり、窒息死することもある。シアン化物は低濃度でもビタミンB_{12}を抑制するので、ビタミンB_{12}欠乏症と診断されるだろう。一酸化炭素やシアン化物が酸素供給を妨げると、体細胞と心臓で酸素が不足し、アテローム性動脈硬化症の患者は心臓発作を起こしやすくなる。一酸化炭素中毒の初期症状として、夜間の視力低下も起きる。血液中の一酸化炭素濃度が上がると、冠動脈炎を含む血管の薄い上皮（血管の中にある細胞の層）が傷つき、血小板が傷ついた部位に付着し、血液を固まらせる。肺疾患やアテローム性動脈硬化症、その他の心臓病や血管の疾患に苦しむ老人にとって、一酸化炭素はたいへん危険だ。一酸化炭素の濃度が二〇〇ｐｐｍになると空気中の〇・〇二％を占めることになり、交通渋滞の中を運転した後のような頭痛が二～三時間後に起きるだろう。濃度が一万二八〇〇ｐｐｍ、つまり一・二八％になると、約一～三分で倒れ、意識不明になったり、死に至るケースもある（ハミルトンとハーディー一九七四）。閉鎖された車庫や駐車場、交通渋滞が激しい道路で窓を開けるのは止めるべきだ。

煙とガスについて。煙が起こす損傷は命に関わり、微量でも塩素系の毒ガスとして作用する。吸収すると、上皮や肺胞を覆う体液でフリーラジカルを形成し、血液に吸収されて体中の細胞を巡る。塩素は、身近な漂白剤や次亜塩素酸基を含んだ水泳プールの消毒薬、燃えた木材やタバコ、乾いた塗料から出るガスから揮発している（ラコッキーら一九八八）。塩素ガスは第一次世界大戦で使用され、数千人の命を奪い、大勢の視覚障害者と身体障害者を生みだした。体液に溶けた塩素ガスは、曝露後も約二〇分間フリーラジカルを発生し続ける。燃えたポリエチレンやゴムの煙は、タバコより二倍も多くフリーラジカルを発生させるが、ナイロンの煙はタバコの一〇分の一しかなく、ポリ塩化ビニル（PVC）やポリテトラエチレン（PTFE）の煙が作るラジカルは、ナイロンよりも少ない。腐ったゴミは、煙やメタン、二酸化炭素、一酸化炭素を含んだガスを放出し、これらのガスの一部は、光化学反応によってオゾンに変化し、酸素から自然に生産されたオゾンに加わる。一酸化炭素、一酸化窒素、オゾン、メタンのようなガスやスプレーは、スモッグの中でフロンガス（CFCs）を増やし、地表から反射する赤外線を遮り、温室効果を加速する。

農業汚染物質について。化学肥料や殺虫剤（殺虫薬、除草薬、殺菌薬、殺鼠剤、土壌燻煙剤）も汚染物質だ。殺虫剤は人間や家畜、ペットにとっても毒性が高く、急性や慢性の中毒症状を起こす。これらの残基（訳注・汚染物質そのもの、またはその代謝物）は安定しており、土壌や水、乳製品、肉を汚染する。主な殺虫剤は、数多くの物質を誘導するDDT（ジクロロジフェニルトリクロロエタン）などの環式有機化合物を含んでいる。これらの化合物は油溶性で、動物や人間の体の脂肪に蓄積し（ザカーリヤら一九九七）、神経繊維を覆うミエリン（シュワン）鞘を溶かす。その影響は長い間続くので、神経疾患や不妊症、ガンなどが起きるだろう。誘導物として、PBB（ポリビフェニールブロミック）や、それを放出するPCB（ポリ塩化ビフェニール）

群、たとえばＢＨＣ（六塩化ベンゼン）、リンデン（ヘキサクロロシクロヘキサン、ＨＣＨ）などがある。それらのガスを散布したカナダでは、都会の汚染から遠く離れた田舎の住民の間で、脳のガン、リンパ腫、白血病の発症率が増えた（ゴードンら一九八九）。ＤＤＴとその誘導物は食物連鎖に入り込み、ワニやその卵からも発見されている。一九五〇年代に、小麦の有害生物をＢＨＣで処理していたトルコでは、一九五五〜一九六一年の間に約四〇〇〇人が汚染された。パンを食べた授乳中の母親の母乳を通じて赤ん坊を汚染し、乳児の死亡率は一〇〇％近くまで上昇した。ＢＨＣとリンデンは、ウシダニを殺すため世界中で使われてきたので、ＤＤＴと共に許容量を超えた濃度で母乳を汚染している（ウェスティン一九八三）。ウェスティン（一九九三）はイスラエルで、殺虫剤やα‐ＢＨＣ、Ａ‐ＢＨＣ、ＤＤＴが、少なくとも一〇年間は母乳に溶け込んでいることを発見した。これらの平均濃度は、アメリカで売られた乳製品の約一〇〇倍もあり、アメリカ人女性の母乳の八〇〇倍に達した。殺虫剤はドイツでも（ヤーンら一九九二）、オーストラリアでも（モンハイト一九九〇）母乳から発見され、ＤＤＴとその誘導物はサウジアラビアの母乳検査でも確認された（アル・サレーら一九九八）。

ダイオキシンは安定した毒性油溶性化学物質で、脂肪組織に蓄積するＴＣＤＤ（2、3、7、8‐テトラクロロディベンゾ‐p‐ダイオキシン）などの種類がある。ベトナム戦争期間中、アメリカ軍は数種類のＴＣＤＤを含んだ枯れ葉剤「オレンジ剤」をベトナムにまき散らしたが、アメリカ国内では除草剤として宣伝されていた。枯れ葉剤は毒性が強く、免疫を抑制し、催奇形性と発ガン性がある。七〇種以上の化合物があり、さまざまな目的のために生産された。あるものは変圧器の冷却油に使われ、あるものはニワトリの餌に混ぜられて、ベルギーでは汚染された卵が生まれた。これらの卵は店頭に並んだものを含めて全て破棄され、約二〇〇億USドルの損失を生むことになった。

有機リン（神経ガス）系殺虫剤のパラチオン、マラチオン、ダイアジノンなどは、粘膜や胃腸器官、肌から吸収され、コリンエステラーゼ（訳注・神経伝達物質のアセチルコリンなどを分解する酵素）を抑制するので、アセチルコリンが過剰になり、神経毒性と遅延型神経障害が起きる。そして中枢神経系（CNS）の周辺と末梢神経が麻痺するか死ぬまで、異常な伝達物質を発生させ続ける。

ヒ素系除草剤は、貧血、壊死、色素沈着、感覚器官の神経障害、ガンを発生させる。ジニトロフェノールは高熱と発汗を起こし、TCDDに汚染されたクロロフェノキシー化合物（2, 4 - Dと2, 4, 5 - T）は、リンパ腫や肉腫の原因になる。水田や大豆などの畑で雑草を枯らすために使われるパラコートは、肺や肝臓、腎臓を傷つける。アトラジンとアラクロールには、発ガン性物質の可能性がある。殺菌薬（キャプタン、マンネブ、ベノミル）は生殖器系のトラブルを起こす。殺鼠剤には、心臓や呼吸器の機能不全を引き起こすフルオロアセトレートと、出血を起こすワルファリン（抗凝血のため人間に処方される）、呼吸器の機能不全を起こすストリキニーネが含まれている。燻煙薬、たとえば二硫化炭素（CS_2）には心臓毒性が、二臭化エチレンには神経毒性があり、フォスフィンは肺浮腫や脳の損傷を起こす。クロロピクリンは目の刺激、肺浮腫、不整脈を発生させる（ロビンス一九九九）。

殺虫剤は、リンゴやイチゴなどの果物にも染みこむので、洗っても取り除くことはできない。その上、殺虫剤や工業系汚染物質は、深層地下水と同じくらいの深さまで浸透して水を汚染している。綿などの線維を生産する畑で散布されると、線維にも浸透し、衣類に加工された後で皮膚に吸収される。有機溶剤は、ドライクリーニングなどの職業的な汚染環境から発生する。揮発性物質（クロロフォルム、$CHCl_3$）や四塩化炭素（CCl_4）を含んでおり、肺や皮膚、胃腸器官を通じてすぐに吸収される。頭痛やめまい、過敏性反応、中枢神経機能の低下、腎臓と肝臓への急性・慢性毒性があり、ガンを発生させる。ラ・ベッキオら（一九九〇）は、有機溶剤が膀胱ガンのリスクを増やすことを発見した。ハーデル（一九九八）は、プラスティックの製造や加工に関わる職業が、ガンのオッズ比（訳注・発症する確率）を二・九倍（九五％信頼区間一・三〜六・五）に上げることを発見した。一般にDEET（N、N‐ジエチル‐m‐トルアミデ）が入った防虫剤に曝露すると、用量反応効果（訳注・曝露量に対応する反応）で、精巣ガンのオッズ比は一・七倍（九五％信頼区間一・〇三〜二・八）になる。携帯電話やレーダー、遠距離通信に関わる労働者のように、無線周波数の電磁場（EMF）に被曝しても発ガンのリスクは増える。

石油化学製品について。石油精製所は揮発性が高くて軽い、炭化水素化合物を放出する。炭化水素化合物は炭素の鎖が短く、水素の原子が両側に結合した（C_nH_{2n+2}）もので、nが7より大きい数値ならガソリンに、3ならプロパンに、4なら調理用ガスのブタンになる。ガソリンスタンドや化学工場でガスを吸い込むと、めまいや中枢神経機能不全を起こし、液状の炭化水素化合物を誤飲すると、重い肺炎になるだろう。揮発性炭化水素は可燃性があり、これらのガスが作り出したオゾンに加わって温室効果を促進する。

芳香性炭化水素溶剤（主にベンゼンとトルエン）は広く使われているが、吸い込むと有害だ。ベンゼンは骨髄への毒性が高く、再生不良性貧血や急性白血病を起こす。多環式芳香性炭化水素（三つ以下のベンゼン環が融合したもの）は、ベンゾピレンのような発ガン性物質としてよく知られている。これらの物質は、木材や石炭、タバコの煙、化石燃料の燃焼、鉄やスチールの鋳造工場から排出される。ベンゾピレンは、より反応性が高い中間生成物（DNAに結合できる）へと代謝される。ベンゾピレンへの職業曝露は、肺や膀胱ガンのリスクを増やす。プラスティックやゴム、ポリエステル、塩化ビニールモノマー（ポリ塩化ビニール、ＰＶＣ）の塵は、肝臓ガン（異形肉腫）の発症につながる。

鉱山労働者、製造工場労働者は、急性・慢性の毒性や発ガン性があるコバルトやカドミウム、クロム、水銀、ニッケル、鉛などの金属に、職業曝露する怖れがある。

安定した汚染物質と不安定な汚染物質について。ホルムアルデヒドやトルエン、ベンゼンなどの有毒な揮発性汚染物質は、目や気道上部の刺激感を引き起こすが、すぐに分解されるので、発生源の近くにいる人間や動植物しか傷つけない。鉛、水銀などの重金属、塩素処理したカンフェン殺虫薬や殺鼠剤のトキサフェン、ＰＣＢやＤＤＴ、ＰＯＰ（訳注・残留性有機汚染物質、環境ホルモンの疑いがある）などの有機物なども、安定した汚染物質だ。これらの物質は、綿花畑の有害生物を処理するためにアメリカ国内で撒かれた後、環境中に何年間も留まって定着し、何度も曝露させながら、水中や空中を数千マイルも移動する。その大半は、冬でも日光がわずかに差し込む北アメリカの河川や湖、海で検出されている。これらの物質は、食物連鎖を通じて魚に蓄積し、その魚をホッキョクグマが食べ、クマの脂肪（脂質）組織に蓄積し、病気や奇形、主に両性具有を発生させる。同じように、北カナダのアシカやクジラ、トナカイの仲間のカリブー（汚染された草を食べる）にも、水銀やＰＣＢ類が蓄積している。これらの動物を食べるカナダのイヌイットは、体内に蓄積した汚染物質の濃度が、許容基準量よりはるかに高い。彼らの健康状態は、これまでにないほど悪化している。

ＤＤＴは、人間への毒性が明らかになった一九七〇年代初めに使用が禁じられている。一九四七〜一九七一年にかけて、アラバマに住む数多くの田舎の住民が、大量のＤＤＴに曝露したことがある。住民が魚釣りをする川の近くにＤＤＴが捨てられたことが原因だった。この汚染物質の影響は一九七九年に、汚染された魚を食べたハクトウワシによって明らかになった。卵からかえったハクトウワシの雛は、もとの痕跡がほとんどなくなるほど奇形化していた。ニューヨーク市では、ＤＤＴとその誘導物がいまだに使われており、ＤＤＴの代謝物であるＤＤＥが、ニューヨーク市民の血液から高濃度で検出された。これは、ニューヨークの乳ガン発症率が、アメリカの全国平均よりも高いことと、何らかの関係があるだろう。

その他の水質汚染について。 カナダのインフェンティ・リバルドら（二〇〇一）は、水道水に混ざっているクロロフォルム（$CHCl_3$）へ出生後に曝露し、その影響が蓄積すると、小児の急性リンパ性白血病（ＡＬＬ）を発症するリスクが一・五四倍（九五％信頼区間〇・七八〜三・〇三）になり、亜鉛の場合は二・四八倍（九五％信頼区間〇・九九〜六・二四）になることに気づいた。カドミウムやヒ素に曝露してもリスクは高くなるが、その他の金属や硝酸塩などはそうではない。アメリカとスペインの市民（ガルシア・レペトとレペト一九九七）に供給される水道水は、塩素と臭素の残基を含む殺虫剤と、交通機関が排出する汚染物質に汚されている。工場と交通機関から排出される硫黄と窒素の酸化物は、酸性雨となって降り注ぎ、動植物や建物を傷つけ、地下水層を汚染する。硝酸塩のような化学肥料は、地下水の層へ流れ込む。空気に触れていない土壌中の硝酸塩は、毒性と発ガン性がある亜硝酸塩を減少させる。体内で硝酸塩はアミンと結合し、発ガン性物質のニトロソアミンになる。ニトロソアミンは赤血球のヘモグロビンを傷つけ、主に乳児の体細胞から酸素を奪う。

汚染された水は、消化器の病気や感染性の下痢、頭痛、発熱、黄疸、髄膜炎、赤痢、コレラなどの原因になる。化学物質によるダメージは蓄積され、数年後に大きなダメージを神経系や骨髄、肝臓、腎臓、肺に加え、さまざまなガンを発生させるだろう。

地下深くにある水源は、タンクからもれたり、車や飛行機、船へ燃料を供給する際にこぼれたりした化石燃料（ガソリン、灯油）に汚染されている。発ガン性物質のベンゼンやＭＴＢＥ（無鉛ガソリンに加える）も含まれているだろう。二臭化エチレンのような土壌消毒薬が土を汚染する仕組みもわかってきた。発ガン性の溶剤は塗料（トリクロロエチレン、テトラクロロエチレン、クロム酸塩、鉛）に使われ、さらに地下水へ浸透する。水道水には、上記の汚染物質だけでなく、古い水道管の鉄から発生するさびの粒子、土壌の粒子、溶かされた化学物質（塩素）、悪臭を放つ藻が混ざっている。壊れた下水管から漏れた人間の排泄物や病原性の糞便、非病原性のバクテリア性ウィルス、真菌性寄生物、消毒薬、石けん、洗濯用合成洗剤、殺虫剤を含んだ汚水が混ざっている危険性もある。水道水の消毒には塩素が使われているので、飲む前に濾過するか沸騰させるべきだ。ボトル入りのミネラルウォーターを買う方が安全だろう。なお、このような重金属に汚された水を含む毒性汚染物質は、ひどい味や匂いがすることが多い。

海水は地下水層へも浸透するだろう。残念なことに、オイルタンカーの原油漏れ事故やバラスト水（船の安定性を保つために満たされる水）の排出、新しい石油に詰め替える際に、海水はいつも汚染されてきた。海と海岸を汚染した石油は、海洋植物と動物に致命的な影響を与える。石油は食物連鎖を通じて、短期間で有機体から甲殻類、魚類、鳥類、哺乳動物、人間へと移行し蓄積する。

メツェニッヒら（二〇〇一）が、重金属の酸化（単鎖破壊）率を調査した。尿から低濃度のニッケルとカドミウムが検出され、ニッケルはＤＮＡ損傷率を二・一五倍に増やすことがわかった。この実験結果は、一般個体群におけるニッケルの遺伝子毒性について、有力な証拠を提供した。非必須金属（カドミウム、鉛、水銀、ヒ素）の毒性に対する微量元素の効果を、ペラッツアら（一九九八）は研究した。微量元素は、重金属を運んで標的タンパク質に結びつけ、代謝と分離を行い、それらの毒性が起こす二次的な損傷（酸化ストレスなど）を吸収して体から排出する。こうして金属の毒性を調整するわけだ。そのため微量元素が不足すると、非必須金属の毒性影響を受けやすくなる。

　アスベスト（石綿）はほこりのように拡散する昔の汚染物質で、吸い込むと肺に蓄積する。慢性的な肺の炎症や石綿症を起こし、数十年後には中皮腫（肺ガン）に変化するだろう。一九七〇年代後半、アスベストの使用が規制されたが、慢性毒性のピークは二〇二〇年にやって来る。建物の断片から発生したケイ酸塩の塵は、アスベストと同じように空気を汚染する。ケイ酸塩やアスベスト、土の粒子などの不溶性の粒子を吸い込むと、大量のフリーラジカルが作られ、周辺の細胞成分は酸化し、不活性になってしまう。ケイ酸塩は、珪肺症《けいはいしょう》や慢性小節密集肺炎、繊維症を起こす。大食《たいしょく》細胞（訳注・マクロファージ。細菌やウィルスを内部に取り込んで処分する細胞）は粒子を取り込んで、酸化物やサイトカイン（免疫に関わる因子）、成長因子を放出し、その結果、繊維芽細胞の増殖（ガン）やコラーゲン沈着が起きる。大食細胞はケイ酸塩の粒子を飲み込むが、大食細胞を殺すフリーラジカルが作られるので、粒子は放出され、毒性は他のものへ再利用される（ロビンスら一九九九）。鉱山での採掘、サンドブラスト（訳注・ガラスや石材、金属などを加工するため蒸気や砂粒を吹き付ける技法）、金属加工、陶磁器製造に携わる労働者にとって、珪肺症はありふれた職業病だった（ガノー二〇〇一、ムラーとペテルスブルグの会議で）。数十億ものケイ酸塩ブロックを七五年以上使用してきたせいで、今後おそらく珪肺症患者が大量に発生するだろう。しかし、ほとんどの患者は医師に無視されるか，誤診されるにちがいない。

室内の空気汚染物質

室内空気の汚染状況は、その地域の屋外空気にある汚染物質で決まる。ほこりには、オゾンの放射性生成物やアレルゲンになる花粉、ダニ、合成洗剤や殺虫剤の成分が含まれている。閉鎖した駐車場、ガスや木材の燃焼、暖炉の石炭、グリルやストーブ、調理用ガス、タバコの煙からは、二酸化炭素（CO_2）、一酸化炭素（CO）、窒素酸化物（NO_X）が発生している。周辺の一酸化炭素濃度が、九ｐｐｍを越えるのは危険だ。一酸化炭素中毒になり、頭痛やめまいが起き、筋肉運動のコントロールができなくなって昏睡状態に陥るだろう。個人住宅の場合、地下室から発生するラドンも問題になる。集合住宅では、換気や冷暖房システムの中をバクテリアやウィルスが循環する。フィラデルフィアでは一九七六年に、アメリカ軍部隊の集会に参加した一八二人が、突然、急性気管支炎を発症して緊急入院し、そのうち二九名が死亡した事があった。後に、レジオネラニューモフィラと呼ばれる未知のウィルス性バクテリアに汚染されたことが明らかになった。

木材から出る煙は、粒子と他の毒性化合物で構成された複雑な混合物で、とくに子供たちの気管支感染率が増える。発ガン性物質を含んだ石炭の煙と二酸化窒素が、台所のガスレンジや暖房器具から発生して体内に吸い込まれると、肺が弱くなって風邪にかかりやすくなる。これらの物質は、いつも主な死亡原因になっている。また、有害なＰＣＢや神経ガスの有機リン酸化合物を含んだ、家庭用殺虫剤も広く使われている。ガラス繊維やケイ酸塩ブロック、アスベストなどの建材を加工する過程で発生するミネラル繊維汚染物質は、肺を刺激しガンに変化する可能性のある慢性的な肺の感染症を引き起こす。

喫煙のリスク

ドッケリーら（一九九三）は、喫煙者の発病率と死亡率が高いアメリカの六つの市を対照に調査を行い、硫黄化合物の粒子に常に汚染されている状況下でさえ、喫煙者群より死亡率が低いことを発見した。紙巻きタバコの煙は微粒子とガスから構成されている。ガスの中には四〇〇〇種以上の化学物質があり、そのうち四三種は発ガン性物質だ（ロビンスら一九九九）。前述したように、煙は、確認されるダメージのほとんどの原因になるフリーラジカルを発生させる。ヘビースモーカーの中には、カドミウムの血中濃度が高く、白内障に苦しむ人が多い（ラマクリスナンら一九九五）。煙には、カドミウムだけでなくニッケルやヒ素、発ガン促進物質（アセトアルデヒドなど）、刺激物（二酸化窒素など）、繊毛毒性物質（気道の繊毛を破壊するシアン化物など）、ヘモグロビンと結合しやすい一酸化炭素、ニコチンのレセプターに擬態して中毒を起こすニコチン（脳血流関門を通過する）などが含まれている。吸入された物質は、呼吸器粘膜の上皮に直接ダメージを与え、肺胞の毛細血管床や消化管を通って血液に吸収され、肺ガンや慢性的な閉塞性肺疾患を起こす。標的となる臓器にも作用し、虚血性心疾患などを起こすだろう。紙巻きタバコを吸うのは、アテローム性動脈硬化や冠動脈疾患を起こすリスク要因を自ら増やしていることになる。喫煙を中断すれば、肺ガンや冠動脈疾患のリスクを減らせるが、これらのリスクを完全に消すことはできない（ロビンスら一九九九）。

母親の喫煙は胎児にとってたいへん危険だ。一日に一〇本吸うと、胎児低酸素症の発生、出生体重の低下や早産、出産時の合併症、自然流産や乳児突然死症候群などの発症率が増える。喫煙によってその他の有害物質が肺へ運ばれやすくなるので、気管支炎やぜん息、塵肺症（ケイ酸塩や石炭の微粒子によって起きる）が悪化するし、消化性潰瘍の発症率も増え、回復が遅れ、再発しやすくなる。副流煙（間接的・受動的喫煙、周囲に喫煙者がいる環境）でも、肺ガンや虚血性心疾患、急性心筋梗塞のリスクが増える。家族の中に喫煙者がいると、幼い子供は気管支炎や耳の炎症、ぜん息にかかりやすい。

事故や戦争、テロ活動、その他の物理的・化学的曝露よりも、喫煙は病気と死亡原因に大きな影響を与えている。アメリカでは、年間三九万人の死亡者と、一〇〇〇万人の慢性疾患に喫煙が関係していると考えられている（ロビンスら一九九九）。

汚染物質が結合すると

燃料を補給する際などに、体内へ吸入されたガソリンの気体は、ベンゼン（ディーゼルエンジンから排出されるPM微粒子）のリスクを増やすし、家庭用殺虫剤は漂白剤の気体と結合する。このような物質の一つに塩素があり、目や呼吸器官、肺の中でフリーラジカルを作り出す。こうして生まれたフリーラジカルは、吸入された窒素酸化物や硫黄酸化物によって作られる。電離放射線は水を通過し、体細胞は超酸化ラジカルを作り、さらにその他のラジカルに結合する。

食物汚染：きちんと飼育されていない牛や羊、山羊などの家畜から絞った乳は、ブルセラ菌（人畜共通感染症のブルセラ症を起こす）やマイコバクテリウム（結核を起こす）、ブドウ球菌（炎症を起こす）で汚染されている。また、家畜の炎症を治療するために不法に投与された、抗生物質が含まれている可能性がある。抗生物質を含んだ家畜の乳は発酵させることができない上に、アレルギーのある消費者にとっては危険で、体内でウィルス性バクテリアが発生しやすくなるだろう。牛乳には、生産量を増やすためのホルモンであるセロトニン（BST）も含まれている。ホルモン様物質のジエチルスチルベスト（DES）は、肉の生産量を増やすために使われているが、発ガン性がある。狂牛病と呼ばれるBSEからのタンパク質・プリオンに汚染された牛肉を食べると、クロイツフェルト・ヤコブ病（CJD）を発症する。

水分含有量を増やすために、肉にはリン酸塩（〇・五％まで許可されている）が添加されている。硝酸塩は、肉やソーセージが新鮮に見えるようにし、嫌気性で強い毒素を発生させるバクテリア（ボツリヌス菌）の繁殖を防ぐ。硝酸塩は体内で亜硝酸塩に濃縮され、ニトロソアミン（強い発ガン性があり、紙巻きタバコの煙からも検出される）を作る腸内のアミンに反応する。硝酸塩はスモークチーズやハム、長期保存できる牛乳、マッシュルーム、生のセロリやホウレンソウ、レタスにも含まれている（ハンセン一九七八）。水分を吸いすぎて暗く変色した肉を見栄え良くするために、ナイアシン（ビタミンB_3）が添加されていることもある。牛肉、豚肉、鶏肉、魚には、香りを強くするために、グルタミン酸ソーダ（MSG）が香料として使われている。

アメリカで販売されていた三一種類の加工食品から、レトナー（一九八四）はMSGを発見した。MSGは頭痛、偏頭痛、むかつき、おう吐、下痢、胃腸障害、ぜん息のような発症、皮膚の発疹、心臓発作の兆候によく似た心拍数増加、不安、パニック、呼吸困難、情緒不安、アレルギーの兆候、気分の変化、行動傷害（主に子供と思春期の青少年）、精神錯乱、憂鬱、鼻風邪、目の下のたるみ、前立腺と排尿器官の問題、部分的な麻痺の原因になり、口内に腫れ物ができることもある。また、アルツハイマー病や筋萎縮性側索硬化症（ALS）、パーキンソン病を増やす疑いもある。過敏さの程度は人それぞれで、即時型の頭痛を起こす人もいる。かつて認可を受けた人工甘味料（チクロ）や染料も、動物実験で発ガン性が確認されている（ウェスティン一九八八）。

乳児は哺乳瓶のゴム製乳首から、二マイクログラム／kgのニトロソアミンを摂取している（ウェスティン一九九〇）が、これはさまざまな汚染を通じて、アメリカの成人に吸収された〇・〇五マイクログラム／kgに相当する。乳製品を作る際に、脂肪分が多いように見せるために加えられるシリコンには、発ガン性物質の可能性がある。マイコトキシン（訳注・真菌から生まれた有害な化合物）は、ピーナッツを汚染するアスペルギルス菌（訳注・生活環境に広く存在する菌）や、フランスチーズを発酵させるペニシリンによって作られる発ガン性物質のアフラトキシンを含む。麦角病は麦角菌で発生し、感染したライ麦を食べると筋肉が収縮するので流産が起きやすくなる（バイエル一九九〇）。

揚げ物の油（酸化している）を摂取すると、消化器官でフリーラジカルが形成され、さらに血流へ吸収され、コルステロールやその他の血中脂質を酸化する。こうしてアテローム性動脈硬化や心臓、血管の病気、ガンが増えていく。

加工食品や加熱した肉・魚には、複素環式芳香性発ガン物質アミン（ＨＡＡ）や、単素環式芳香性炭化水素（ＰＡＨ）のような発ガン性物質が生まれる。揚げ物はＨＡＡを大量に作り、２・アミノ・３・８・ジメチル・イミダゾール〔４、５ｆ〕キノキサリン（ＭｅＩＱ$_x$）や、２・アミノ・１・メチル・６・フェニール・イミダゾール〔４、５ｂ〕・ピリジン（ＰｈＩＰ）、２・アミノ・３・４・８・トリメチル・イミダゾール・キノキサリン（ＤｉＭｅＩＱ$_x$）も発生させる。これらの物質は、クレアチン（訳注・筋肉や脳に、大部分がクレアチンリン酸として存在）や**クレアチニン**（訳注・クレアチンリン酸が分解された化合物）、アミノ酸、炭水化物などから、高温状態下の複雑な化学合反応で作られる。一般的に、レストランの食事は、HAAとPAHを大量に含んでいる（ナイゼら一九九九）。

砂糖漬けにしたドライフルーツやワイン、ジュースやその他の飲物に含まれる亜硝酸塩は、食物のビタミンB_1を破壊し、アレルギーのある人に、呼吸困難や胃痛を起こすので使用が制限されている（フォルク一九九七）。ブチル・ハイドロキシトルエン（BHTやBHA）のような抗酸化物質は、脂肪の多い食品を酸化から守る。給餌実験では、ラットの皮膚、粘膜、胃に良性の腫瘍を発生させた（フォルク一九九七）。ベンゾエートを添加するとパンの賞味期限が延びるが、この物質には偏頭痛を発生させる疑いがある。

物理的な汚染物質

物理的汚染物質とは、私たちの環境に存在する全ての電磁波を指す。その中でもっとも強いのは、高エネルギー微粒子（電子、陽子、素粒子）の流れを構成する電離放射線や、波長の短い電磁放射線（紫外線、X線、ガンマ線）だ。これらの放射線は、原子に激しくぶつかって電子を叩き出してイオンを作る。電離放射線は、核反応によって生成された放射性同位元素からも作られる。X線はレントゲン装置やマンモグラフィー（乳房X線）撮影機、コンピューター断層撮影機（CT）から、ガンマ線は悪性腫瘍の放射線治療に使われるコバルトの同位元素^{60}Coや、より周波数の高い紫外線から放射される。他の放射線は、人工的な核爆発（核分裂や核融合）や、自然界にある放射性同位元素が崩壊する際に、α線、β線、ガンマ線として放出される。地上に設置された原子炉から出る放射性同位元素は、遠くまで拡散し、至る所に放射性降下物として付着する。放射性同位元素は、軍艦や潜水艦に汚染された海水にも含まれ、食物連鎖を通じて人間を汚染する。電離放射線はエネルギー量が小さくても、DNA分子にさまざまなダメージを与える（マリャパら一九九八）。イオン化したダメージは、DNAタンパク質の架橋とDNA鎖破壊に影響を与える。DNAの損傷は、DNA修復に伴う遺伝子の発現を刺激する。たとえば、ガン抑制遺伝子p53や下流エフェクター遺伝子（訳注・酵素に結合して、その作用に影響を与える遺伝子）などで、細胞周期抑制を誘導し、アポトーシス（細胞の死）を起こす（ロビンス一九九九）。照射された放射線の影響は時間がたってから現われ、心臓の損傷や血管狭窄、肌の萎縮、肺と腎臓の損傷、膀胱の潰瘍と出血、胃腸、目、中枢神経への損傷、脱随（訳注・軸索を包む髄鞘が変成・脱落すること）、対麻痺（訳注・主に脊髄障害が原因で発生する両側下肢の麻痺）などを起こすこともある（ロビンス一九九九）。

より周波数の低い放射線は、原子をイオン化できない非電離放射線なので、体細胞を傷つけることはないと考えられてきた。そのような放射線には、周波数の低い紫外線から交流の電気まであり、可視光線、赤外線、マイクロ波、ラジオやテレビからの放射、電力線、一ヘルツ以下の直流が含まれる。高圧電線や変圧器、電力線、レーダー、ラジオやテレビの送信アンテナ、携帯電話のアンテナやその他のワイヤレス通信機器、携帯電話、電子レンジからの漏洩、電子機器、家電製品、テレビのブラウン管やコンピューターのモニター、オーディオ機器、電子楽器、電気毛布、ウォーターベッド、ヘアドライヤー、ヒーター、エアコン、換気設備などの周囲には強い電磁場が発生する。交流電磁場は、水や血液に微妙な振動を作り出す。水は地球の磁場に対して過敏性があり、一定の磁場が加えられると、すぐに地磁気の角度へ傾いて移動し、水の中の水素原子（陽子）は地球磁場と調整するために、すりこぎ運動（ゆっくりと回転の軸方向を変える）を開始し、簡単なコイルや増幅器で感知できる「歌っているような」ノイズを発生させる。

これらの発生源やほかの磁場と結びついた磁場、地磁気のように巨大な自然の磁場、太陽黒点（太陽の表面で温度の低い部分）の影響を受ける強力な磁場や、稲妻の嵐（強力な電場）によって、電磁場は作られる。光速（秒速約二九万九七九キロメートル）で動くさまざまな放射線が混ざった巨大な電磁場の海に、地球の生命体は漂っているのだ。電磁放射線の電磁周期と電磁場は同じ意味で、最も低い周波数から最も高いものまで全ての周波数帯を含んでいる。電磁場の周期は電磁放射線よりも広く利用され、電磁放射線は時々、非電離放射線と混同される。現在使われている電力周波数（PFF）という言葉は、電磁場や電磁放射線と同義語で、光子（訳注・素粒子の一つ）の流れや量子エネルギーの小さな小包として捉えることもある。放射線のエネルギーはその周波数で決まり、その波長が短いほど強くなる。高周波電磁場は、低周波よりも光子エネルギーが大きく、それらのエネルギーは、電離放射線のように作業単位のエレクトンボルト（eV）で表わされる。これは一ボルト（V）の電位差で動くような電子の作業量を示す。

周波数四・八二億メガヘルツに相当する可視光線の量子エネルギーは、約二エレクトンボルトだが、紫外線の周波数はさらに短いのでエネルギーも強くなる。その一部は電離放射線と重なっているが、紫外線よりも波長の短いものが電離放射線の中心になる。太陽光線の紫外線（UV）は地球の生き物にとってもっとも重要だ。紫外線の中でも周波数が高い部分は電離放射線だが、周波数の低い可視光線に近い帯域に属し、電離しない部分もある。紫外線の周波数は、地表を覆う大気とオゾン層を通り抜ける全ての太陽放射線の約三〜五％を占め、UVA（近赤外線）やUVB（中赤外線）、UVC（遠赤外線、表1参照）に分類される。

オゾン層は二九〇ナノメートル以下の放射線のほとんど、たとえば全てのUVCとUVBの一部を吸

表1　紫外線による急性影響と遅延影響（ロビンス 1999）

放射線	波長（nm）	急性影響	遅延影響
UVA	320 〜 400	紅斑 8 〜 48 時間後 ランゲルハンス細胞の減少 色素の黒色化 真皮の炎症	日焼け 皮膚ガン？
UVB	290 〜 320	紅斑　3 〜 24 時間後 角化細胞のアポトーシス ランゲルハンス細胞の減少	日焼け 太陽光弾性繊維症 早期老化 紫外線角化症 皮膚ガン
UVC	200 〜 290		皮膚ガン？

収する。前述したように、最近のオゾン層減少（オゾンホール）は、大気汚染と光化学反応のせいで極地に近いオゾン層で観測されてきた。これらのオゾンホールは、UVBとUVCを増やしている可能性があり、そのため皮膚ガンが二〜四％増えている。UVAとUVBの影響は強力だが半減期が短く、可逆的だ。これらの紫外線に曝されると紅斑や色素沈着が起き、ランゲルハンス細胞（訳注・皮膚の免疫に関わる重要な組織）や表皮の角化細胞が傷つく。紅斑や浮腫、急性炎症は、真皮の中にある肥満細胞のヒスタミン放出によって発生する。UVAやUVBに誘発されて、時間がたってから大量のメラニン細胞が増え、樹状突起の延長と拡張が起き、肌の角化細胞へメラニンが転移するので日焼けをすることになる。

　紫外線の中で周波数の高い部分は、電離放射線かそれに近い状態になり、繰り返し被曝することで肌の細胞を傷つけ、早期老化やしわ、弾性繊維症、異常な色素沈着を起こす。肌のダメージは、フリーラジカルの形成によって始まり、メラニンが傷つき、形成された二重体（悪性の皮膚病変のような）に紫外線がぶつかった部分で、シチジン（訳注・RNAの構成成分）やチミジン（訳注・DNA合成に関わる物質）の近くにあるDNAを傷つける。DNA鎖を破壊して水和させ、ダメージが修復されなければ発ガン性のある突然変異が発生する。保護細胞は、DNA修復や細胞周期の抑止、アポトーシスに反応する。ホリーら（一九九六）は、二二一人のブドウ膜黒色腫患者と四四七人の対照群を比較して、強い紫外線に被曝すると発症リスクが三倍（九五％信頼区間一・二一〜七・八）に、溶接工の場合は二・二倍（九五％信頼区間一・三〜三・五）に、アスベストへの被曝で二・四倍（九五％信頼区間一・五一〜三・九）に増えることを発見した。ちなみに化学研究者のオッズ比は五・九倍（九五％信頼区間一・六〜二二・七）だった。

宇宙線の影響

地球へ届く太陽エネルギーは、地表面で反射して磁気圏へも常に分散し、概日リズム（二四時間周期の生理的なリズム）を作りだす。その磁気圏は、脳波によく似た八〜一二ヘルツ（シューマン共振）で振動しているが、私たちの周りには電気的な雑音があふれているので、シューマン共振を検出するのは難しい。シューマン共振は、主に稲妻の放電によって発生し、一〜四〇ヘルツまで変化する。磁気圏は、外宇宙からやって来る膨大な電離放射線を吸収することで、地球の生命を守っている。この放射線の強度は、他の惑星や太陽黒点の影響で周期的に変化し、人間の免疫抑制に影響を与える。インフルエンザなどの流行病が、ほぼ同じ時期に世界各地で流行するのはそのためだ。

電磁波は宇宙に豊富にあり、そのなかには宇宙を誕生させたビッグバン以来、地表へ届いている「微粒子の雨」や電磁放射線もある。それらの微粒子の多くは、さまざまな種類の高いエネルギーを持つ原子核で、陽子（水素原子の核）やプラス電子、陽電子の粒子、中性子、宇宙からの一次宇宙線としてやってくるガンマ線光子が含まれている。微粒子の光子的なエネルギーの単位は、エレクトロン‐ボルト（eV）やジュール（J）で表わされ、一エレクトンボルトは1.602×10^{-19}ジュールだ（10^{-19}は一〇〇京分の一に当たる）。通常のエネルギー数値は10^{-10}（千億分の一）～10ジュール（＝10^{8}《一億》eV～10^{20}《千京》eV）の間だが、一九九一年には五〇ジュール（＝5×10^{20}《五千京》eV）もの粒子が観測された。微粒子は地磁気の影響を受けて螺旋状に大気圏へ突入し、窒素や酸素の原子核にぶつかり、構成微粒子やガンマ線光子からなる第二次宇宙線のシャワーを作り出す。初期の放射線の起源は、まだはっきりしないが、おそらくその一部は太陽で、部分的には地球からも出ている。宇宙線エネルギーは磁気圏によって上手く遮られるが、その一部は光として通り抜ける。宇宙線が豊富にあるのは、約二万五〇〇〇フィートの上空で、五〇〇〇フィート上昇するたびに二倍に増える。地表では、赤道よりも極地で強くなり、緯度六〇度でエネルギーは倍になる。極地周辺では、宇宙線をオーロラとして見ることができるだろう。鮮やかに輝くオーロラは、冬の夜空に現われる。一九八九年の太陽爆発で、プラズマの放電（電離された熱いガス）が地球を襲い、カナダではケベックにある発電装置のほとんどが機能しなくなった。二〇〇一年の爆発では、プラズマが大西洋を吹き荒れ、南テキサスでもオーロラが観測されている。地球の地表にある自然エネルギー放射線の総量は、二・四ミリシーベルト／年（mSv／Y、第四章参照）で、その中で宇宙線は〇・三ミリシーベルト／年に相当する。

　人間の最大被曝許容基準は五・〇ミリシーベルト／年だが、高々度の宇宙線は地上の一〇〇倍も強く、旅客機パイロットは最大五・七マイクロシーベルト／時（μSv／h）も被曝している（ニコラスら一九九八)。このようなパイロットの血液サンプルから、染色体異常や突然変異、小核によるリンパ球の異常な酸化が検出された(ツィグマンら一九九八)。パイロットの年間被曝量は、二・二〜一〇ミリシーベルト/年だと推計される(オクサネン一九九八、著者の個人的な情報)。胸部レントゲン撮影は、一回当たり一九マイクロシーベルトに当たる(ダブリン会議一九九八)が、それとパイロットの宇宙線被曝量を比べてみると、ニューヨークからアテネへのフライトでは、概算で約五八マイクロシーベルト、アムステルダムから東京へのフライトで約八四マイクロシーベルトを被曝する。この被曝量は、胸部レントゲン写真を四回以上撮影するのに相当する。

直流と交流の違い

一般的に人工的な電磁波は、空間を通るエネルギーの波や放送、通信の材料と見なされているが、粒子(光子)の流れでもある。電磁波の誘導は電流によって起きる。電流とは、伝導体(電線など)を通る電子の振動だ。電子の振動が同一方向だと直流(DC)で、方向が絶えず変化する振動は交流(AC)と呼ばれている。北アメリカの場合、電気は一二〇ボルト、六〇ヘルツ(Hz、一秒に六〇回変動する周期)で、ヨーロッパ諸国などは二二〇ボルト五〇ヘルツで供給されている。(訳注・日本の場合は一〇〇ボルトで、東日本は五〇ヘルツ、西日本は六〇ヘルツ)。

送電線の抵抗比率によって多くの電圧が失われるが、その一部(一兆分の一)は電磁場を誘導するために消失する。交流電磁場は人工的なもので、自然界では珍しく、たとえ存在したとしても非常に弱い。現在、電磁波バックグラウンドは、一〇〇年前より二億倍も高くなった。人間は二万ボルト/m以上(高圧電線

表２　直流と交流の違い

	直流（DC）	交流（AC）
波形	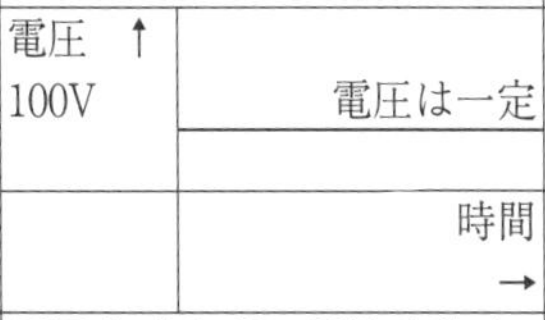 電圧↑ 100V 電圧は一定 時間→	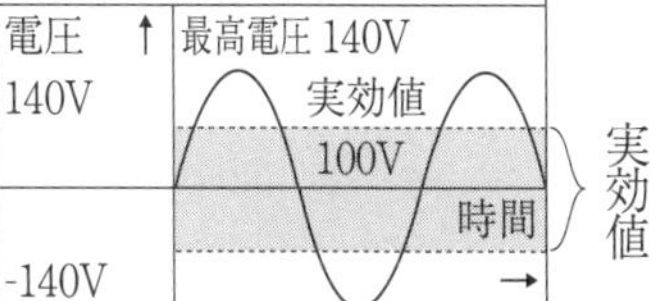 電圧↑ 140V -140V 最高電圧 140V 実効値 100V 時間→ 実効値
特徴	電圧を変えずに電流を流す。電場も磁場も一定で変動しないので、生体影響は非常に少ない。電線の性能が低かった約100年前は、交流の方が送電効率が高く、電圧も変化させやすいので交流方式が採用された。現在は、直流の方が送電効率が高く電磁波対策もしやすいことがわかっている	電圧が刻々と変化して周囲に交流磁場を作り出す。もっとも身近な交流電磁場の発生源は電力線だ。1分間に50回または60回磁場が変動するので、生体組織に大きな影響を与える。高圧送電線周辺では、白血病などのガンやうつ病の発症率、自殺率が高い
使用媒体	ごく一部の高圧送電線（北海道 - 本州間、和歌山 - 徳島間のみ）	室内配線、電灯線、配電線、ほとんどの高圧送電線、多くの家電製品

の下など）の強い電磁場でなければ感知できないが、そのような高い電磁場に曝されると、ちくちくと刺すような刺激を感じるだろう。なかには、もっと弱い電磁場を感知する人もいて、寝室の壁（とくに頭の側）に電線があるとイライラしたり、電気毛布のスイッチが入っていると眠れなくなる人もいる。

　電線の周囲の電磁波は五〇ヘルツで振動し、電場と磁場を作り出す。電場は、送電線の中の電圧変化で生まれ、電力量が他のものに作用する力を表わし、互いに反発（二つの陽極、二つの陰極のように）し引きつけあう。磁場は、電線の中の電子の流れなど電気量の変動で生まれ、電流の周りに同心円状の流れを作り、「ジュールの右手の法則」（親指が電流の方向を、まっすぐに伸ばした人差し指が磁場の方向を示す）に従って放射される。電場と磁場の力は、それぞれが垂直に交差する波のようなものだ。二つの正弦曲線が垂直に交わりながら拡がってゆく。この他にも、のこぎり波（パソコンのモニターやテレビから照射される）や方形波のように、複雑な波の形もある。

電磁波の放射は、電線やアンテナの中の交流のように、交互に移動する電荷量の加速によって誘導され、エネルギーは拡散して放射され、電磁波を形成する。このような電磁波は、真空空間や直接線中でも周波数と波長を持って動き、移動の途中で媒体に出会うと反射するか吸収される。光の速度（約三〇万キロメートル／秒）で移動し、周波数分の一秒間には、波長の長さと同じ距離を移動する。たとえば、電力線によって誘導される電磁波が五〇ヘルツ（もっとも低い周波数帯、超低周波）だと、波長は約六〇〇〇キロメートル、周波数が一〇〇メガヘルツ（FMラジオの場合）だと、波長は三メートルになる。

ラジオの送信は主にAM（振幅変調）かFM（周波数変調）で、アンテナから約一〇〇メガヘルツ（MHz）の高い周波数の超短波（VHF）で放射する。より低めの短波（HF）もあるが、さらに高い極超短波（UHF）の周波数帯も使用される。電場は垂直（アンテナと平行）に、磁場は電場と直角に交わりながら水平に送信される。そのため電場は人間の体を通り、深刻な影響を与える。

電磁場が誘導されるとき、電場は遮ることができるが、磁場を防ぐのは不可能だ。同じ空間に違う発生源から作られた電磁場が数種類あると、互いに相殺して人体への影響がほとんど無くなる場合もあるが、増幅することもある。

図1　日米の送電システム

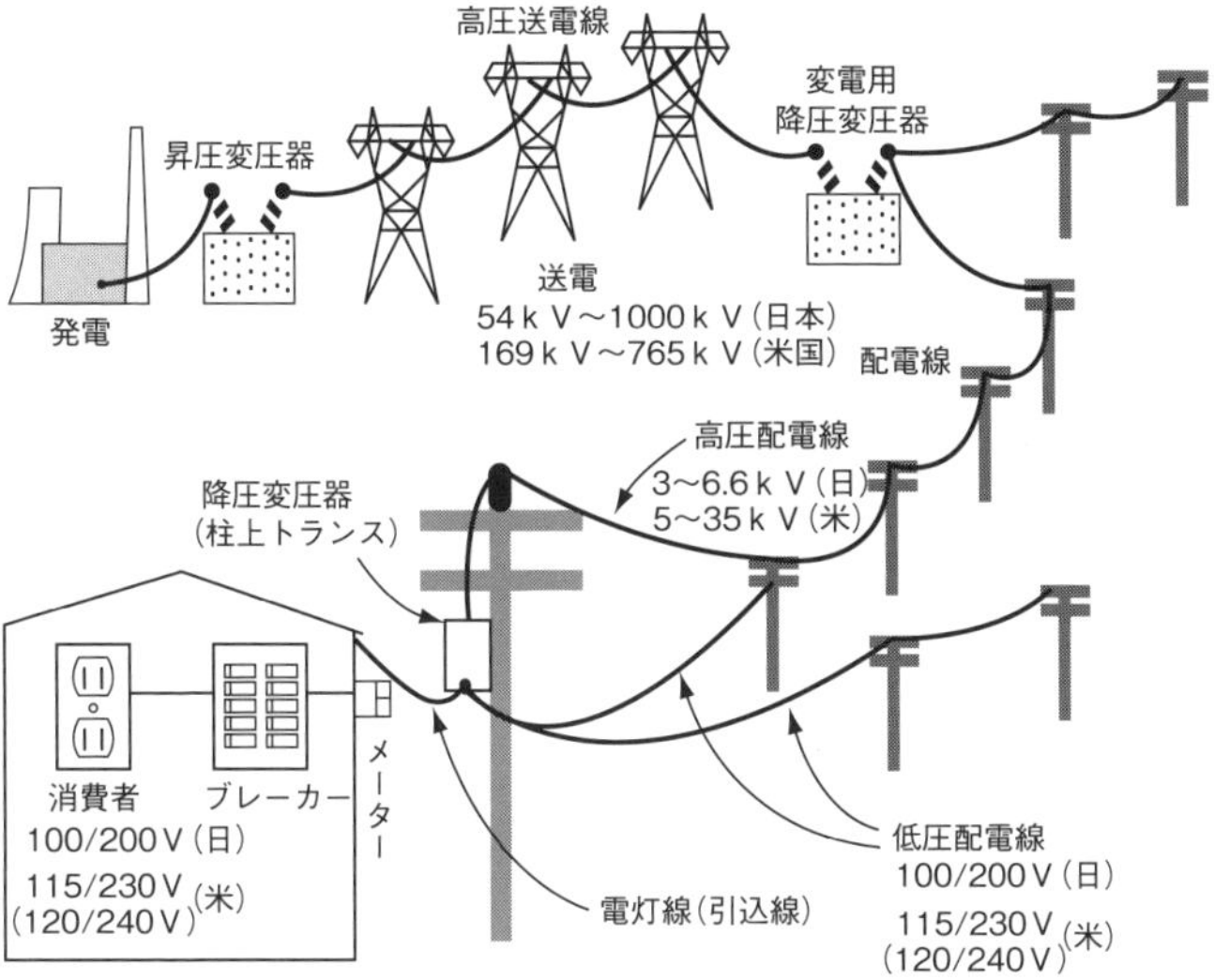

（出典：U. S. Office of Technology Assessmentをもとに作成）
注）荻野晃也氏が改訂した『死の電流』（ポール・ブローダー著）の図より重引。

電力線の種類

（訳注）発電所で作られた電気は、昇圧変圧器で電圧を上げられた後、高圧送電線で運ばれる。電圧が高いほど効率よく送電できるので、変電所を通るごとに少しずつ電圧を下げ、最終的には、6万6000ボルトの電圧を6600ボルトに下げ、高圧配電線にのせて配電される。さらに電柱の上の降圧変圧器（柱状トランス）で100ボルトか200ボルトに下げてから、電灯線を通じて各家庭へ届けられる。電力線とは、これらの電線の総称。

細胞を傷つける電磁場

非電離放射線には、紫外線（周波数の低い部分）や可視光線、赤外線、マイクロ波、電波（UHF、VHF、HF）、極長波（VLF）、超低周波（ELF、交流電流から発生する電場と磁場）がある。紫外線は感じられるが見ることはできず、可視光線は目に見え、赤外線は熱として感じられるが、電離放射線を含むその他の周波数は感じることができない。液体や体の組織にある原子を電離するには、一〇～一二エレクトロン・ボルトかそれ以上のエネルギーが必要だ。X線とガンマ線の周波数はとても高く、時々二四二〇テラヘルツ（THz、一テラヘルツ＝一〇〇〇ギガヘルツ＝一兆ヘルツ）を越える。この周波数は、紫外線や可視光線よりも高く、エネルギーも大きい（ヨスト一九九二）。

X線のような電離放射線が体細胞にぶつかると、細胞の原子を電離（イオン化）させる。イオンが正常に作られている間は、体細胞は発生したイオンに対処できる。電離放射線の衝突は熱を発生させ、大量のイオンが作られる。それらは正常な細胞反応を混乱させ、細胞を破壊することもある。これらの莫大なイオン形成は、フリーラジカルと呼ばれている。フリーラジカルは電子が不足しているので、近くにある分子から電子を取り戻そうとして分子を酸化する。そのため、粘液や酵素、DNA中の酸化された分子はダメージを受ける。照射された細胞の核から、壊れたDNAの分節が見つかっている。このような破壊はDNA破片の不足につながり、酵素を含んだ不完全なタンパク質を合成して機能障害が発生し、やがてガンやアポトーシス（細胞の死）を起こす。

非電離放射線は、原子を破壊するには弱すぎるものの、フリーラジカルを作ることがわかっている。非電離放射線に被曝すると抗酸化物質が過剰に増えるが、抗酸化サプリメントを摂取すれば減らすことがで

図2　フリーラジカルによる生体の損害とその防御

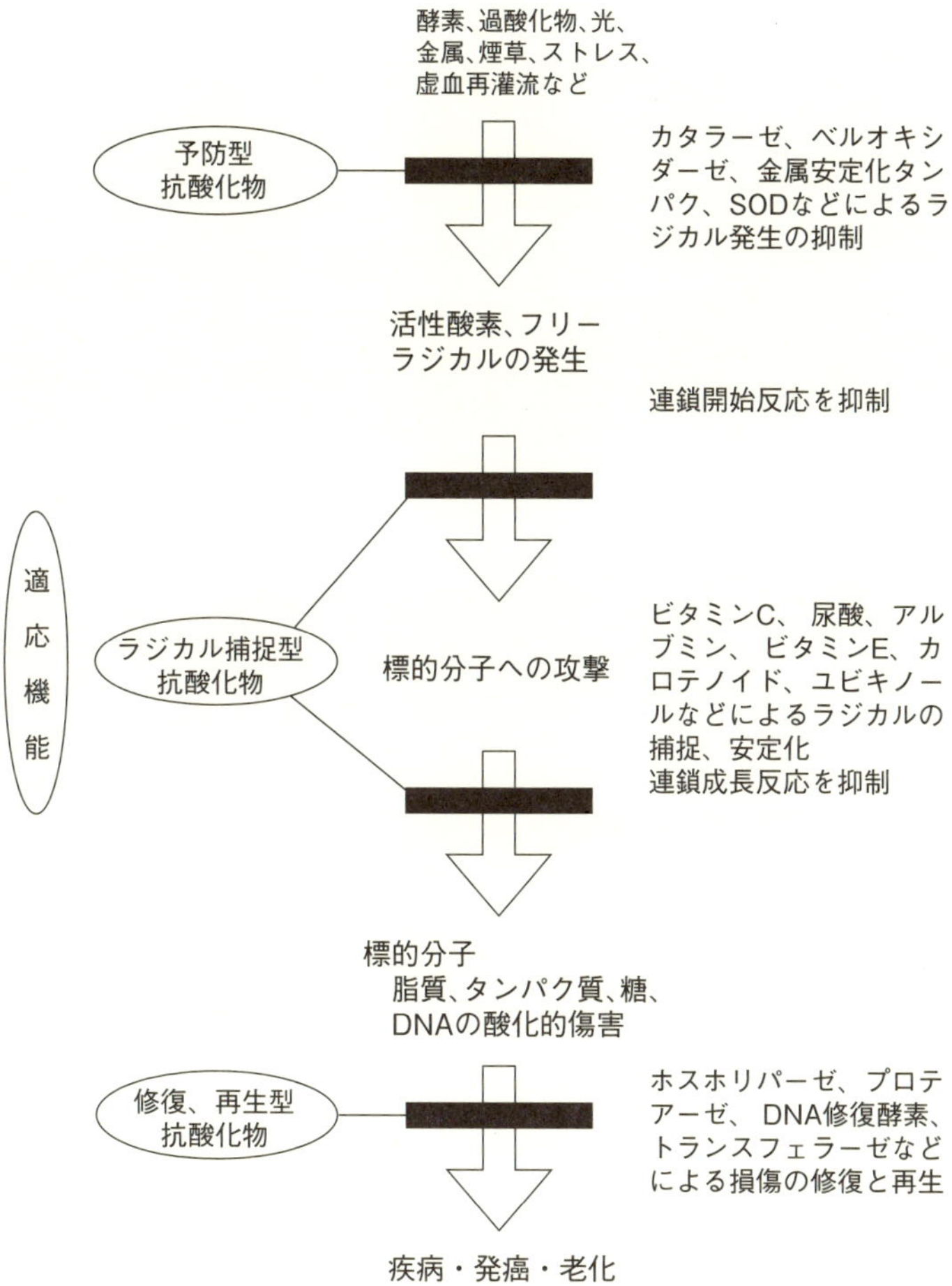

出典『私こそ私の主治医』緑風出版より

きる。これはラジカルのダメージを最小限に抑える唯一の方法だ。

電磁場と人類の歴史

紀元前一〇〇〇年頃の古代ギリシャでは、琥珀のかけらをネコの毛皮でこすると、羽毛を引き寄せることがわかっていた。教師のマグナスは天然の磁石を含んだ石が、靴や杖の底につけられた鉄を引きつけることに気づいた。このような知的で好奇心旺盛な人々によって、静電気と電磁場が発見された。しかし、電磁場は長い間ミステリアスなままだった。一二六九年、十字軍戦士のマリコートは天然磁石の棒を調べていて二つの極を発見し、一六六三年、ヨーロッパの治療者は患者の治療に磁石を使った。ニュートンとホイヘンスは、一般の電磁波に関するより有益な知識を発見した。一八八七年にヘルツによってラジオ波が発見され、一八九五年にはヘルムホルツが、このような電磁波は光速で拡張しつつ、磁場の力と電場の力とが直角に結合していると推測した。ガンマ線、X線、光、マイクロ波、ラジオ波など全てのスペクトルに電磁波の特徴が見られる。電場と磁場の要点は、表3に要約できる。

電磁波の力と周波数の関係

もっとも低いレベルの超低周波は、家庭へ供給される電流から発生する。この電磁場のエネルギーは非常に低く、電離することも、物を熱することもできない。しかし、このような交流電磁場は、人体などの物体に弱い電流を誘導する。

もっと高い周波数の電磁波は、超低周波電磁波より波長が短くエネルギーも強い。周波数には、超低

表３　電場と磁場の特徴

電　　場	磁　　場
1. 電位差によって発生。スイッチを切った電気製品のケーブルも電場を生む 2. 単位はボルト / メートル（V/m） 3. 建物や樹木で簡単にさえぎることができる 4. 発生源から離れると減衰する	1. 使用している電気製品ケーブル中の電気量によって作られる 2. 単位はアンペア / メートル（A/m）か、ガウス（G）、またはテスラ（T） 3. さえぎることは不可能だが、ある物質で減衰できる 4. 発生源から離れると減衰する

電場と磁場の強さは放射されたエネルギーで示す。電場の単位はV/m、磁場はA/mだ。電場と磁場が結びついた電磁場の強度は、VA/m^2 で表す。発生源から、波長の長さだけ離れると、強度は距離の二乗に反比例して減衰する。その比率は、$E/H = 120\pi$ だ。その強度は、「$E^2/377$」か、「$H^2 \times 377$」で計算される。遠方場の強さは、「$2a^2/L$」で計算される。ａは発生源（アンテナ）の最大強度で、Ｌは波長だ。近傍場は「$2a^2/L$」よりも近いので、距離の二乗に反比例しない。

周波電磁波、超長波、ラジオ波、マイクロ波、赤外線、可視光線、紫外線、Ｘ線、ガンマ線がある。さまざまな機器に、放射線の周波数とエネルギーが利用されている。たとえば二四五〇メガヘルツのマイクロ波は波長が約一〇センチメートルで、電気を伝える物体を熱するエネルギーが充分あるので、素速く調理するために電子レンジに使われている。コバルト60から放射されるガンマ線は、悪性腫瘍細胞を破壊するために利用されている。電磁波の性質を決めるのは、周波数とエネルギーだ。体内や歯の写真を撮るためのＸ線はレントゲン撮影に使われ、マンモグラフィー（乳房Ｘ線撮影）やコンピューター断層撮影（ＣＴ）にも応用されている。これらの機器と同様に非電離放射線を使用する磁気共鳴画像診断装置（ＭＲＩ）の電磁波はとても強いのに、最近まで無害だと考えられていた。

　超低周波の電磁場は非電離放射線で、分子構造を変化させることはない。しかし、そのエネルギーは原子と分子を振動させ、非外傷性の損傷を起こす。このようなダメージは、血液細胞を生産する骨髄や、胎児、乳児、成長期の子供など細胞が分裂する部位ではっきりと現われる。ダメージはすぐには発生しないが、被曝後しばらくしてから流産や奇形が起き、他の病気と同じように白血病（骨髄で白血球の生産量が増える）などのガンを発生させるだろう。

人体から発生する電気

細胞と組織は、電荷を運ぶために荷電原子（イオン）を使うのに対し、人工的な発電システムは同じ目的のために、質量が原子の数千分の一しかない電子を使う。生きている細胞は起電力を発生させ、細胞の内部と外部に電位差（膜電位《まくでんい》）を作り出す。そして、直列と並列回路の抵抗変化に対応して電流を活性化させ、その流れを管理・停止し、コンデンサーのように電気を充電することができる。アマゾンに住むトルペードなどのデンキナマズは、数百ボルトの電圧を発生させて、獲物や敵を倒すために一挙に放電することができるが、一般に生体内発電システムは、人工的な電気活動よりもはるかに低い。体細胞は、電気伝導性のある塩化（イオン的）溶液の中で作用する湿式回路を構成し、システムの構成要素はつねに生産と変化を繰り返す。電気的性質が異なる部分が発生すると、その電位差を維持しつつ電気漏洩を防ぐ。電流は管理され、放電の簡略化や細胞内への流れを避け、不安定な生の物質（化学物質）が供給されると、それを使用するかどうかを検討し、適切に実行する。このシステムは需要を満たすために絶え間なく活動し、細胞の代謝に必要なエネルギーを半分以上消費する（アルバートら一九八九）。

生体システムに比べて、人工的発電システムはとても効率がいい。必要な時だけ動かし、不要になれ

表4　スペクトル、波長、周波数とエネルギー（タブラーとバトキン1991、ほか）

電力線 ↓
マイクロ波
可視光線
X線
赤外線
紫外線
ラジオとテレビ波
ガンマ線

波長	10^{3}m	1m	1cm	0.1mm	10^{3}nm	1nm	10^{-2}nm	10^{-4}	nm
周波数	3×10^{5}	3×10^{8}	3×10^{10}	3×10^{12}	3×10^{14}	3×10^{17}	3×10^{19}	3×10^{21}	Hz
光子のエネルギー	1.24×10^{-9}	1.24×10^{-8}	1.24×10^{-4}	1.24×10^{-2}	1.24	1.24×10^{3}	1.24×10^{5}	1.24×10^{7}	eV

←　非電離放射線　→←　電離放射線　→

←　非熱効果　→←　熱効果　→←　ＤＮＡ鎖破壊、損傷　→

周波数が高いほど、波長は短くエネルギーが強い。全周波数の電磁出力と波長は、発生源の周波数に応じてエネルギーが変化するかぎり、波の作用と粒子の流れ（光子）を示す。ガンマ線のように非常に高い周波数の光子（フォトン）は、生体器官に壊滅的な打撃を与える。紫外線の光子はガンマ線ほど破壊的ではないが有害で、非電離放射線のなかで周波数帯は高い方だ。低いエネルギー波の生物影響ははっきりしていないが、熱効果を起こすことがわかっている。低い周波数の場合、熱効果はないが発生学上の影響が確認されている。

ば停止できる。乾式回路を充電する電子の質量はごくわずかで、直径は原子や生体システムで使われるイオンの一〇万分の一しかない。電子を通す導体の成分は、不導体や半導体と違って、漏洩せずに充電と転送を続ける。その成分は活動が止まった時だけ入れ替わり、回路が使われている時だけエネルギーを必要とする。それに対して生体内システムの細胞は、起電力に対して電位差を保ち、電流の漏洩を防ぐためだけに、電気ポンプを頻繁に使う。電流はイオンによって伝わり、その集合体は電子の数千〜数万倍も大きい。たとえば水素の原子核は、陽子（原子質量＝一）が一つしかない世界でもっとも軽い元素だが、その質量は電子の二、〇〇〇倍も大きい。

細胞が主に使うイオンは、ナトリウムイオン（Na^+）とカリウムイオン（K^+）の二種類で、その原子質量はそれぞれ二三と三九、原子核は電子よりも四万六〇〇〇倍、七万八〇〇〇倍も重く、一つの電子が運ぶのと全く同じ単位の電荷を供給する。その上、これらの大きな電荷単位（イオン）は水に溶ける性質がある。例えば、あらゆるイオンは電荷のせいで、水分子の極へ引きつけられる。細胞膜には、イオンの拡散や濃度（化学勾配。訳注・細胞膜内と外側では各イオンの濃度が違う）の差、活発な流れによってイオンが通り抜ける「イオンチャンネル」がある。通過する際に、弱い力で結びついた水のクラスターとイオンは引き離され、水分子はイオンが交差するチャンネルから消えてしまう（アルバートら一九八九）。細胞の中を移動するイオン質量にはより大きなエネルギーが必要だが、電位勾配差の速度は電子より遅い。そのため、人工的電気回路の反応時間は一〇億分の一秒から一〇〇京分の一秒の間なのに、生体システムの場合は一〇〇分の一秒程度と非常に遅くなる。

生きている細胞膜はコンデンサー板としても働く。また、脂肪細胞に付着する二つのタンパク質の層で構成され、対になった電流が交差する中央部分は絶縁体として働く。細胞膜には選択的導磁性があるので、細胞膜の外側は内側よりも陽電荷が多く、カリウムイオンよりもナトリウムイオンの量が少ない。単位面積で比べると、内側のカリウムイオンよりも外側にあるイオンの方が多い。イオンが細胞膜を通ると、約八〇ミリボルト（mV）の電位差が生まれ、内側は外側よりも負電荷が多くなる。細胞の濃度勾配は、各面で濃度が違う分離カチオン（陽性の電荷イオン）で作られ、細胞の内側と外側の陰性電荷イオン（アニオン）の差で戻される。

イオンポンプのしくみ

体細胞の間にあるイオンチャンネルは、体液が満ちていて漏れやすい。そのため、細胞膜の両面にあるイオン絶縁体は、ナトリウムポンプなどの指示ポンプで管理されている。ナトリウムポンプは細胞膜の幅で電荷を分離し、カルシウムイオンが一つ入ると二倍のナトリウムイオンを細胞から排出する。このほかに、カルシウムイオン（Ca^{2+}）ポンプがあり、外部のカルシウムイオンを細胞内よりも高い濃度（一万倍）に保っている。イオンチャンネルの直径が変化したり、チャンネルが電荷すると、チャンネルは受動的に広がる。結合した細胞の陽イオンは、負電荷の細胞の縁にくっついたカリウムイオンの薄い層を相互の引力で作るが、細胞膜イオンチャンネルのイオン変化には関わらない。イオンチャンネルは、通り抜ける電荷濃度の差を保つことで、コンデンサー板として働く細胞膜にある。イオンポンプのチャンネルの穴が電荷を維持している間中、電荷は細胞膜にある持続的な細胞絶縁体の表面に留まる。細胞膜の電荷の数値は、ピコファラド（pF）やピコクーロン（pC）という単位で表わされる。単イオンチャンネル価を通るイ

表5　イオンポンプのしくみ

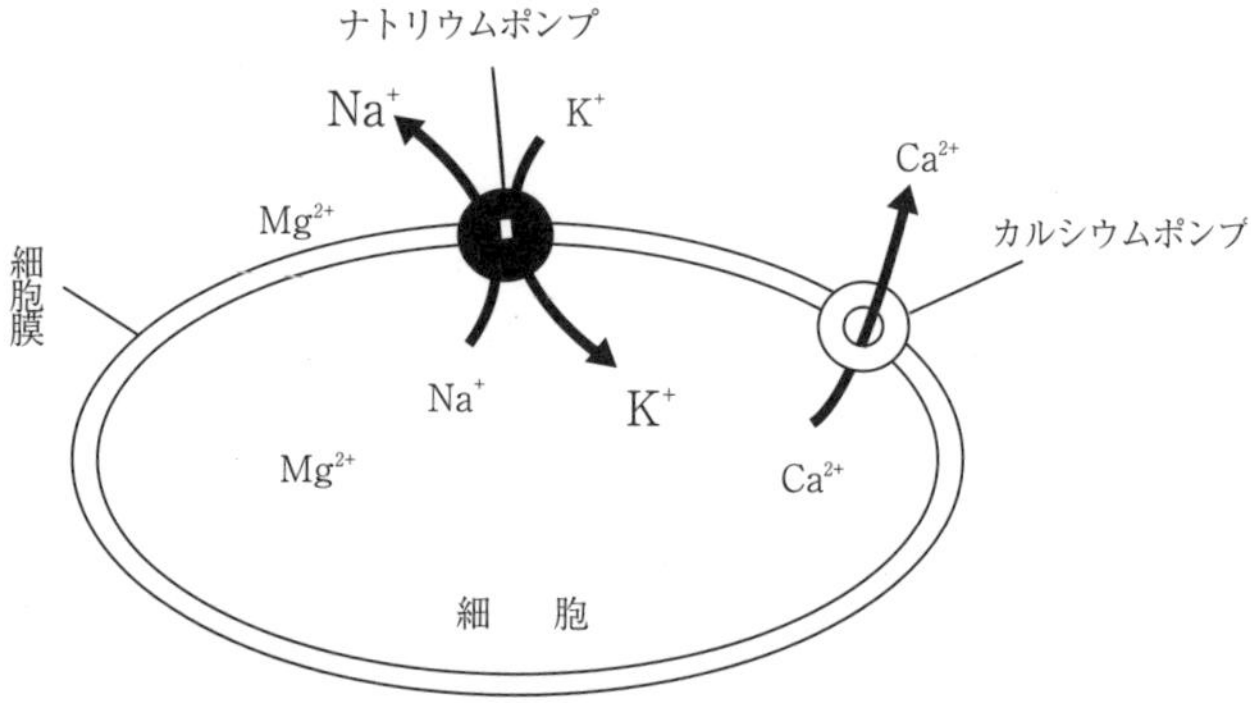

細胞	内	外	
Na^+	30	140	イオン濃度 単位（ミリモル）
K^+	140	45	
Ca^{2+}	10^{-4}	1	
Mg^{2+}	1	1	

出典）『筋肉はなぜ動く』岩波書店より

オンの流れはナノアンペア（nA）で、全ての細胞膜を通り並列抵抗を起こすイオンチャンネルを通る流れの総量はマイクロアンペア（μA）だ。電荷が分離すると電位差が生まれ、二つの細胞膜の間にある二個の電荷が起電力を生む。細胞の中性脂肪層のせいで起電力を減らすことができないので、イオンの流れに乗ってチャンネルを通過し、容積モル浸透圧濃度（イオン濃度の総計）と細胞体積を維持するために、細胞からナトリウムイオンを引き出す。

ニューロン（神経細胞）では、ナトリウムイオンポンプや感覚細胞から、中枢神経や内臓、他のニューロンへのインパルス（一般的な神経信号）の転送を電圧が操作する。細胞膜の電位

図3　神経細胞（ニューロン）

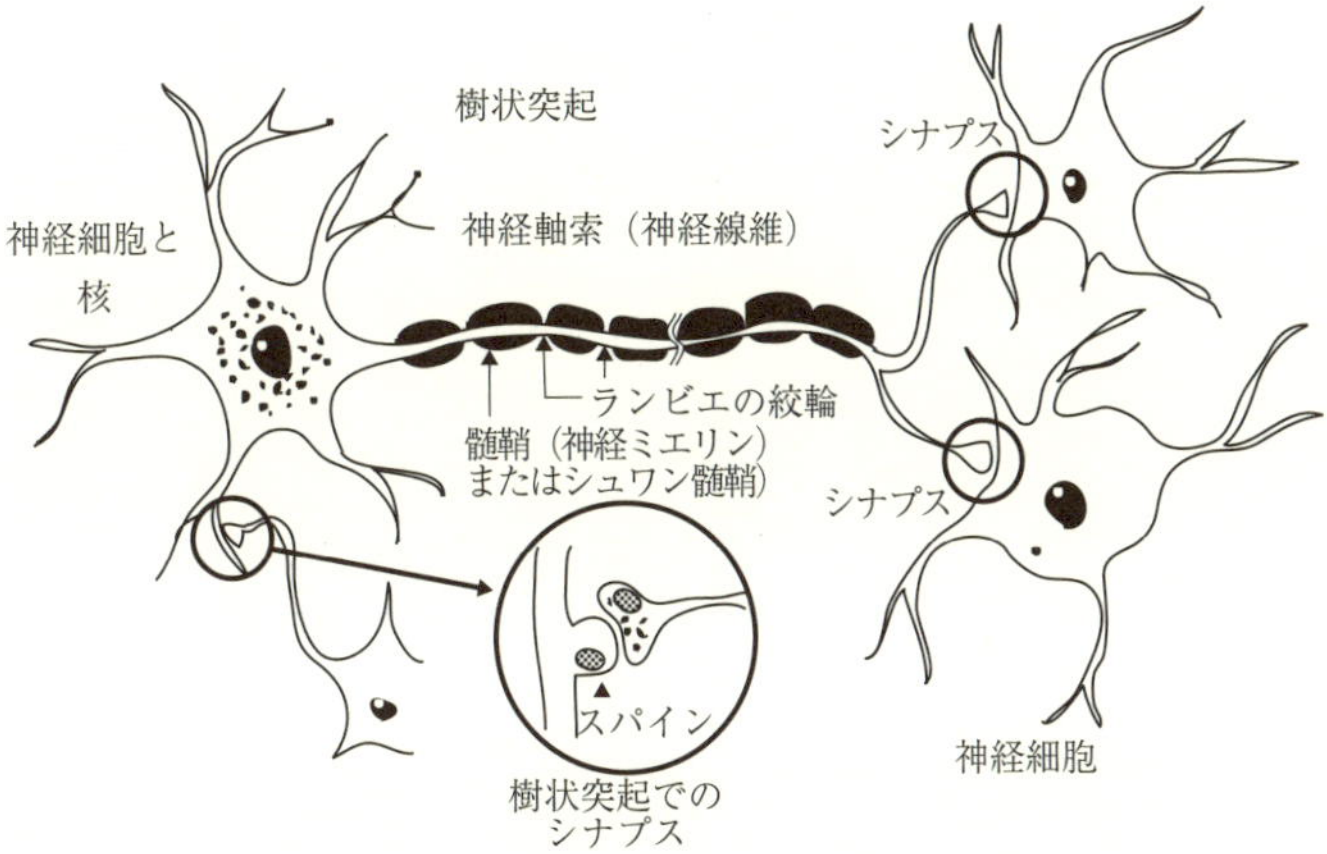

（訳注）神経細胞には、多数の樹状突起と1本の神経軸索がある。軸索の中には電気信号や神経伝達物質を運ぶ神経繊維があり、脳からの指令を筋肉などの組織に伝えたり、外部刺激を脳に伝えたりしている。軸索には、絶縁体として働く髄鞘で包まれた有髄繊維と、髄鞘がない無髄繊維があり、有髄軸索の方が早く電気信号を伝達する。髄鞘と髄鞘の境目にあるランビエの輪の部分は絶縁帯が途切れているため、電気信号は次のランビエの輪までショートして伝わるから伝達速度が速くなるのだ。軸索を伝わった信号が神経末端のシナプスまで届くと、シナプス小胞にある神経伝達物質が放出され、情報は次の神経細胞へ伝わっていく。

出典『絵でみる脳と神経　しくみと障害のメカニズム第２版』医学書院より

を変化させることで、信号はニューロンの終点から他のニューロンへ、または中枢神経へと移動するのだ。同じ方法で、活性化と操作を司る中枢神経系へも送られる。ニューロンは、巨大で精巧な伝達システムといえるだろう（ガイトン一九九二）。

体細胞の細胞膜は一〇〜二〇〇ミリボルトの電位差がある。細胞膜は薄さが七・五ナノメートル以下しかないので、これは非常に大きな電圧だ。静電圧では、細胞膜は隣接する無機イオンで帯電した活性部分に当たる。外部へ超低周波を放射する電線や電気的体液から電場を作り、細胞質の有機的分子（蛋白質、アミノ酸、多糖体、単糖）に影響を与え、全ての電荷をイオン質量として運ぶ。有機イオンの一部は陽電荷だが、大半は負電荷を運んでいる（アルバーツ一九八九)。分子の両端に逆の電荷を持った双極子の電気的に中正な分子もある。これらの分子は交流場に反応し、向かい合う荷電位置が逆平行に配列するように、中心で回転する。こうして細胞は、ほかの荷電された体と比例して外部を荷電するわけだ。細胞には四つの電荷領域がある。

① 中央の負電荷部分。アミノ酸や有機分子と一緒に存在する、安定した電荷状態。

② 電荷が変化する内側の陽電荷部分。薄い層に結びついたイオンと一緒に内側の負電荷部分の表面にある陽イオン（主にK^+）と自由な陽イオン、内外に転送するのに役立つ細胞膜の内側に沿って動くクラスター（イオン群）がある。

③ 細胞外の陽性に変化した部分で、より広く高密度。イオンは細胞膜の表面を移動する（主にNa^+、Ca^{2+}、少量のK^+）。

④ もっとも外側にある負電荷の安定した部分。上記③から、シアル酸（訳注・細胞表面や分泌液に含ま

図4　シナプスと神経伝達物質

（訳注）電気的刺激が神経終末に達すると、シナプス小胞内に蓄えられていた神経伝達物質がシナプス間隙に放出される。シナプスを形成している次のニューロンには、放出された神経伝達物質を受け入れる特殊な部位（シナプス後レセプター）があって、ここから神経伝達物質が取り込まれると、シナプス後部に電気的興奮が生じる。こうしてシナプス後の神経細胞に情報が伝達される。

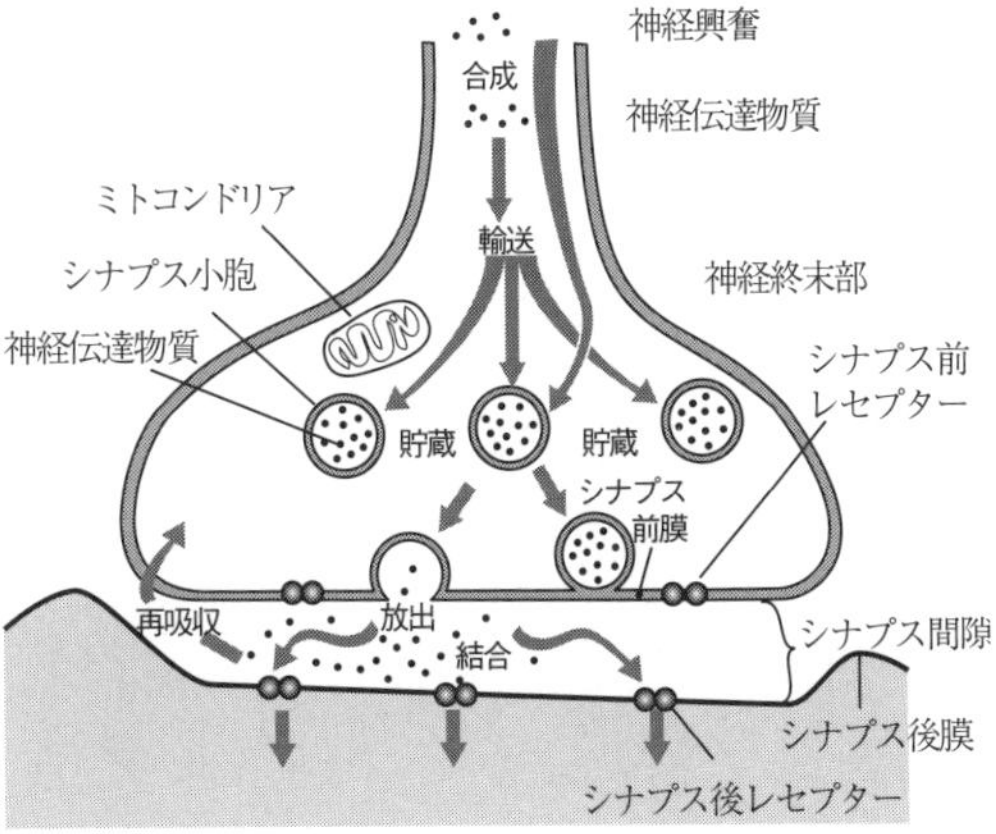

出典）『絵でみる脳と神経　しくみと障害のメカニズム　第２版』医学書院より

れている糖蛋白質）分子の負電荷によって、二〇ミクロンの長さで分離され、糖脂質が構成する細胞の表面から拡がるサボテン状の突起を形成し、弾力性がある微小管系へ細胞膜で結びつく。微小管とは、細胞核の近くの中心小体基部から、膜の外へ延びるような双極蛋白質（訳注・極性《＋と－》がある蛋白質）だ。

これらの電荷領域は細胞の形を安定させ、酵素に結びつき、細胞質を通る活性転送システムとして働き、ニューロンでは外側のプラズマの流れを供給する。また、細胞周辺の負電荷としても働き、周辺の細胞に作用する。各細胞の弱い場は、いくつかの結合部がなければ、お互いに四〇ミクロン以下に近づくことはない。脈管内皮細胞などの全ての組織の表面は負電荷で、負電荷の赤血球や血漿タンパク質に反発する。内皮が傷つくと、その部分は負電荷を失うので血小板が付着し、凝血塊ができる（マリノ一九八八）。細胞膜の内側の負電荷表面は、内部のカルシウムイオン体液で活性化するまで、プロテインキナーゼC（訳注・蛋白質リン酸化酵素の一つ）などの酵素を持ち、次々と反応を始める。

細胞の電気システムは、損傷や変化へ敏感に反応する。常に外部の電磁場に曝されると、病気や損傷が無くても、生理的な身体活動に支障が起きる。時には電磁場に被曝したせいで、意識障害や機能不全、記憶喪失などを起こすこともある。携帯電話のような電磁波に被曝すると、同じような障害が起きるだろう。傷ついた細胞膜や細胞内のチャンネルでは、フリーラジカルが作られる。長期間にわたって身体活動が妨げられると、永続的な損傷や肉体的・生理的機能不全、神経的疾患（アルツハイマー症やパーキンソン病など）、精神的疾患（精神分裂病など）につながる可能性がある。どんな場合でも、細胞間の障害は常に電気的であり、化学的・物理的な要因が原因になって発生する。

生体組織にある電気質

柔らかい組織には、長い蛋白質の分子（コラーゲン、エラスチン、ケラチン）がある。外皮（内臓を包む）や靱帯（骨と骨を結ぶ）、腱（筋肉と骨を結ぶ）などの結合組織は、これらの分子、主にコラーゲン分子を包んだもので作られている。軟骨組織の構成成分は、コラーゲンとプロトグレイカン（多糖体に結びついたタンパク質）や骨で、カルシウム塩（主にハイドロキシアパタイトの格子）が沈殿して骨化した軟骨組織で形成されている。これらの組織は、物理的な力でねじれたり曲がったりすると、外部と内部の表面に圧電性の電位差を生む。物理的な圧力が骨に加わると、わずかにねじ曲がり（ベッカーとマリノ一九八二、ブラック一九九二）、加えられた力によって一〇〜一五〇ミリボルトの電位差が生まれる。また、他の格子構造、たとえば不導体（訳注・電子やイオンを伝導しない物質）の結晶に、物理的な力を加えても電位差が生まれる。圧迫された面は電子が集まって負になり、離れた面は伸びて陽性になる。ねじれている間は、表面の電荷が維持され、圧迫が無くなると同時に電荷も消える。ねじれが変化すると、それに応じて電荷も変化する。大腿の骨（大腿骨）はいつも体重を支えていて少しゆがんでいるので、圧迫された表面に負電荷が発生し、伸びた面には陽電荷が生まれる。同じような影響が、骨内管を満たす体液で発生し、表面電荷と骨内管を流れるイオン化した体液の間で「流れる電位」が生まれる。腱などの結合組織では、圧迫による緊張が縮んだ筋肉（外部の負荷に逆行して）に加えられると、圧迫された腱に沿って表面電荷の平行面が、筋肉と外皮、または骨の間に作られる。そのため、弱い電流や磁気、電磁場、超音波エネルギーが細胞に吸収されると、生理的影響が起きる。このような生理的影響を説明するのに、電気的なショックを持ち出すのは見当違いもはなはだしい。体の正常な電気的活動を妨げるほど、そのような電気的ショックは強力だからだ。電気は筋肉を縮ませ、命に関わる心室細動（訳注・心室固有筋が無秩序に興奮する状態）を起こすほど強い。

このような肉体的要因は、低周波刺激作用のような非熱反応を促進するだろう。さらに細胞は、高い周波数で連続的に振動する電磁場から発生するエネルギーを吸収するので、熱効果も加わる。細胞は単に電位的なのではなく、完全に電気的な機能を構成している。電気用語の中で考えられている細胞は、あまりにもシンプルすぎる。細胞の電気的活動がもたらす影響は、細胞の新陳代謝や機能の変化が原因だ。プラトーら（二〇〇〇）が、共振で弱い電磁場が拡大するかどうか検討したところ、超低周波磁場（一四一〜四一四マイクロテスラ、つまり一・四一〜四・一四ガウス）に被曝したカタツムリへの影響は、レドネフが提唱するパラメトリック反応モデル（PRM、訳注・外部の静磁場や被曝電磁場の強度、周波数などを変数として影響を考えるようなモデルの一つ）の予測と一致することがわかった。超低周波被曝の影響は、下記三項目のどれかに当てはまる。①減少する、②影響なし、③ＰＲＭ予測に一致すると、カリウムイオンの無痛物質が増え、カリウムイオンチャンネルを遮断するグリベンクラミド（訳注・血糖を下げる）に相殺されるので、オピオイド（訳注・神経細胞から分泌され、モルヒネのような作用をする化合物）系の無痛物質が増える。なお、これらの影響は光の被曝でも起きるが、暗い場所での被曝では発生しない。

ここでたくさんの疑問が持ち上がるだろう。細胞はラジオ受信機やラジオ回路のように働くのだろうか？「電磁窓（訳注・ある特定の周波数や電磁波強度で何らかの影響が現われることを「窓効果」という。電磁窓とは、窓効果を起こすような電磁波のこと）」周波数によって、正常な新陳代謝の需要に応じて変化するのか、それとも傷ついた後で変化するのか？　細胞は大切な信号とランダムな雑音を区別できるのだろうか（たとえば人混みの中で家族の声を聞き分けるように）？　受信した周波数を解析し、正しい周波数で更新するように回路を調整できるのか？　細胞は、受信された微弱な信号を認識し、増幅して使うことができるのか？

細胞の間の生物光子のせいで、細胞膜が送信するマイクロボルトで表示される電位差よりも、信号は数十～数百分の一に弱くなるのではないか（カートとローズ一九八九）？　夜も昼も体を貫く環境的発生源（高圧電線や電気製品）の電磁場にも、細胞は反応するのか？　もし、答えが「イエス」なら、このようなエネルギーは「最初のメッセージ」として働き、細胞はインシュリンや成長ホルモンを受け取った時のように反応するはずだ。電気強度によっては、病気の治療に使えるかもしれない。

「イエス」という答えは、機械的ストレスへの反応として、圧電気（訳注・物質に圧力やねじれ力が加わることで、電荷や電圧が生まれること）型組織で得られる電位差の役割を利用できる可能性も示している。細胞は、電荷した表面に衝突する外部の振動する電気パターンに反応し、それを伝えるのだろうか。前述したような物理的ねじれで誘導される電位差は、自動調節コントロールシステムであり、細胞の活動を誘導しているように見える（ベッカーとセルデン一九八二）。こうして、このような電位差は、腱の線維細胞（結合組織の細胞）や軟骨細胞、骨芽細胞（骨を作る細胞）、破骨細胞（骨を分解する細胞）への信号として働く。物理的圧迫を加えられた時に出る信号は、これらの細胞に組織の生成物を増減させたり、細胞への吸収を増減させたりする。相対的な力と表面に作られた電位差の周波数を細胞が「判断する」ので、仕事や運動でより多く詰め込まれた部分の骨や腱が厚くなる、と考えられている（ベッカーとマリノ一九八二）。このような現象は、長い間、無重力状態の宇宙にいると骨粗鬆症が増えるという宇宙飛行士を例にあげれば、わかりやすいだろう。運動不足が続けば、骨粗鬆症（骨内カルシウムの不足）になり、動かさない部分で結合組織が減少する。健康状態をできるだけ悪化させないために、彼らは宇宙を飛んでいる間も、運動を続けなければならない。

「最初のメッセンジャー」として働く組織の電位は、カルシウムイオンのようにイオンチャンネルを「第二のメッセンジャー」として活性化させ、プロテインキナーゼCの活性を経由し、細胞内外の酵素と次々に反応し、帯電した糖脂質鎖が細胞の外側へ送られるか、微小細管に結合している双極子（訳注・微弱なプラスとマイナスの極が、ある距離を隔てて対立しているもの）を通って細胞の中へ運び込まれ、結合する酵素システムとして認められる。ランダムなエネルギーノイズは、細胞膜のイオンチャンネルの連続的な活性で作られ、同じ周波数で強い信号を作るために、入ってくる振動信号で変化するので、非常に弱い伝達信号は細胞によって決まるようだ（ウィーセンフェルトとモス一九九五）。つまり、ランダムなエネルギーノイズを出す細胞膜のランダムな振動は、細胞反応を変えることができるほど強いコントロールされたパルスに変わる。このパルスは、確率共振（SR）やノイズ信号比率（SNR）で表わすことができる振動周波数だ。周波数が共振すると、タンパク質を運ぶ細胞膜の電気的変化が「最初のメッセンジャー」として働く。しかし、ほとんどの電流（マイクロアンペア単位で）は、代謝活性が異なる部分にある細胞を組織内のチャンネルに沿って漂う、という対立する意見もある（ベッカー一九九一、ボルゲンら一九八九、ノルデストーム一九八三）。代謝活性が高くなった部分は、活性が低い部分に比べると負電位で、電流は傷を負った組織と、回復期の組織周辺を通過する。

イオン化した体液の流れが、イオン的電流や帯電した物質（栄養素や排出物）を運び、組織の浸透圧を変えるので、内臓の結合組織鞘と血管は絶縁体として働く、とノルデストームは推測している。血管系の電位差はゼロで（アースに似ている）、組織には陽性か負性の電位があり、電位は代謝レベルで決まる。毛細血管は、電位差に応じてイオン化した電流が組織と血漿の間を流れるので、可変抵抗ポイントのようなものだと言えるだろう。

電荷は胚発生でも作用する。組織内の電気的勾配は、胎児の正常な成長過程を方向づける目印になる。電気的電流は、傷ついた組織が修復過程をシミュレートする「損傷電流」を作るので、傷ついた部位でも作用する。傷ついた皮膚が湿っていると、回復はさらに影響を受ける。起電力（皮膚の表面層で形成される）で進むマイクロアンペアの電流が、そこを通り抜けるからだ（ボルゲンら一九八九、オコナーら一九九〇）。実験結果を見る限り、皮膚表面に作られた電位差は自動制御システムのようだ。しかし大半の研究者は、生体細胞の電気的生理現象を人工的システムと比べることに疑問を持っている。

図5　カルシウムの代謝

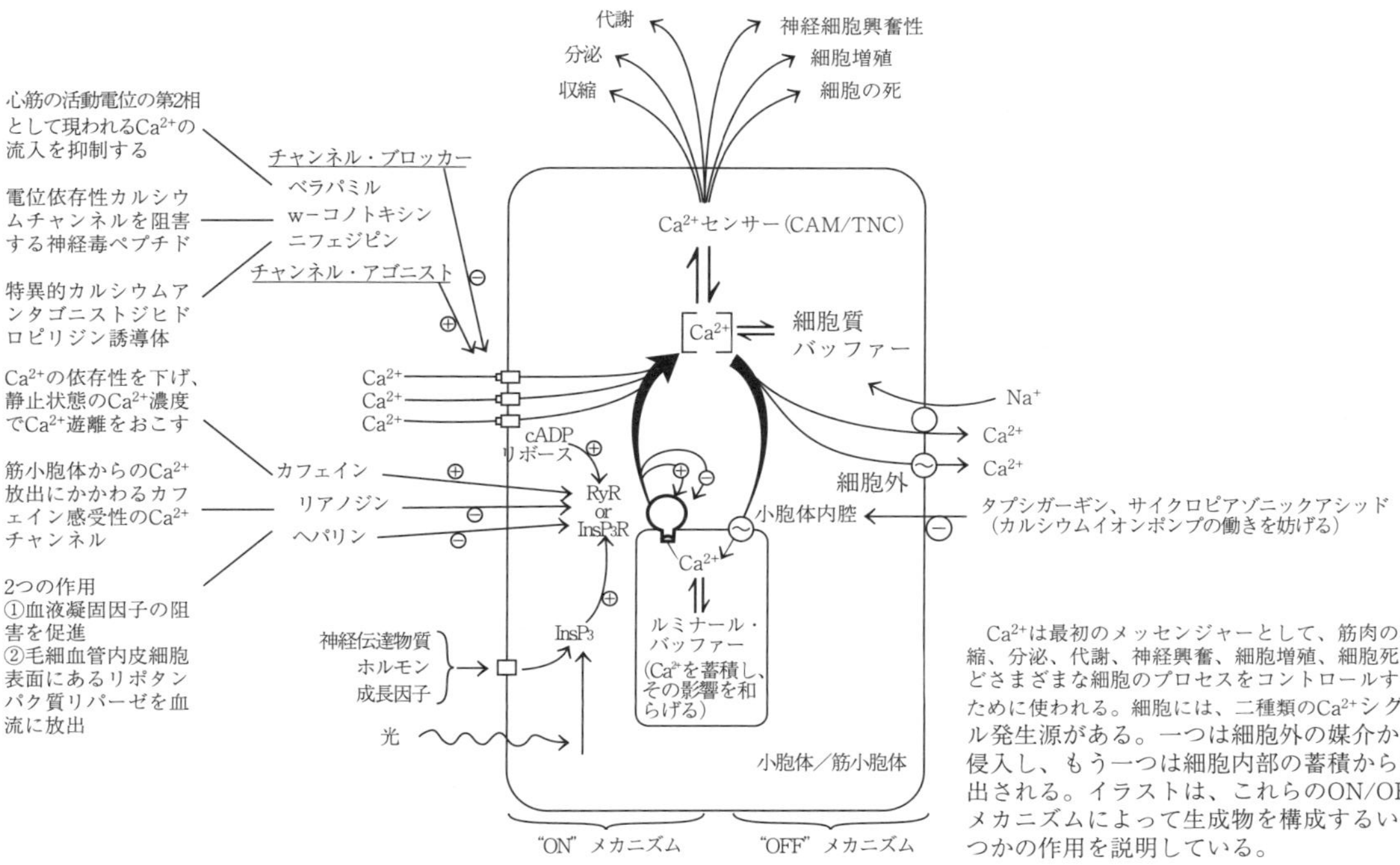

Ca^{2+}は最初のメッセンジャーとして、筋肉の収縮、分泌、代謝、神経興奮、細胞増殖、細胞死などさまざまな細胞のプロセスをコントロールするために使われる。細胞には、二種類のCa^{2+}シグナル発生源がある。一つは細胞外の媒介から侵入し、もう一つは細胞内部の蓄積から放出される。イラストは、これらのON/OFFメカニズムによって生成物を構成するいくつかの作用を説明している。

出典）『CALCIUM METABOLISM Michael』 J. Berridge, Ph. D.

体を流れる電流を測定する

電磁波は、組織内の生理的な反応を作り出して皮膚まで達するので、測定することができる。正常な活動は電位差（ミリボルト）、電流（ミリアンペア）、電流が作り出す周波数（ヘルツ）で示される。体が傷ついたり病気になったりすると、ある波がずれてから回復が始まる。うそ発見器の場合、うそをつくというストレスや、感情的な変化で起きる微かな生理的変化を検出する。これらの変化は、電気抵抗を変える汗の増加や、心拍数や呼吸数、血圧の上昇で示される。生理的変化は細胞の電気的活性に影響を与え、不規則な波がグラフに記録される。典型的なテストとして、オペレーターはうそに対する反応を調整する。まず初めに、ごく簡単な質問について被験者にうそ（たとえば二＋二＝五）を言わせ、オペレーターはその波形を記録し、次に重大な真実やうそにかかわる質問をたくさんする。回答グラフを比較すると、うそや真実を言った部分がはっきりとわかる。

心筋の電圧変化が作り出す心電図の記録は、心臓の機械的活動ではなく電気活性の波形を示している。心臓活動の各サイクルは、P波、Q波、R波、S波、T波がある。時には、二つの心房筋肉の放電と、電気変化が引き起こす心房筋肉の収縮によってU波とP波も現われる。Q波、R波、S波、T波は心室の収縮に関わり、放電と心筋の充電、収縮の準備と終了を示す。大きなピークはQ波とS波の間にあり、心筋へのダメージや器官が伝える電流波、心筋へダメージを与えるリズムの乱れによって電流波が変化する。心電図の記録は、正常な心筋の動きだけでなく、機能不全の発生も示す。いくつかの心臓電気活性は、普段使われる心電図グラフで正しく表示されないため、ダメージが検出されないことがある。そこで、心臓の状態を正しく理解するために、過去の記録が常に必要になる。

脳の電気的活性は、頭蓋骨に付けられた一対の電極を通じて調べられ、同じ対や違う対の電位差が脳波グラフに記録される。脳波の強さと形は脳の全体的な刺激レベル（睡眠中か起床中か）や、損傷（疾病、精神病、けがなど）しているかどうかで決まる。ほとんどの脳波はかなり乱雑なので、はっきりとしたパターンを見つけることは難しいように見えるが、病気を暗示する特徴的なパターンが確実に隠れている。大人の脳波は普通、八〜一三ヘルツの周波数でリズミカルな波形を描き、後頭部でよりはっきりと現われる。病気なのに正常な波形で表示されることも時々あるが、波のパターンによって、脳炎や脳腫瘍、てんかん、けいれんなどを診断できる。緊張している時に出るベータ波は一四〜二五ヘルツ、高くても五〇ヘルツ以下で、電圧はアルファ波よりも低い。熟睡中に出るデルタ波は一〜三・五ヘルツで、電圧は比較的高く二〇〜二〇〇マイクロボルトだ。四〜七ヘルツのシータ波は子供に特徴的な波形だが、精神的なストレスを受けたり、脳障害を起こしている大人にも現われる。

生体がエネルギーを吸収する要素

照射の波長と、体や被曝部位の大きさには一定の関係がある。高周波のエネルギー吸収は、標的となる化合物の分子の大きさに関係がある。強いマイクロ波に曝された組織内の水や蛋白質のジュール熱（訳注・電気抵抗のある物体を電流が流れた場合に発生する熱）は、調理に応用されている。赤外線から発生するもっと弱い熱は、寒い部屋を暖めたり、ゆっくりと調理するために使われる。高周波の放射線量はいつも組織を傷つけるので、放射線量の基準とジュール熱の一般被曝許容量が設けられている。アメリカ基準規則（ANSI）は、ラジオ周波数変調（FM）場や超高周波（VHF）の被曝基準を明記し、これらはガイドラインとして今でも利用されている。一九八二年に明記された安全レベルは、一〇〇〇マイクロワット／㎠、または〇・四ワット／kgだ。ジュール加熱する周波数に含まれない電磁波が、健康に悪影響を与えるのかどうか、が未だに議論されている。低い周波数でも組織に害を与え、正常な機能を傷つけるメカニズムがあるのだろうか。その答えは「イエス」だ。前述のANSI基準に従って認可されている送信機は、強度を一〇%ほど引き下げる必要がある。

私たちは、混ざり合い変化し続ける電磁場の霧の中で生活しているが、一億ヘルツ以下のエネルギーレベルは、ジュール熱を起こすには低すぎるので生物学的な影響はないはずだ、と何年間も考えられてきた。しかし、最近の研究によって、この説には適切な対照群や信頼できる測定が欠けているので説得力がない、ということがわかってきた。さらに、熱効果がない弱い放射でも、はっきりとしたダメージを与えることが明らかになってきた（詳細は次章）。

静電場とは

静電場は強度や方向を変えない。このような変化しない直流の磁場は、大気中の雷雨の中などで作られる。静電場の平均的強度は、地表の近くでは二〇〇ボルト／m以下で、五万ボルト／m（五〇キロボルト）に達するようなもっとも強い電場は、電磁嵐から直接誘導される。広範囲な直流磁場は、地殻内で熔けた中心核を流れる電流から発生し、その平均静磁力は約五〇〇ミリガウス（五〇マイクロテスラ）になる。これは電力線の下の交流電磁場の一般的な量よりもずっと高い。しかし直流の磁場は、交流の電磁場と違って、電力線に物体が近づいても電流を誘導しない。そのため静磁場は、それほど健康に悪影響を与えないと考えられている。静電場は強度や方向を変えないとはいっても、車を降りる時などに、電位差のために起きる体から地面への放電はかなり強烈だ。

送電線と電力設備の影響

高圧電線から誘導される電磁場は、近くにある酸素分子を電離し、「コロナ効果（訳注・高電圧の周囲で局部的な放電が発生すること）」によって、酸素フリーラジカルへ変えるほど強い（フライ一九九四）。吸い込むと呼吸器粘膜をひどく酸化し、さらに他のフリーラジカルを生み出す。電力線は七万〜七万五〇〇〇ボルトの電力を運び、常に電場を誘導し、その時の電流で磁場が決まる。約五〇万ボルトの電力線は、高圧電線の真下に数百ミリガウスの超低周波電磁場を誘導する。六〇ヘルツの電力線や、一〇〜三〇キロヘルツの高出力送信設備の周辺で電磁場に曝されると体内に電流を誘導する、とキング（一九九六）は推測している。

電力線周囲の電磁場は減らすことができる。電線を交互に巻き付けると、三相（位相が一二〇度ずつ違う三つの正弦波交流）のピークが互いにうち消しあうので、電磁場の影響が減少する。各ピークの差は三分の一周期だ。例えば、各相をA、B、Cとして表示すると、これにC、B、Aへと逆の順番で各相を付け加えるだけで、電力線電磁場の約五〇％以上を削減できる。このような電磁場消去システムは、電場と磁場が等しい場合、相互の影響で完全に消えてしまう。

また、地下電線を十分な深さに埋設すれば、電磁場を減らせるだろう。油を満たした管の中に送電線を入れると電線が冷えるので、各電線を近づけることができ、同じレベルの電線より電磁場を一〇分の一〜二〇分の一以下に減らせる。ただし、地下に埋設されていたとしても、家の側にある変圧器や配電線が電磁場を誘導する。高圧電線や電力設備の近くを通る道路の磁場は普通六〜一〇ミリガウスで、電線の下では三〇ミリガウスまで上昇する。著者が測定した地下電線は、その上にある道路上で八〜一〇ミリガウスの磁場を誘導していた。

超低周波電磁場とは、周期的に変化する電場と磁場で、典型的な例は電力線などで供給される交流電流だ。その他にも、電気機器や実験機器、治療効果のある医療機器、ナビゲーターシステムなどからも放射され、それぞれ違うプロセスで人体組織に影響を与えている。たとえば、体の外から診断できるMRI（磁気共鳴画像）は、強い電磁場を誘導する。このような機器は最近まで安全だと考えられてきたが、今では、主に子供や医療関係者へのリスクが心配されている。また、ラジオ送信用のアンテナは、同レベルの電気と磁気を放射するために設計された。しかし設計通りに実用化するだけではなく、安全対策も考慮して建設するべきだろう。電磁場発生源から適度に離れていないと、人々にとって高出力のアンテナは危険だからだ。電力線が誘導する電磁場の強度は表6を参照してほしい。

送電線の側を通る弱い電磁場の測定値は、その時の電力供給量で変わるが、アメリカの五〇〇キロボルト送電線は典型的な電磁場レベルを示し、平均は三八・六ミリガウス、最低で二一・四ミリガウス、最高は六二・七ミリガウスだった

表6　高圧送電線の電磁場（不明、1995）

送電線の電圧・電場と磁場の強度	距離（m）				
	直下	15	30	60	90
送電線の電圧 115kV					
電場の強さ（kV/m）	1.0	0.5	0.07	0.01	0.03
磁場の強さ（mG）	29.7	6.5	1.7	0.4	0.2
送電線の電圧 230kV					
電場の強さ（kV/m）	2.0	1.5	0.3	0.05	0.01
磁場の強さ（mG）	57.5	19.5	7.1	1.8	0.8
送電線の電圧 500kV					
電場の強さ（kV/m）	7.0	3.0	1.0	0.3	0.1
磁場の強さ（mG）	86.7	29.4	12.60	3.2	1.4

各送電線の最初の間隔の下を通る道路の被曝量は、一般人にとって安全なレベルだ。1990年に320カ所の送電線を測定し、その平均値として電磁場を計算した。送電量のピーク時（全時間の約1%）に、電磁場は表に示した数値の2倍になった。

巨大な変圧器の危険性

住宅地には二次変電所（配電用）の大型変圧器があり、電力線の電圧を四～一四キロボルト程度に引き下げるが、変圧器は周辺に強力な電磁場を発生させる。変圧器に入る電流と出ていく電流はつり合わないので、電圧を減らしてもバランスを取ることができず、二次変電所周辺に「ガン多発地域」が生まれる。ポール・ブローダー記者は、このようなガン多発地域が「ギルフォード市のメドゥ通りで発見された」と『ニューヨーカー』誌の一九九〇年七月九日号で発表している。ここでは二〇年間で七人がガンと診断された。そのうち四人は神経膠腫（グリオーマ。訳注・中枢神経系の細胞から発生する腫瘍の総称）で、眼、卵巣、骨のガンが一人ずついた。この通りには九件の家があったが、そのうち二次変電所に近い五～六軒の家でガン患者が発生していた。一一五キロボルトの高圧電線が供給されているこの変電所では、数百ミリガウスの電磁場を発生させており、住宅の塀でも二〇ミリガウスの電磁場が測定された。

私たちが曝されている電磁場

通常、電磁場のバックグラウンドは、〇ミリガウスから高くても二ミリガウス程度だ。コーエン（一九九五）は高圧電線の周辺にあるいくつかの建物で、一〇～三〇ミリガウスを測定した。私はアメリカとイスラエルの電力線の下にある道路で、二三～二六ミリガウス、電力線の近くで五～六ミリガウスを測定した。アメリカとイスラエルの自宅は、普段は一・二ミリガウス以下だが、最高で六ミリガウスになった。地下室の地中埋設管は約四〇ミリガウスで、居間ではいくらか減って六～八ミリガウスだった。

二〇〇二年五月一三日、私を含めた科学者のグループと市民団体「ガウスネットワーク」のメンバーが、同ネットワーク代表・懸樋哲夫氏の案内で、東京近郊の電力線の近くの家の中で約二五ミリガウスを測定した。この住宅地にある何軒かの住宅は放棄され、一帯のガン発症率と死亡率は非常に高い。同日、私たちのグループはこの結果を同ネットワークの高木健一氏と共に日本の国会の委員会に報告した。環境と家庭内の典型的な電磁場は表7に示している。

超低周波と超長波の周波数と強度

六〇ヘルツの高圧送電線から発生する超低周波電磁場は、共振現象などによって周波数が高くなり（高調波という）、一〇〇〇ヘルツまで上がる。それに比べて、陰極線管（テレビやパソコンモニターのビデオ・ディスプレイ端末）から出る超長波電磁波は、一～五〇〇キロヘルツで一五～八五キロボルトの電流を発生

表７　環境と家庭内の電磁場強度（マクブライト 1995）

被爆状況	電場強度（V/m）	磁場密度（μT、1μT＝10mG）
環境、自然状態		
静電気、晴天	120 ～ 150	50
静電気、荒天	10,000	50
環境、人為的活動		
400 キロボルト、50 ヘルツ、送電線、径間＊の中央	10,000	40
400 キロボルト、50 ヘルツ、送電線、径間から 25 m	1,000	8
500 ～ 1600 キロヘルツ、AM アンテナから 100m	20,000	－
27 メガヘルツ、4WCB ラジオのアンテナから 12cm	100 ～ 600	0.25 ～ 1
470~854 メガヘルツ、テレビ放送、最大でアンテナから 1km 以内	3	0.1
家庭・職場関係		
静電気、テレビ・VDT から 30cm	500 ～ 10,000	－
50 ヘルツ環境、電気製品から離れて	1 ～ 10	0.01 ～ 1
50 ヘルツ、電気製品から 30cm	10 ～ 250	0.01 ～ 30
電気製品から 3cm	－	0.03 ～ 2000
50 ヘルツ、誘導炉から 0.5 ～ 1m	－	100 ～ 10,000
50 ヘルツ、変電所など	10,000 ～ 20,000	数百ミリガウス
15 キロヘルツ、テレビ・VDT から 30cm	1 ～ 10	0.2 以下
0.15 ～ 10 キロヘルツ、誘導ヒーターから 0.1 ～ 1 m	－	15 ～ 1250
250 ～ 675 キロヘルツ、誘導ヒーターのオペレーターがいる位置で	2 ～ 100	0.2 ～ 2.2
10 ～ 80 ヘルツ、誘導体ヒーターから 15cm	20 ～ 800	0.1 ～ 1.1
27 ～ 450 メガヘルツ、低出力の携帯アンテナから 5cm	200 ～ 1350	－
470 ～ 854 メガヘルツ、テレビ局の機体整備員	30 ～ 300	0.1 ～ 1.3
		電力密度(W/m)
2,450 メガヘルツ、漏洩する電子レンジから 50cm	14	0.5
2.82 ギガヘルツの固定 ATC レーダー、軸から 100 m	8	0.16
14 ギガヘルツの人工衛星基地　軸から 100 m	0.4	0.0004

＊径間：高圧電線を支える二つの支持物の間

させる。電磁場は二ミリガウス以下なら安全だと今のところ考えられているが、私たちは電力線や電力設備、家庭の電気製品の近くで、それ以上に強力な電磁場に曝されている。

電磁波の一般的な被爆基準

被曝の許容基準は決まっていない。しかし、二〇〇二年現在、国際非電離放射線防護委員会（IRPA／INIRC）のガイドライン（一九九〇）はあまりにも高く設定されている。五〇／六〇ヘルツの一般的な被曝許容量を、電場を五キロボルト／m、磁場を二四時間でなんと一〇〇〇ミリガウスに定めている！六〇ヘルツの電磁波のACGIH（スウェーデン）の職業上しきい値（不明一九九四）では、職業上被曝は二五キロボルト／mに設定し、「一〇万ミリガウスを越えるべきではない」と述べているありさまだ。

ちなみに、アメリカの高圧電線の敷地や境界での六〇ヘルツ電磁場の一般被曝許容値（不明一九九五）は、フロリダ州では八キロボルト／mか二キロボルト／mで一五〇ミリガウス、ニューヨーク州では一一・八キロボルト／mか一・六キロボルト／mで二〇〇ミリガウスだが、あまりにも高すぎる。

電力線が人体に誘導する電流

体に吸収される電磁波の量は、普通、エネルギー吸収比（SAR値）で示される。体内に誘導される強度と、一キログラムあたりに吸収されるそのエネルギー（ワット）を示す単位は、ワット／kgかミリワット／gだ。この数値は、周波数や波長によって変化する。被曝した体の臓器・組織・細胞・細胞以下の化合物の共振に、周波数が調和すると、最大の吸収量が発生すると考えられる。

一般許容量である一〇キロボルト／mの電場の中に留まっていると、人体には四〜一〇ミリアンペア／㎡の電流が誘導される。職業被曝許容量である二五キロボルト／mに曝されると、二〇ミリアンペア／㎡の電流が誘導され、脚の部分では一五〇ミリアンペア／㎡に上昇する（ファースとガンジー一九九八）。それなのに、ＩＲＰＡの「安全基準」は、危険な場所に留まることをあえて認めている。電場は垂直に拡がり、立っている人間にぴたりと当てはまるので、より強く影響を受ける。ただし、磁場は体に対して水平にぶつかるので、電場のような激しさでは影響を与えない。

家の中の電磁場も危険？

家庭にある電磁場は、近くにある電力線や二次配電線、変圧器、室内のケーブル、電気製品、不適切なアース工事が原因で発生する。一九九三年にアメリカで一〇〇〇軒の住宅調査が行われ、これらの家庭の電磁場は、五〇％が〇・六ミリガウス、二五％が一・一ミリガウス、一五％が二・一ミリガウス、一％は六・六ミリガウスあることがわかった。平均電磁場は〇・九ミリガウスと計算されたが、ほとんどの電気製品が強い電磁場を発生させているので、この平均値にはあまり意味がない。

古いタイプの電気毛布は三〇〜四〇ミリガウスの磁場を発生させるので、家庭のバックグラウンドが一ミリガウス以下だったとしても非常に有害だ。家の近くにある強力な送信アンテナ（ラジオ、テレビ、携帯電話、無線通信など）や、アンテナとして作用する壁内ケーブルは、放送を送受信し、強い電磁場を作り出す（ある家庭では五〜六ミリガウスが測定された）。寝室で頭の側にこのようなケーブルがあれば、不眠症になるだろう。子供のベッドの近くをケーブルが通っていると、とくに危険だ。

そこで、あなたが今住んでいる家や、これから買う予定の家のバックグラウンドを測定することをお薦めする。アメリカのある家を測定したところ、地下室天井にあるアース管の部分では四〇～五〇ミリガウスもあるのに、寝室のベッドの上では六～八ミリガウスに減っていた。この家のように、電気を供給する部分は、正確に配線されていたとしても家の中に強い電磁波を誘導する。高いバックグラウンドが見つかったら、電気が止まっている時に外壁をていねいに調べ、専門家に相談した方がいいだろう。電気時計やタイマー、暖房設備、オーブン、冷房装置、モーター式回転機器、製氷器、台所の生ゴミ破砕機（水道管にアースしている）などからも、高いバックグラウンド値が測定されることがある。間違って接続された配線やアース工事も高いバックグラウンドを作るが、このような欠陥は専門家が直してくれる（フェーロ一九九三）。正しい配線には中央線があり、電流が水道管を通って地中に流れることはない。水道管を収容するプラスチックにアースするべきだ。

電磁場は木の成長率を変える

ミシガン大学（ＭＴＵ）の林学と木工製品の研究で、意外な事実がわかった。この研究では、世界規模の通信に利用されている海軍の巨大なアンテナ（長い波の超低周波）から、五〇～一五〇メートルの範囲にある木の成長を調べた。このアンテナは一～七ミリガウスの電磁波を誘導している。カエデは成長率が約七四％高くなったが、レッドオークやカバノキなど他の樹木は影響を受けていなかった。理由はわかっていないが、二酸化炭素の吸収を電磁場が高めている可能性があるようだ。他の調査グループは、電磁波が植物のライフサイクルを早めることを観察している。

自動車の中の電磁場

前述したように、家庭のバックグラウンドの平均は〇・九ミリガウスと推定されている。一方、さまざまな研究は「二ミリガウス以下の電磁場は安全だ」と未だに見なしている。この二ミリガウスという数値は「被曝」と「非被曝」の中間にあると考えられている。しかし、超長波電磁場の強度は、超低周波より二五〇倍も強いことを忘れてはいけない。ＩＲＰＡ基準（一九九〇）は一般の電磁場被曝を、なんと一〇〇〇ミリガウスまで認めている。これはどんなに短い被曝期間でも受け入れることができない数値であり、人々を危険にさらす原因を、ＩＲＰＡ基準はわざと隠しているように思える。

車の中でも、ほとんどのエンジンが高い電磁場（交流電源、プラグ、ケーブルなどから）を発生させているが、座席部分では減衰し、バックグラウンドより特に高いということはない。私が測定したところ、車種によって大きな差があり、いくつかの車種のバックグラウンドは、計器板やホイールで数ミリガウスの高い数値を示したが、ドライバーの体の位置では二ミリガウス以下だった。ポータブル式のガウスメーターを計器板に近づけると、六〜八ミリガウスが検出されたが、これは地上や地下の電力線から発生していた。電力線の真下を運転すると、車内の電磁場は二四ミリガウスになった。テレビやラジオの送信アンテナや、携帯電話基地局の近くを通ったり、その周辺に駐車したりすると、はっきりした無線周波数（ＲＦ）が現われる。もしもその周波数がうまく同期すると、そこに駐車するたびに車内のアラームが狂ったように作動するだろう（これは私の個人的な経験でもある）。

列車の乗客は強い電磁場に被曝している。アメリカで出版された報告書によると、発生源を突き止めることはできなかったものの、一九九一年の調査で最も高い測定値は、客席で五〇〇ミリガウスで、周波数は二五ヘルツだった。ワシントンDCの地下鉄車両で測定された強い交流電磁場は、おそらくモーターや車両の真下にある補助的な電気装置から発生している。パワフルな機関車は強力な電磁場を誘導し、その周波数は五〇／六〇ヘルツよりも高くなる。強い電磁場がある場合は、できるだけ離れた方がいいだろう。

化学的汚染と物理的汚染が結合すると

シミジェルスキーら（一九八二）は、マウスを二四・五億ヘルツのマイクロ波に被曝させると、ベンゾピレン（タバコの煙の中にあり、PCBに関連する）によって化学的に誘発された自然発生的な皮膚ガンが増えることを発見した。バストゥージ・ガーリンは（一九九〇）、電気の専門家と、ベンゼンや除草剤に曝されている人の間で、白血病発症率が増加していることを発見した。彼女が一部採用した私の研究を、リチャードソンら（一九九二）は再調査し、職業被曝が白血病のリスクを三・九倍に高め（九五％信頼区間一・二二～一二・五）、ベンゼンに曝されると二・八倍に（九五％信頼区間一・三～五・九）、除草剤では三・五倍に（九五％信頼区間一・一～一〇・八）なることを再確認した。オオムラら（一九九一）は、臨床上の症状の大半は、家庭や職場環境で有害性が疑われている電磁場に長期間曝された上に、有害な軽金属や重金属を一般的な発生源から摂取したせいで悪化していると発表した。数年間に渡って被曝すると、消化器官などにガンが発生し、トロンボキサンB_2（血液凝固因子）が増えるので毛細血管の循環障害が起きる。バクテリア性・ウィルス性の感染症を発症し、アセチルコリン（神経伝達物質）が減り、鉛や水銀、アルミニウムやその他の汚染物質の澱が現われる。家庭内にある一〇ボルト／mの電磁波発生源から三〇～五〇センチの距離で手足や頭を被曝すると、すぐに影響が現われるだろう。五分間被曝するとトロンボキサンが増え、被曝後約五分間はアセチルコリンが減少したままだ。アルミニウムや鉛、水銀などの澱が体内にあると、これらの影響がかなり長引く。スウェーデンの一般被曝許容基準の二五ボルト／mは非常に高く設定されていたので、安全被曝基準として一〇ボルト／mが提案された。最近の研究は、許容被曝量を三ボルト／mまでさらに引き下げるよう提案している。

ブロックルハーストとマクローラン（一九九六）は、生活環境にある弱い電磁場に曝されただけで、体細胞にフリーラジカルが一％形成され、健康を損なうことを発見した。健康な状態でも、体の防衛機能は過剰なフリーラジカルによって無力になってしまう。シグネルとシック（一九九八）は、静磁場が紫外線からのダメージを高めることを示した。ケトプロフェン（抗炎症剤）と赤血球に紫外線を照射すると、赤血球の脂質が酸化し破壊された。器官が強い磁場に曝されると、赤血球はもっと早く壊される。これは、磁場がラジカルの濃度を高め、さらに紫外線被曝によって発生したラジカルが加わり、赤血球を傷つけるからだ。ジムスロニーとジャジ（一九九八）は、職場や家庭で弱い電磁場に曝されると、体で発生するプロセスによって、体内でフリーラジカルが作られると考えた。彼らは、フリーラジカルのメカニズムはシンプルな生物学的システムの中で活動すると考えたが、全身に渡って影響が起きるメカニズムは解明されていない。

危険なフリーラジカル

フリーラジカルは不安定な原子や分子で、対になっていない原子価の電子を持っている（ディアンザニ一九九二）。酸素原子は、二つの不対電子を持ったフリーラジカルとしてとらえることができる。対になっていた電子のうち一個だけが無くなると、もう一個は対にならずに取り残されてしまう。ラジカルはOH基やH_2O_2のように複数の原子と、一個かそれ以上の不対電子を持っている。ラジカルはいつも活動的で、失った電子を周囲の分子から奪おう（つまり、酸化しよう）とするので、活性酸素種（ROS）と呼ばれている。ミトコンドリア内で電子を奪われた正常な細胞は、電子を一つ失った酸素分子をもっともシンプルな超酸化陰イオン（O^{2-}）として四％まで放出する。それは、ヒドロキシル基（OH基）のように、より多くのROSを作り、鉄や他の金属触媒に反応する。スーパーオキシド（超酸化物）と一酸化窒素は、活性化した免疫細胞（単核細胞やマクロファージ）の中で、リソゾーム（訳注・外部から取り入れた物質を、アミノ酸や糖に分解する構造体）を生産し、侵入した有機微生物を飲み込んで破壊する。

ラジカルは有害な影響を与える。①細胞脂質膜を過剰酸化し、飽和していない脂肪酸膜の二重結合を攻撃する。②タンパク質を酸化するほど強い飽和は、タンパク質間の架橋（訳注・橋を架けるように分子間で化学結合すること）につながり、タンパク質のバックボーン（背骨）を作るペプチド鎖（訳注・アミノ酸が鎖状に結合したもの）を分解する。そして③細胞核とミトコンドリアのDNA基、主にグアニン（突然変異を起こす）とチミジン（単鎖を破壊する）をヒドロキシル化（訳注・化合物にOH基を導入すること）する。このようなダメージは、細胞の老化と悪性変異に影響を与えるので、ラジカルの濃度を低く保つ必要がある。そのためには、ラジカルに電子を一つ与える抗酸化物質を加えると良いだろう。

また、X線が酸素を供給する水を通り抜けると、酸素フリーラジカルが生まれる。同じように、ラジカルは有機系で作られるが、非常に多様性がある。超高周波の紫外線（電離放射線に近い）は、肌に過剰な

図6　フリーラジカルとスカベンジャー

通常の呼吸でもフリーラジカルは発生しているが、殺虫剤や農薬などの有害化学物質、電磁波、精神的ストレスに曝されると、過剰なフリーラジカルが発生し生体組織にダメージを与える。フリーラジカルは、SODやカタラーゼなどのフリーラジカル・スカベンジャーや、ビタミンCなどの抗酸化物質によって、無害な物質や水に変化させることができる。

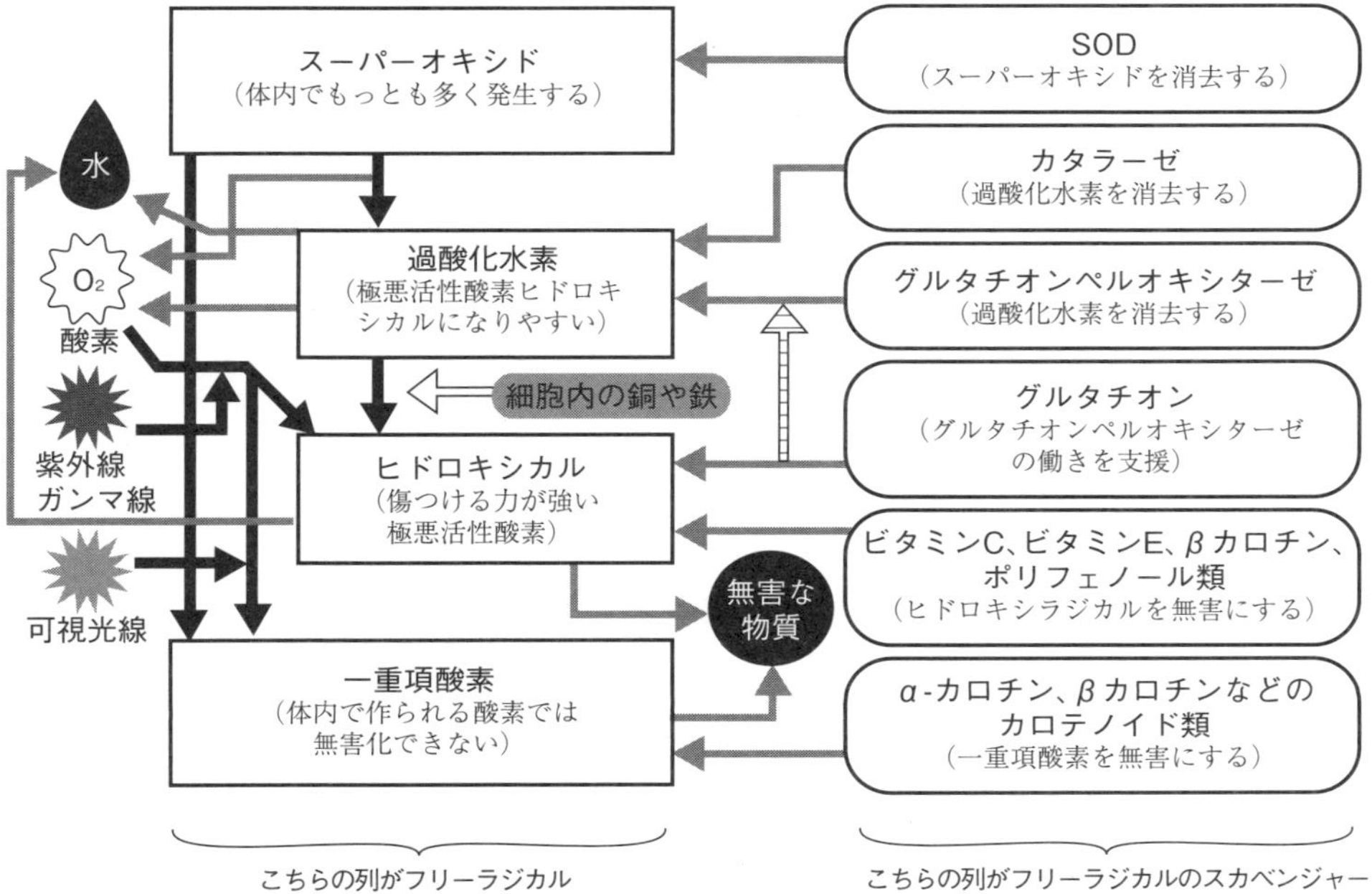

出典「http://www2.health.ne.jp/library/3000/w3000501.html」より

フリーラジカルを作ってガンを発生させ、目に白内障を起こす。

吸入された化学物質（主に酸化物《NO, NO_2, SO_2》や煙、オゾン、塩素ガスなど）は、呼吸器官内面の体液や肺胞に吸収され、フリーラジカル形成をさらに増やす（ベルソーとパウスレスウェイ一九九七）。酸化した脂肪酸（揚げ物の中にある）を摂取すると、体内でフリーラジカルとして働くし、重金属や殺虫剤などの汚染物質は、より多くのラジカルを作りだす。汚染物質が肝細胞で処理されて、有害物質の溶解度が増えると、さらに大量のラジカルが生まれる。クロムは酸化還元反応によって電子を奪われ、カドミウムは、グルタチオンと蛋白質を結びつけるスルフヒドリル基（訳注・SH基の一つ。細胞を活性させ、解毒に関わる）を減らす。その結果、超酸化陰イオンやヒドロキシルラジカル、過酸化水素などのROSが形成される。これらのROSは脂質を過剰に酸化し、尿に排出される脂質代謝物を増やし、細胞内の酸化状態を調整し、DNAと細胞膜を傷つけて遺伝子を変化させ、アポトーシス（細胞の死）を起こす。クロムとカドミウムの金属毒性は、ROSの影響が生れる仕組みは異なるものの、どちらも同じようなメカニズムで発生する（ストーズら二〇〇一）。

フリーラジカルには、強力な酸化作用から弱い酸化作用まで、さまざまな種類がある（ブエットナー一九九三）。パーカー（一九九八）は、目的物質に対するラジカルイオン（訳注・フリーラジカルは電子が足りないが、ラジカルイオンはイオンが一つ不足している）の競合的結合と、ラジカルイオンが細胞の成分を傷つける方法をシミュレートした。血中のラジカル濃度は、ラジカル間の動的な競争で決まり、抗酸化物質の濃度は、過酸化ラジカルへの一定の反応と同じように考えられている（ツバロら一九九八）。生成物と外来性酸化物の間にあるアンバランスさと、抗酸化システムは、酸化ストレスと呼ばれている。生理学的に正常な状態でも、ＤＮＡなどの細胞分子へのダメージは広範囲で起き、細胞ごとに一日当たり何百という衝突が発生している。もっとも頻繁に発生し、ＤＮＡで突然変異誘発性の病変が一番多いのは、シトシン（訳注・核酸を構成する塩基の一つ）のペアを作れなくするグアニン基剤（訳注・核酸構成成分の一つ）のヒドロキシル化だ。一〇〇種類以上の異なる酸化一時変異が、ＤＮＡのホットスポットに発生したこともある（ポウルセンら一九九八）。そのような一時変異とその次に起きる変異は、アフラトキシン（カビによって生まれる）や、ベンゾピレン（タバコの煙から作られる）などの発ガン性物質の活性と比較できるだろう。

細胞は、フリーラジカルの濃度を低く維持しようとし、その作用は、抗酸化酵素（訳注・ＳＯＤやカタラーゼなど）や非酵素的抗酸化システム（訳注・ビタミンC、E、B群などの酵素以外の抗酸化物質）にも影響を与える。フリーラジカルを不活性化する酵素は、代謝する超酸化物不均化酵素（ＳＯＤ群）の形を変化させる。細胞質ゾルの中にある銅・亜鉛・ＳＯＤと、ミトコンドリア中のマンガン・ＳＯＤは、二つの超酸化ラジカルを水素酸化物と酸素に変える（$O_2^- + O_2^- + 2H^+ \rightarrow H_2O_2 + O_2$）。細胞のペルオキソ基（O-O）に存在するカタラーゼとグルタチオン過酸化酵素は、細胞質ゾルの抗酸化酵素だ。どちらもH_2O_2を酸素と水に分解し（$2H_2O_2 \rightarrow 2H_2O + O_2$）、フリーラジカル濃度を低下させる効果がある。紫外線を浴びた皮膚で発生する過酸化水素は、このような酵素の働きで分解される。ボルデュスコフら（二〇〇〇）は、人間やラットのリンパ球を超低周波電磁波に二〇分間と四〇分間被曝させ、ＳＯＤ活性が高くなることを発見した。被曝は細胞膜の流動性を高め、ＳＯＤを活性化し、細胞の電位差を減らす。赤血球を同じような電磁波に曝しても、ＳＯＤは活性化しない。赤血球にはＤＮＡがない（核がない）ので、ＳＯＤの活性が高くなると、ＳＯＤ遺伝子の発現が増えると考えられている。

非酵素的な抗酸化物質は、フリーラジカルの生成を妨げ、フリーラジカルを不活性化（排除）するので、ラジカルのダメージを発生前に防止できる。ビタミンEは、リン脂質二重層（訳注・細胞膜の基本構造）粘膜の内部にあるフリーラジカルを排除し、多不飽和脂質や他の成分の粘膜が酸化するのを防ぐ。

何らかの汚染物質や医薬品を摂取すると、外因性化学物質を排除する肝細胞がこれらの物質や薬剤をチェックし、ヒドロキシル基群が結合して溶解度が高まり、尿や汗の中に排出される。このようなヒドロキシル化は大量のラジカルを生み、呼吸プロセスの電子移動や、エネルギーを生産するための体細胞への移動、アミノ酸（タンパク質を生成する）の代謝、赤血球中のヘモグロビンへの酸素結合など、細胞の正常な活動で発生するラジカルに加わる（ベンディッヒ一九九三）。細胞の酸化反応は生命を維持していくために必要だが、副産物としてラジカルが生まれ、細胞を抑制する（フリーマンとクレイポ一九八二）。ビタミンB_{12}（コバラミン）は、水素を含む分子内の再配列を促すラジカルを供給する。呼吸数や緊急性の増加、肉体的・精神的活性やストレスの増大、ダイバーやパイロット、集中治療中の患者、空気や酸素を供給される未熟児には、過剰なフリーラジカルが生まれる。ケガや動脈硬化または凝血塊で、血液循環が妨げられ（抗酸化物質が奪われる）ると、長期間寝たきり状態で形成された腫れ物が圧迫されるため、阻害されて壊死が起き、過剰なラジカルが発生する（フェラディー二一九九二）。

体がラジカルを中和できないと、ラジカルは頻繁に最高量に達し、細胞成分を酸化から守れなくなる。ラジカルは、関節や心臓、血管、神経の病気、糖尿病、免疫不全、ガンなど老化に伴う病気を増やす。ヴェイランドとフッターマン（一九九八）が、異なった四つの条件（室温、湿気など）でX線を照射したところ、DNAの窒素基剤から作られた一二種類のラジカルと、デオキシリボース（砂糖）成分が検出された。

ラジカルは免疫細胞を傷つけるが、インターロイキン6（訳注・B細胞を活性化させる化合物）や、インターロイキン8（訳注・炎症性白血球の誘惑物質）などを排出する免疫細胞も活性化させる。ラジカルは呼吸器の神経を刺激して炎症を起こし、肺胞の浸透率を増やすので肺の容量が減り、呼吸器の伝染病に罹りやすくなり、刺激物に対して敏感になる。

酸化した膜脂質は選択的移送能力を失う。栄養素が運ばれなくなり、毒性排泄物が排出されなくなる。このような状態では、細胞が死んで毛管内皮が傷つくので、出血して組織がダメージを受け、細胞内の成分が血液中に浸透し、傷ついた組織に血小板が付着し、血管の流れを詰まらせる。

フリーラジカルは、結合組織と関節の軟骨（いつも抗酸化物質が不足している）を傷つけ、軟骨を不足させるので、関節の柔軟性と可動性が少しずつ減って機能障害が起きる。

免疫系細胞に加えられたラジカルの傷は免疫系を抑制し、体が感染症やガンになりやすくなる。神経系はラジカルの損傷に最も敏感で、細胞の再生が大幅に遅くなる。脳は体全体のエネルギーの一五％を必要とするが、神経細胞は大量のラジカルを生み出す。軸索《じくさく》を包む神経ミエリン鞘（シュワン髄鞘《ずいしょう》）は、ラジカルの酸化ダメージに傷つきやすい。老化の兆候は、斑点や皮膚ガン、アレルギー、呼吸困難、神経的・心臓血管的・免疫的原因や糖尿病・腎臓病・動脈炎による不眠症などに結びつく（第三章参照）。クズルマンとシャラパティ（一九九八）は、フリーラジカルがDNAを破壊する仕組みを説明した。遺伝子は短く切断され、調節部分を失い、タンパク質は縮んだ構造で遺伝子暗号を指定する。不活性化したタンパク質が合成され、細胞を傷つける。遺伝子発現を制御する部分が無くなると、ガンという名の制御できない細胞分裂が始まる。

酸化した血中脂質とコルステロールは、これらを飲み込んで動脈壁に入り込む食細胞に異常を起こし、アテローム性動脈硬化症を発生させる。この病変部が狭い内腔で形成されると血圧が上昇し、心臓と血管の病気が起きる。さらに内皮細胞も傷つけるので凝血塊《ぎょうけつかい》が生まれ、病変部の一部が悪化し、血液は陥入《かんにゅう》という狭い管で堰き止められる。傷ついた血管は凝血塊から血小板を作り出し、血流を妨げる血栓症を発生させる。心臓に血液を供給する三つの冠動脈のうち一つが詰まると、心臓発作などの梗塞（訳注・血栓症によって組織が壊死する病気）を起こす。また、脳への供給が妨げられると脳卒中につながる。

ラジカルは細胞に貯められていた抗酸化物質を使い果たす。その中には、ラジカルのスカベンジャー（訳注・スカベンジャーとは掃除屋という意味。ここではラジカルに対抗する抗酸化物質のこと）として働くメラトニン（睡眠ホルモン）も含まれている。メラトニンが無くなると不眠症になり、主に乳ガンのリスクが増える。ラジカルは病気につながる老化の主な要因と考えられており、個体が死ぬまでダメージが進む。しかし、抗酸化物質を使った次の二つの方法で、ラジカルの発生をかなり遅らせることができる。

(1) ラジカルに変化しない化合物から電子を受け入れたラジカルは、抗酸化物質と見なされる。電子を受け入れると、有害な状態から安定したラジカルに変わる。

(2) 危険性を減らすために、抗酸化物質はラジカルに結合する。

ナカガワら（一九九七）は、急性リンパ性白血病（ALL）患者の髄液にある過剰なラジカルは、患者に処置される化学療法で減少し、回復が促進されることを示した。ダフィら（一九九八）は、抗酸化サプリメントを摂取すると神経細胞が守られ、ラジカルのダメージが抑制されることを発見した。

一酸化窒素の功罪

一酸化窒素（NO）は神経伝達物質で、平滑筋にある血管をゆるめる作用があり、NO‐シンセターゼ（酵素NOS）によって脱アミノ化されたアルギニン（アミノ酸）から合成されている。ニトログリセリン（狭心症患者が摂取する）は代謝によってNOに変化し、平滑筋をゆるめる。血液が肺を流れる際に、NOは赤血球へモグロビンと結びつく。ヘモグロビン分子にある二つのシステイン（訳注・蛋白質などを構成する成分）の中のチオール基（SH基の一つ）はNOに結合し、ヘム（ヘモグロビンの色素成分）が不活性化するのを防止する。そのため、酸素が不足した血管の中に、酸素と一緒にNOが放出されて血圧を安定させる。また、周期的なグアノシン一リン酸（訳注・RNA合成に関わる物質）の濃度を上げ、細胞膜のイオンチャンネルと大量の生化学的な経路を通じてしだいに活性化する。

NOは生体的に安定した状態にする信号分子だが、病原で働く強いフリーラジカルでもある（リアウデットら二〇〇〇）。この二面性は一時、混乱を生みだしたが、その生物学的活動は、毒性と益性を分けて定義されている。低濃度のNOは、金属や他のフリーラジカルと一緒に移動し、直接的な相互影響によって、「第二のメッセンジャー」や細胞保護材（抗酸化物質）要素として働く。しかし濃度が高くなって超酸化ラジカルの形成が変化すると、NOの影響で N_2O_3 や $ONOO^-$（ペロオキシニトリテ）、NO_2、NO_3^- が間接的に作られる。これらの物質は、酸化とニトロシル基（NO基）に関係がある細胞毒性ストレスを媒介し、NOに原因がある炎症や循環器系のショック、虚血再灌流《さいかんりゅう》障害（訳注・臓器などに局所的な貧血が起きた後、血液が再び流れた時に起きる障害）を起こし、ニューロンにある過剰なラジカルは神経と筋肉の活性を狂わせる。ドーソンとドーソン（一九九六）は、過剰なNOが脳や他のニューロンで形成されると、超酸化陰イオンと反応してONOOを作り、酸化したフリーラジカルと共に神経に重大な損傷を与えることを明らかにした。ボクズコフスキー（二〇〇二）は、外来性と内因性のペロオキシニトリテがミトコンドリアのタンパク質構造と機能を変え、細胞や内臓の損傷や、機能不全を起こすことを発見した。アテローム性動脈硬化の血管内皮細胞で作られたＮＯは、血管拡張と低密度リポタンパク質（ＬＤＬ）の酸化を促進し、アテローム性動脈硬化を増やす。交通機関から発生した窒素酸化物（NO_x）を吸い込むと、このように有害な活性酸素が生まれる。

神経系では、過剰に活動する食細胞がＮＯを生成してニューロンへ入り込み、細胞の構造を分解させる超酸化ラジカルを生み出す。ＮＯはミトコンドリアのコンプレックス１酵素の合成を抑制し、エネルギー不足や大量のフリーラジカル生産を起こし、ラジカルの危険性を減らす抗酸化物質の細胞内貯蓄が使い果たされる。さらに、神経に関わる病気も発生する。バザルドとカスプルザーク（二〇〇〇）は、内発的な酸化物と金属の酸化還元反応や、細胞の抗酸化システムの影響で、細胞が酸化・分裂する際のアンバランスさから酸化ストレスが起きると報告した。

ストレスで弱くなる（酸化還元に敏感な）信号分子には、次のようなものがある。ＮＯ、Ｓ-ニトロシル基チオール、ＡＰ-１（骨、肝臓、小腸にある）、ＮＦ-カッパＢ（神経細胞の中にある）、ＩカッパＢ（ＮＦ-カッパＢを抑制する）、ｐ53遺伝子（発ガンを抑制）、ｐ21ｒａｓ遺伝子（発ガンなどの毒性影響を起こす）などだ。これらの毒性と、二つの毒性金属の発ガン性に関する実験的なデータによると、ニッケルやクロム、カドミウムは細胞成分要素である粒子へ選択的に結合し、カルシウム信号に影響を与える。酸化ストレスが起きると、鉛や水銀、ヒ素の毒性が現われる。

ヨシカワら（二〇〇〇）は、腸内細菌の毒素（リポ多糖類、ＬＰＳ）によってネズミの体内で発生したＮＯは、超低周波電磁波（〇・一ミリテスラ、六〇ヘルツ）に被曝すると、さらに増えることを発見した。腸内細菌の塊は主に人間の結腸にある内容物で、直腸壁細胞に接触したＬＰＳはＮＯの生産を高める可能性があり、電磁波に被曝するとさらにＮＯは増えると考えられている。

第三章　弱い電磁波から受ける深刻なダメージ

電磁場は生体システムを傷つける

　電磁場が生体にどのような影響を与えるのかは、周波数や強度などの物理的な性質と、影響を受ける組織との共振で決まる。地球の磁場は、ダメージを与えずに生体へ作用し、蜂や魚、渡り鳥、クジラ、ウミガメなどの感覚細胞（マグネトゾーム）は、長旅のルートを見つけるのに地磁気を利用している。そのため蜂を弱い電磁場に曝すと、すぐ道に迷ったような動きをする（スミス一九八九）。

　電離放射線は原子をイオン化し、水中でもフリーラジカルを作る。また、DNAの基部を直接傷つけて、DNAの分節を破壊または欠損させて、突然変異を起こす。人体細胞のDNAは健康な状態なら、一一〇～一二〇年生きると考えられているが、破壊やダメージが蓄積してDNAのエラー（突然変異）が起きるので、実際にはそれほど長くは生きられない。DNAを複製する際に、一〇万回に一回の割合で間違った基部が挿入されることがある。酵素修復機能が働けば、基部を正確に修復できるが、修復機能そのものが突然変異や損傷によって働かなくなると欠陥が続き蓄積する。その状態は、DNAが生体細胞反応を実行できなくなるまで、つまり死ぬまで続く。DNAはフリーラジカルに傷つけられるので、寿命が非常に短くなる。汚染物質とストレスは老化を早めるフリーラジカルを作り、フリーラジカルは、細胞分裂を繰り返す成長中の胎児や乳児、子どもに深刻な影響を与える。子どもたちの細胞は大人の細胞よりも、ラジカルが起こすダメージに傷つきやすく、妊婦が電磁場に曝されると、流産や胎児奇形のリスクが増えるだろう。

健康被害の原因を見つけるための疫学研究は、二つの方法で行われている。一つはコホート研究で、もう一つは症例対照研究だ。それぞれの研究は、実験動物で再現され、あらゆるリスクや疑わしい要素を検討する。コホート研究では、過去に一定の原因物質に曝された人（同じレベルで、同じような期間）と、それらの物質に曝露していないが、他の面で実験にふさわしい人から選ばれた対照群とを比較する。研究者は、原因物質が起こしたと思われる損傷を観察し、実験結果と対照群の結果が、統計的に有意かどうかを比較する。症例対照研究は、推定される原因で特定の病気になったと診断された患者群の症例と、症状がない対照群を比較する。

電磁場被曝実験や、電磁場で起きたと言われる損傷は、エネルギーの特徴（波形、振動、連続、振幅、周波数、強度、継続期間、停止期間、オン・オフのタイプ）や、体の大きさ、標的となる組織の物理的状態で決まると考えられている。年齢や身体の状態、組織によって、エネルギーのぶつかり方は違う。例えば、休止細胞（訳注・細胞分裂をしていない細胞）は分裂中の細胞よりも傷つきにくい。熱効果や浮腫、組織の物理的要因（エネルギー波との共振）、身体的要因（過敏性、体の大きさ、栄養状態、代謝など）や遺伝要因も結果に影響を与える。このような要因が絡み合って多様な結果が生まれるので、電磁波被曝影響の評価は複雑になる。相互作用、感受性、効果、熱損傷、奇形化、ガン発症率増加の程度がそれぞれ違うからだ。

低周波は光子的なエネルギー量が少ないので、超低周波電磁波の影響はごくわずかだが、間接的に深刻なダメージを起こす。組織に吸収されたエネルギーのほとんどは、電磁誘導結合（訳注・二つの電気回路が電磁誘導によってつながるような結合）、静電気蓄積（訳注・細胞膜の間などに電荷がたまること）、電気伝導作用を起こし、共振の影響はいくつかの「電磁窓」周波数帯で増幅されるだろう。ダメージは生化学的に測定することがしばしばできるし、修復もされるので、矛盾する影響が現われて実験結果をあいまいにし、重要な影響が全く測定されないこともある。

電気的に加えられた損傷は、一九三〇年代に初めて報告された。ラジオ局のオペレーターが頭痛、めまい、吐き気、集中力不足を訴え、患者に短波を照射した医師も、同じような症状に苦しんだ（フォン・シェーレ一九九五）。一九四〇年代、第二次大戦中のレーダーのオペレーターは、白内障に悩まされた。モニターから漏れたX線がフリーラジカルを生み、眼の水晶体を酸化し、白く濁らせたからだ。一九五〇年代、アマチュア無線愛好者の間で、頭痛、めまい、吐き気、疲労が見られ、一九六〇年代、ロシアの発電所の配電盤作業員は、頭痛、倦怠感、性的能力の減退に悩まされていた（カタジャイネンとクナーヴェ一九九五）。コロドフ（一九六四）は、強い電磁波を浴びたウサギに脳腫瘍細胞があることを発見し、アサノヴァとラコフ（一九六六）は、ロシアの電気作業員が心臓と血管の障害、消化器官や神経系の損傷に苦しんでいると報告した。これらの病気は「レーダー病」や「マイクロ波病」と名づけられた。しかし、これらの報告書自体に特色が無かったので、真剣に受け止めてもらえなかった（プール一九九〇）。

一九七〇年代に入ると、アメリカとソ連で、電力線周辺に住む子どもたちの小児ガン発症率が高いことがわかり、電磁波の危険性が社会的に注目された。一九九〇年代半ばまで、非電離放射線は分子結合を壊すには弱すぎるから、体細胞やＤＮＡを傷つけることはできないし、せいぜい組織を少し温めるだけだと考えられていた。「私をフライにできないなら、私を傷つけることはできない」という有名な謳い文句もあったほどだ。実験研究で電磁波の発ガン性を証明することは不可能だが、電磁波が小児白血病に強く関わっていることを疫学的な証拠が裏付けている、とゲネルとレローチ（一九九三）は述べ、モルダーとフォスター（一九九五）は、電磁波の発ガン性を疫学的研究と適切な実験研究が示している、と発表した。

アメリカ国立ガン研究所（NCI）の研究者は、一九七〇年代の初めから年に一％の割合でガン発症率が増えていて、ガン死亡率が七〇％以上になっていると推定した。六五歳以上の高齢者の場合は、年に三％のペースで増えている。発症原因として可能性が高いのは、大気汚染と電磁波被曝だ。そこで、電磁波発生源を調べるため、送信アンテナや家電製品を含む住宅地の電磁波が測定された。急性リンパ性白血病（ALL）になった子どもたちの被曝レベルは、家庭内の測定結果に一致したが（リネットら一九九七）、学校やデイケアセンターの測定結果は、一般的な被曝レベルに少し上乗せした程度だった。ALLのリスクは、住宅地の被曝平均値に関係がなく、〇・二マイクロテスラ（二ミリガウス）以上の予想発症率（オッズ比は、〇・〇六五マイクロテスラ（〇・六五ミリガウス）以下しかない弱い電磁場の一・二四倍だった。しかしこれだけで、住宅地での電磁波被曝が、子どものALLの発症率を高めるという結論をだすことはできない。子どものALLは、電磁波被曝と同じくらい、出生前後の非電離放射線への被曝に関係がある、とザリズ（一九九七）は述べている。

カイフェッツら（一九九七）は、小児ガンの発症リスクと、住宅地や高圧電線の電磁波との間に一定の比率を発見できなかった。電磁波が原因で起きる損傷は直接的なものではなく、フリーラジカルの生成を通じて間接的に起きることを、この事実は強く連想させる。電磁波のダメージに明らかな原因があると考えることも、実験を同じ条件で正確に再現することも、フリーラジカルが関わるせいで難しくなるわけだ。

グラハムら（一九九六）は、一二キロボルト／m、六〇ヘルツ、磁束密度三〇〇ミリガウスの高い電磁場に被験者を被曝させた。実験中、被験者は何も感じなかったが、三〜四分以内に脈拍が遅くなり、精神技術テスト（訳注・心理学に科学技術を応用したテスト）では方向感覚が低下したが、血液検査では異常は見つからなかった。そして電磁場が消えてから数分以内に、機能が正常に回復した。オル（一九九五）は、電場が有ればあるボタンを押し、電場が無ければ別なボタンを押すよう、ヒヒに教えた。電場は五〜一五キロボルト／mの幅で、しきい値の平均は一二キロボルト／m、間違え率は九％だった。ヒヒが感じた電場しきい値は、人間やラットで報告された数値と似ていることがわかった。

細胞膜は伝導率が低いので弱い電流を誘導し、その裏側では化学的平衡を妨げる電位差が発生する、とバイユ（一九九〇）は発表した。強い電磁場の場合、すぐに影響が現われず、電磁場が減ると現われることもある。ガルトら（一九九三）は、細胞表面の「電磁窓」周波数と電磁場の間で共振が生まれると述べたが、この説は他の研究者（アダール一九九一）から批判されている。共振現象は、水道管で発生する振動を例にするとわかりやすいだろう。蛇口が少しだけ開いていれば、水流は弱く振動も起きないが、もっと開けると水道管が反響する部分で耳障りな振動が生まれる。さらに蛇口を開けると、振動は消えてしまう。このことから、電磁場は生体細胞を共振させると推測できるが、臓器によって振動する周波数が違うので必ずしも危険ではない。例えば、人間の内耳は圧力の波動で共振する（ただし、増幅が高すぎない場合）。電磁波共振は、生成物や細胞、内臓など組織の大きさに波長が合った部分で発生する。共振は、細胞に移動するエネルギーを最大レベルに増幅し、ダメージを加えるだろう。大人の頭は約四億ヘルツ、子どもの頭は約七億ヘルツのＵＨＦラジオ波に共振する。八億ヘルツ帯の携帯電話周波数は、子どもの頭を最も振動させ、大人よりも脳を傷つけるだろう（詳細は第七章）。また、電磁波の波形によっても影響が異なる。正弦波強度は、各パルスで上昇した後、ジャンプせずになだらかに下降する波形だ。それに比べてパソコンのモニターやテレビから出る振動するのこぎり波は、より大きなダメージを与えると思われるが、その影響はまだ良くわかっていない。

プリースら（一九九七）が、数種類の家電製品の電磁波を一メートル離れて測定したところ、「安全な」磁束密度の〇・二マイクロテスラ（二ミリガウス）を越えてしまった。測定した家電製品は、電子レンジ、洗濯乾燥機、缶開け器、水槽用エアポンプ、セントラルヒーティング機器だ。母親や子どもの家庭内被曝は平均〇・〇六七マイクロテスラ（〇・六七ミリガウス）で、家電製品から発生したのは〇・〇二三マイクロテスラ（〇・二三ミリガウス）にすぎなかった（ただし、電気毛布やウォーターベッドの被曝は調べられていない）。

ドイッチュとビルケニング（一九九七）は、このような被曝で誘導された電流が、ガンを発生させるかどうかを調べた。六〇ヘルツの電磁波の最大被曝量は、体に一マイクロアンペア／㎠の電流を誘導していた。六〇〇ボルト／ｍの電場では〇・〇〇〇二マイクロアンペア／㎠の電流を、二〇〇マイクロテスラ（二ガウス）の磁場は〇・六マイクロアンペア／㎠の電流を体に誘導することがわかった。体の正常な電気状態は八〇〇マイクロアンペア／㎠なので、この数値と比べると、誘導された電流ははっきりとした変化を起こすには弱すぎるように見える。おそらく彼らは、電磁波被曝が有害物質と同じくらいフリーラジカルを生むことを知らなかったのではないか。そのようにして誘導された身体の弱電流は、トカゲの手足を切断した場合に、傷が回復する部位で流れる電流と似ていることを、彼らは考慮していなかった。しかし、このような電流が誘導されることは、今後、私たちの関心を集めるにちがいない。

　グッドマンら（一九八九）は、電磁波に被曝すると、ヒスタミン（訳注・肥満細胞などに含まれ、免疫刺激で排出される）やアクチン（訳注・体内で最も多い蛋白質の一つ）の遺伝子転写や、蝿や人間の発ガン性物質g‐mycが変わるほか、数種類の動物で蛋白質合成が変化すると発表した。遺伝子が発現するということは、DNAの螺旋構造上にあるメッセンジャーRNA（mRNA。訳注・遺伝子の情報を伝え、蛋白質合成に関わる）の成分が転写されることを意味する。mRNAの転写はリボソーム（訳注・RNAと蛋白質から構成され、蛋白質合成に関わる必須成分）に使われ、転移RNA（tRNA。訳注・mRNAの遺伝情報を特異的なアミノ酸に翻訳する）の働きを助ける三つの塩基に従って、tRNAのアミノ酸分子を各塩基が同時に受け取る。それと同時にリボソームは蛋白質分子を成長させるために、三塩基の一つにアミノ酸を一つ与えるとすぐに隣の塩基に移動し、その塩基にも別のアミノ酸を与える。こうして蛋白質の鎖は、mRNAの遺伝子コードに従って、蛋白質が普通の大きさになるまで成長する。次に、終点となる三塩基の遺伝子暗号の指示で、リボソームはmRNAから離れ、翻訳を終了する。グッドマンとシャーリーヘンダーソン（一九九二）は、違う種類と強さで振動する正弦電磁波が、周波数の「電磁窓」と強度や継続期間に応じて、転写を変えることを発見した。電磁波に被曝すると、mRNA鎖の蛋白質遺伝情報の翻訳も影響を受けるだろう。

　ユンカースドルフら（二〇〇〇）は、単純な遺伝子を導入した線虫（遺伝子桿線虫）を使って、超低周波電磁波の影響を調べた。彼らは、レポーター遺伝子、lacZのクローンを事前に発生させておいた。このレポーター遺伝子は、二種類の異なるクローンを促進するhsp16とhsp70という二つのストレス遺伝子に制御されて、ガラクトシターゼ酵素（訳注・糖脂質などを分解する）の遺伝子暗号を指定する。プロモーター（促進物質）が活性化すると、遺伝子は加水分解する酵素を合成し、ガラクトシターゼは青い色素を出すので、線虫は青く染まる。線虫が五〇ヘルツ、〇〜一五〇マイクロテスラ（一・五ガウス）の磁場（軽いストレス温度）に被曝すると、青く染まった部分でレポーター遺伝子が発現していることがわかった。この結果は、超低周波電磁波に被曝すると、レポーター遺伝子が発現することをはっきりと示している。なお、これらの遺伝子はマイクロ波に被曝しても発現する（第七章参照）。

他の研究では、電磁波に被曝すると、細胞内でカルシウムイオン（Ca^{2+}）のバランスが変わることがわかった。エイディら（一九七五）は、細胞間の伝達方法と、電磁波被曝が伝達を妨げるかどうかを研究した。正確な「電磁窓」周波数に曝すと、細胞受容体からカルシウムイオンが漏れ、反応方法に影響が現われた。ウォーレツェック（一九九二）は、免疫系に対する超低周波電磁波の影響を調べた研究と、カルシウムイオンに関わる可能性がある研究を再調査した。免疫系を活性化する六〇ヘルツのしきい値は、二〇〇〜五〇〇〇マイクロテスラ（二〜五〇ガウス）の強い電磁場だった。なおカルシウムイオンは、他の細胞間反応に利用されるだけでなく、神経ペプチドとホルモンの排出にも必要だ（ジョンソン一九九四）。

デュータ（一九八九）は、人間の神経細胞（神経芽腫細胞を含む）を一・四七億ヘルツの無線周波数であるAM波に被曝させた。変調幅一三〜一六ヘルツと五七・五〜六〇ヘルツ、SAR値が最大〇・〇五ワット／kgの時に、カルシウムイオンの流出量が増えた。この結果から、AM波は神経細胞で反応を誘導することが証明された。カルシウムイオンは、筋肉収縮や心拍数、卵子の成長、細胞分裂などで重要な役割を果たすので、被曝した神経細胞がカルシウムイオンを放出すると、これらの活性が減ってしまう。そのため電磁波に被曝すると、おもに中枢神経や脳、心臓の動きに関わる神経に影響が現われる。また、電磁波被曝でカルシウムイオンとマグネシウム（Mg^{2+}）イオンを失うと、細胞分裂が悪影響を受け、成長が妨げられる。その後の発見で、電磁波はガンのイニシエーター（原因物質）として働くよりも、むしろプロモーター（促進物質）として作用する理由がわかった。カルシウムイオンの流れが細胞膜を通過し、それに関わる酵素が成長すると、誘導された電流が妨げられ、電流は制御できない細胞分裂、つまりガンを発生させ、ガンと闘う免疫細胞の能力が低下する。

リバディ（一九九三）は、職業上の電磁波被曝量によって、ラットのリンパ球でカルシウムイオン吸収率が変化することを発見した。正常なリンパ球が電磁場に被曝しても、媒体から吸収するカルシウムイオンは増えない。しかし最初に、細胞分裂を増やす化学的分裂誘発物質が細胞に与えられると、カルシウムイオンの吸収率は被曝によって二〇〜二〇〇％も高くなる。このことから、細胞の増殖・分裂は、細胞膜の信号で変わる仕組みがわかった。細胞膜に結びつく化学的な分裂誘発物質は、細胞の中へ信号を送り、やがて細胞分裂を起こす。細胞膜を通るカルシウムイオンの流れは、この信号を大量に増やすので、カルシウムイオンの吸収量が増えると、分裂誘発信号が電磁場の影響で増加する。

ブロコヴィッチら（一九九一）は、電力密度が四ミリワット／㎠のマイクロ波にラットを被曝させると、筋肉繊維を分ける筋形質網状質に吸収されるカルシウムイオンの量が増えて、筋肉が収縮することを発見した。電磁波の損傷に関する研究の多くは、過去の実験結果を再現することに失敗している。それは、健康な細胞の全要素を正確に再現するのが難しいからだ。これらの研究はライターによって「チェシャー猫現象（ピンホルスター一九九三）」と名づけられた。チェシャー猫とは「不思議の国のアリス」に登場するキャラクターで、理由もないのにいつもニヤニヤと笑い、笑った唇だけを残して姿を消してしまう……。

タブラーら（一九七八）は、原生動物のテトラヒメナ属の虫が電磁波に被曝すると、成長がはっきりと変化することを発見した。バトキンら（一九七七）は、電磁場に被曝したマウスが、腎臓皮質や横隔膜、肝臓の酵素Na^+K^+-ATPアーゼ（訳注・細胞のイオンポンプで特異的なエネルギー供給を行う）を抑制し、細胞によるエネルギー使用を妨げることを明らかにした。電磁場はバクテリア（ウィンタースとライダック一九八九）、植物（マリノら一九八三）、動物（ブランクとスー一九八九）、魚（カルミン一九八二）、人間（バセット一九八九）にも影響を与える。

バルサークビツェックら（二〇〇〇）は、人間の培養細胞を六〇ヘルツの方形波（訳注・パルス波。細長い長方形の形をしている波形）電磁波に被曝させると、正弦波（訳注・時間の経過とともに波型の正弦曲線を描く波形）に被曝させた時よりもガン遺伝子ｍｙｃと熱ショック蛋白質ｈｓｐ70の発現が増えたが、ほかの八つの遺伝子テストでは増えなかったと報告した。これとは逆に、Ｘ線や高温体、テレフタル酸（訳注・変異原生のある化学物質）は大半の遺伝子発現に影響を与える。この研究では、遺伝子の活性と電磁波は、遺伝子が発現する際によく似た影響を与える、という前述の研究とは逆の結果が出た。

イッヒバルドとボレツェック（一九九六）は、弱い電磁場が酵素を傷つけ、酵素の反応率を一〇〇分の一以下に減らすことを発見し、超低周波電磁場が細胞の活性に応じて、細胞が摂取するカルシウムイオンの量に影響を与えることも明らかにした（一九九六）。全く同じ条件の電磁場実験から、「刺激する」、「抑制する」、「被曝影響なし」という結果が出た。つまり、二つの反応作用（刺激と抑制）が起きているわけだ。このことから、細胞に生化学的刺激を与えると、細胞のカルシウムイオン流入と放出を調整する信号経路が活発になることがわかる。特有の電磁波を感じるシステムは、電磁波によって活性化する三つの経路で制御されていると考えられている。管理された信号過程をフィードバックして、カルシウムイオンの流入を調整し、活性度（たとえばＤＮＡの合成）に応じて他のカルシウムに影響を与えるのだ。ここで、一対のラジカルのメカニズムに従う酵素段階の運動が変わるので、酵素反応サイクルに連動する発生・成長段階は、電磁波に被曝すると世代交代の形態が変化する。エヴェソンら（二〇〇〇）は、ラジカル対が存在する局所的な環境で、低い電磁場の影響が決まることを明らかにした。彼らの観察よりも広い影響は、生物学的な反応の範疇になるだろうが、三対ラジカルよりも単一の前駆ラジカルから形成されるラジカルで現われるだろう。ブールマンら（二〇〇〇）は、細胞間のカルシウムイオンや細胞の成長と、ガン発生を指示するオルチニン脱炭素酵素（ＯＤＣ）の活性が電磁波被曝で受ける影響を再現するのは、システムが複雑で、実験的な技術が不十分なので難しいと述べた。

交流磁場で誘発されるフリーラジカルは、同じ強度の直流場で生まれるラジカルとよく似ていることを、スカイアーノら（一九九五）は発見した。二つの場は結びついてラジカルの生成を大量に増やし、濃度を変化させる。時間とともに変化するラジカル濃度を分析するのは、ゼロにならないラジカルがあるのでとても難しい。さらにラジカル濃度は、交流場や直流場の構成要素とその比率に応じて変動する。その変動は、まだよくわかっていない他の細胞メカニズムと同様に、電気的信号の伝達へ影響を与える可能性がある。モータットら（一九九八）は、電磁場はフリーラジカルが蛋白質やＤＮＡを傷つけるようにさせるだけでなく、フリーラジカルを長く持続させるので、ダメージが増えることを明らかにした。

ヘンショウ（二〇〇〇）は疫学調査を行い、汚染物質であるスプレー剤を吸入することで増える曝露リスクと、電力線のコロナ放電イオン（訳注・電線の周囲で絶縁体として働く空気が部分的に破れ、放電したイオン）からの荷電を分析した。彼の結論は、高圧送電線のそばに住む住民の不健康な状態をはっきりと指摘し、「イギリス政府への勧告」として注目された。磁場が一晩中、〇・三マイクロテスラ（三ミリガウス）を越える場所では、小児白血病のリスクが二倍に増える。皮膚ガンのリスクは、ラドンの放射性生成物（第二章参照）や、高圧送電線の近くで五〇ヘルツの振動に曝された発ガン性物質によって増える。これらのスプレー剤は、粒子の大きさが二〇〜二〇〇ナノメーター（訳注・ナノは一〇億分の一を示す単位）あり、おもにピレン類のような芳香性炭化水素を含んでいる。気管・気管支肺へ吸い込まれたスプレー剤の沈殿物は、単一電荷の影響で二〜三倍に増えてしまう。コロナ放電イオンは送電線の三〇〇メートル風下まで影響を与え、被曝によってその影響は三〇％増えると推定される。なお、送電線の風下でなくても、送電線に近い地域は同じように影響を受けるだろう。電力設備から一五メートル以内の地域では、おもに肺ガンやあらゆる種類の白血病、リンパ腺新生物、さまざまな呼吸器疾患のリスクが増える。肺ガンのリスクの統計的な有意性は二・一五倍（九五％信頼区間一・一八〜三・六一、おもに女性）で、送電線に近いほど死亡率が一定の割合で増加する。一五メートル以上離れると統計学的な有意性は無くなるが、五〇メートル以内までは依然として高い。自殺率は二〜三・六倍で、診断されたうつ病患者は二〜三倍も多い。その原因は、約〇・一マイクロテスラ（一ミリガウス）以下の磁場（しきい値としては非常に低い）にあるようだ。ヘンショウの報告は、イギリスに住む約三〇万人の住民に向けて、リスクをはっきりと提示したが、国内の権威ある当局には実質的に無視された。ヘンショウの報告書は彼のホームページからダウンロードできる。重要な参考文献があるので、一読することをお薦めする（アドレスは www・electric-fields.bris.ac.uk/）。

送電線施設作業員や映画館のオペレーター、地下鉄の運転手など、一般市民よりも白血病死亡率が高い職業に関する報告書を、初めて発表したのはミルハムだった（一九八二）。サヴィッツとカール（一九八七）は、これらの結果とほかの研究一〇例を基に、電気的職業上のリスクはさまざまな白血病を一・二一～一・五倍も促進し、電報通信士、ラジオやレーダーのオペレーター、電力線や電話線の設置作業員の間で明らかに発症率が高いと結論を出した。コールマンとベラール（一九九八）は、白血病を促進させる職業上の被曝リスクによって、発症率が一八％も増えることを証明した。タブラーとバトキン（一九九一）は、いくつかの研究で示された超低周波電磁波被曝のリスクを再調査した。そのうち二例はリスクをはっきりと示し、一二例は可能性があることで一致したが、二例は決定的なものではなかった。

世界保健機構（ＷＨＯ／ＩＲＰＡ）の研究者たち（不明一九八七）は、電磁波に長時間被曝した後、潜在的に抱えている生物学的機能のトラブルのせいで、健康リスクが現われる可能性があると発表した。このような可能性は、被曝した組織や体液に誘導される一〇ミリアンペア／㎡以下の電力密度で発生するようだが、健康を悪化させるほどの損傷を与えることはできないようだ。

電磁波被爆量とその影響

共振による損傷をアダール（一九九一）は認めようとしなかった。増幅した電磁場は加えられた「熱雑音（加熱）」よりも小さいようだし、わずか五〇マイクロテスラ（五〇〇ミリガウス）程度やそれ以上の電磁場は細胞レベルでしか影響を与えないはずだ、と考えたからだ。ポーク（一九九四）は共振を認め、二一マイクロテスラ（二一〇ミリガウス）の低い磁場でも相互作用を伴うと述べている。キルシュビンクら（一九九二）

は、マグネトゾーム（訳注・磁気を感じる生体組織）が約六〇マイクロテスラ（六〇〇ミリガウス）の電磁場に反応すれば、超低周波電磁場の影響でイオンチャンネルが変化することを計算で示した。

ガルトら（一九九三）はさらに、「電磁窓」周波数を観察し、交流磁場と直流の複合的な影響でサイクロトロン共振（訳注・静磁場下で、荷電粒子が一定の電磁波周波数に共鳴すること）をしているチャンネルをイオンが移動する場合、一〇〇ミリテスラ（一ガウス）以上で細胞が傷つくと推計した（一〇〇ミリテスラは、キルシェビンクらやアダールが計算した数値よりも、三桁大きい）。キンゼルスキーとプティー（二〇〇〇）は、人間の好中球（訳注・細菌を貪食する白血球）に、低周波のパルス状電場を加えると、周波数と位相が、体内の代謝振動に調和することを証明した。そのため好中球が増え、NADPH（ニコチンアミドアデニンジヌクレオチド燐酸）の振幅が増える部位で、電磁周波数への共振が増える。移動する細胞の長さは、一〇から四〇ミクロンまで成長するので、微少線維帯が集合するが、位相に合わない電磁場に曝されると、細胞は移動を止めて丸くなる。これらの影響は、位相とパルスの長さを感じやすく、細胞表面に充電するが、電極の型や緩衝液は独立して存在する。電場を加えられた電気的に作用する結合と、細胞骨格重合（訳注・細胞質内に配列された線維構造が集まったもの）の力は、好中球の表面・皮質の緊張を減らすために一緒に作用する。こうして、細胞骨格重合と代謝の増幅が促進される。代謝共振は、フリーラジカルを生む好中球も増やすため、代謝共振が長引くと、DNAへのダメージが現われる。これらの結果から、膜内外の信号過程と弱い電磁場と細胞は、互いに作用しあうと推測される。ムレーイ（一九九九）は、ガンの化学療法で使われている薬剤が、DNAの特異的なアミノ酸配列を傷つけると発表した。フリーラジカルの発生源、主にDNAのデオキシリボース糖から抽出した水素が、DNAを傷つけることも彼は発見している。デオキシリボース糖は、基部が内部に突き出た各DNA鎖の糖リン酸塩で電子対を共有し、対鎖の相補性基部に結合した水素でその状態を維持する。

電磁場は、フリーラジカルの生成を通じて生体システムに影響を与える、とロイら（一九九五）は発表した。彼らはラットの腹膜の好中球細胞に、フォルボール12ミリスチン酸塩13酢酸塩（PMA、被曝するとフリーラジカルを生産する）を加え、〇・一ミリテスラ（一ガウス）、六〇ヘルツの磁場に被曝させた。酸化すると蛍光性のDCF（2'、7'-ジクロロフルオレシン）に変わるDCHF（ジ-2'、7'-ジクロロフルオレシン）を加えたところ、フリーラジカルが検出された。PMAを与えた細胞は被曝し、蛍光信号が一二・四％増えた。つまり被曝によって、二酸化水素を生むPMAが増えて酸化し、蛍光反応が起きたのだ。これは、生体細胞を移動する信号で活性化した鎖が、生成されたフリーラジカルに反応する、初めての電磁波被曝の結果だった。

ブロックハーストとマクローラン（一九九六）は、電磁場が起こした損傷が、生成されたフリーラジカルによって移動することを発見した。彼らは、理論上の可能性や地磁場、〇・一ミリテスラ（一ガウス）の静磁場を含むさまざまな電磁場を分析した。これらの磁場は、フリーラジカル濃度を一％増やす。体の防衛機能が正常なら、このような電磁場の影響を減らすことができるが、化学的・物理的汚染によって、ラジカルが過剰に生産されると、フリーラジカルの危険性を減らすために細胞内の抗酸化物質を使い果たしてしまう。フリーラジカルは酸化した細胞成分を離れ、前述したような老化に伴う病気を増やす。ほとんどの食べ物は加工されすぎていて、抗酸化物質やビタミンが少ないので、抗酸化物質の体内蓄積量はますます少なくなる。ラジカルが誘発する損傷は個人差があり、遺伝要因やラジカルの過剰さ、身体状態（肥満、過去の病気など）、生活習慣や栄養状態で変わる。そのため実験動物への被曝実験では、人間の状態をシミュレーションすることはできない。動物は適切な餌を食べて抗酸化物質が十分あるので、人間のように過剰なフリーラジカルを持っていないからだ。

タオカら（一九九七）は人間を対象にした実験で、中間段階で一対のラジカルを作る酵素に従属するビタミンB_{12}が電磁波の標的にされ、体に大きなダメージを与えることを発見した。電磁場に被曝すると、酵素に属したビタミンB_{12}の反応は停止し、溶血現象（赤血球の溶解）を起こし、B_{12}欠乏症によく似た阻害を引き起こす（第七章参照）。B_{12}が無くなると、ホモシステイン（訳注・動物体内にあるアミノ酸の一種）が蓄積し、フリーラジカルが過剰に作られる。シグネルとシック（一九九八）は、静磁場が赤血球を破壊する過程を明らかにした。彼らは、電子対の電子を奪って三価元子（訳注・電子が三つある不対電子。三価イオンともいう）を作るために、抗炎症剤のケトプロフェンを塗ってから、脂質に達するほど紫外線（三〇〇ナノメートル以下）を照射した。赤血球がケトプロフェン処理されてから紫外線を浴びると、赤血球脂質の酸化によって溶血現象が起きる。紫外線と二五〇〜一五〇〇ガウスの静磁場に被曝した赤血球は、溶血反応を大幅に増やす。さらに静磁場に被曝すると濃度が高まり、ラジカル対から逃げるフリーラジカルの生存期間を伸ばし、ダメージをより速く進行させる。

被曝でメラトニンの分泌が変わる

メラトニンは松果体で作られる睡眠ホルモンで、夜になると急速に増えるが日中は非常に少ない（ブライナードら一九八三）。その分泌は、概日リズムで管理されている。海外など遠くへ旅行すると、概日リズムは松果体からメラトニンを分泌し続け、到着地で時差ぼけ、つまり不眠症になる。

ロジャーら（一九九五）は、六〇ヘルツで六キロボルト／m、五〇マイクロテスラ（五〇〇ミリガウス）から、三〇キロボルト／m、一〇〇マイクロテスラ（一ガウス）以下の電磁場に、ヒヒを一日当たり一二時間被曝させ、しだいに電磁場を変化させた。最初にヒヒは酔ったように見えたものの活発に動き、三日目になると正常に行動するようになった。生化学的なテストで異常な数値を発見することに失敗したので、電磁波の影響は確認できなかった。実験を繰り返した際に、不意に電磁場を照射したりしなかったりすると（ロジャーら一九九五）、夜のメラトニン濃度が極端に減少した。したがって、被曝そのものでなく、被曝方法がおもに影響を与えていると言えるようだ。

スカイアーノ（一九九五）は、一般的なメラトニン濃度が、フリーラジカルを効率的に排除し、無害化することを発見した。メラトニンは、電離・非電離放射線の損傷から動物を守り、三価元子の他にラジカル対を作ってベンゾフェノンラジカルを無害化するが、電磁波被曝の影響を受けやすい。また、乳ガンなどのガンを発生させる数種類の化学物質を抑制する。電磁波被曝によってメラトニン排出が影響を受けたことがわかれば、疫学研究の結果が証明されるだろう。女性の乳ガン患者はメラトニン濃度が低いことがわかったが、詳しい関連性は発見できなかった。また臨床実験では、メラトニンだけでガンを効率的に抑制することはできなかった。

ブレイナードら（一九九九）は、女性のガン疾患のうち、乳ガンが占める割合は二〇～三二％だと述べ、夜間に光や電磁場に曝されるとメラトニン濃度が下がると考えた。動物実験では、メラトニンがラットの乳ガンを抑制し、エストロゲンが誘発する乳ガンの培養細胞の増殖を止めた。このことからメラトニン濃度が下がると乳ガンが増えると言えるだろう。しかし、人間を対象にした調査では、はっきりと証明されていない。電気毛布の電磁波に被曝すると、メラトニンの排出が抑制されることを、ウィルソンら（一九九〇）はすでに発見していた。さらに、電気毛布やウォーターベッドが不眠症を発生させることが、大勢の電気毛布使用者と携帯電話のヘビーユーザーの経験で明らかになった。精神的プレッシャーや電磁波被曝、光を浴びること、アルコールの摂取などで、夜間のメラトニン分泌が抑制されることも、いくつかの研究でわかっている。疫学研究では、職業上の電磁波被曝が乳ガンのリスクを増やすことが指摘されている。スティーブンスら（一九九六）は、夜間に光や電磁波、またはその両方に曝されると、メラトニン分泌が抑制されるので、乳ガンのリスクが増えることを明らかにした。ラットを弱い電磁波に曝すと、化学物質に誘発された乳ガンの成長が大幅に増える。

リーら（一九九三）は、五〇〇キロボルトの電力線（四マイクロテスラつまり四〇ミリガウス、六キロボルト／m）の下で、羊を一年間育てた。被曝中、メラトニン濃度は変わらなかったが、免疫系が傷ついた可能性がある。二回目の実験で（リーら一九九五）、一五頭の子羊を三・七七マイクロテスラ（三七・七ミリガウス）、六・三キロボルト／mの一回目と似たような電磁場に一〇カ月被曝させたが、メラトニン濃度はやはり変化しなかった。グラハムら（一九九六）は、二種類の磁場に被験者（男性のみ）を被曝させた。一マイクロテスラ（一〇ミリガウス）、または二〇マイクロテスラ（二〇〇ミリガウス）の交流磁場へ夜間に一〇時間被曝させたが、メラトニン濃度の変化は見られなかった。他の研究で（グラハムら一九九七）、被験者を二〇〇ミリガウスの変化しない磁場に被曝させたが、やはりメラトニン濃度の変化は検出できなかった。

メヴィセンら（一九九六）は、化学物質が誘発した乳ガンが電磁波被曝で増えるかどうかを研究した。

ＤＭＢＡ（乳ガンを誘発する発ガン性物質）を処理したラットを一〇マイクロテスラ（一〇〇ミリガウス）、五〇ヘルツの電磁場に九一日間被曝させた。メラトニン濃度は極端に下がったが、腫瘍が成長した明らかな影響は見られなかった。再現実験（メヴィセンら一九九六）では、電磁場を五倍、つまり五〇マイクロテスラ（五〇〇ミリガウス）にして、九一日間被曝させた。腫瘍は早い段階で発生したが、発生率は前回の実験と同じレベルだった。しかし、被曝したラットに発生した腫瘍の数は大幅に増えた。なお、メラトニン濃度の変化は見られなかった。セルモウイら（一九九六）は、男性被験者を一〇マイクロテスラ（一〇〇ミリガウス）、五〇ヘルツの電磁波へ、夜間に七時間被曝させたが、血液中のメラトニン濃度も免疫細胞も変化しなかった。彼らは後に行った研究（一九九六）で、偏光させた一定の場と五〇ヘルツの交流場に被曝させた。血液や尿のメラトニン濃度は変化しなかった。カトウら（一九九四）は、一マイクロテスラ（一〇ミリガウス）、五〇ヘルツの電磁波に六週間被曝させた。三回行った実験のうち二つの実験で、メラトニン濃度は二〇～二五％下がり（一九九四）、被曝後、メラトニン濃度は一週間以内に正常なレベルに戻った（一九九四）。また、アルビノ（白子）のラットも被曝させたが、メラトニン濃度の減少は発見できなかった（一九九四）。イエロン（一九九四）が、ハムスターを一〇〇マイクロテスラ（一ガウス）の強い電磁波に一五分間被曝させたところ、メラトニン濃度が減少した。被曝を繰り返すと、はっきりした結果は少なくなり、ほかの再現実験では、メラトニン濃度は変化しなかった。後の研究でイエロンら（一九九六）が、日没の二時間前から一五分間ハムスターを被曝させると、夜間のメラトニン濃度が減少した。一方、日中に被曝すると、夜のメラトニンは増えた。

ツァイスラーら（一九九五）は、夜間の照明が被験者のメラトニン分泌に影響を与えるかどうかを調べた。

数種類の方法で目隠しをしたグループと、していないグループに分け、真夜中に九〇〜一〇〇分間、目を照らした。目隠しをしなかった被験者は、照射後にメラトニン濃度が減り、翌朝には正常な濃度に戻った。ところが、光が当たらないように目隠しをした対照群のメンバーに、驚くべき結果が現われた。光を感じる能力が足りなかったはずなのに、何人かは目が見えるグループのように照明に反応し、メラトニン濃度が同じくらい減少したのだ。これらの被験者は、確実な概日リズムを持っていたが、目隠しをしたグループで反応しなかった人たちは、概日リズムが欠けていた。この実験から、概日リズムに影響を与える光のシステムが二種類あることがわかる。脳の後頭皮質にある通常のシステムは網膜上の映像を脳に伝え、皮質下にあるもう一つのシステムは光を感じるシステムと、生物学的なペースメーカーの間に存在する。そのため、夜間に眼へ吸収される光やパソコンのスクリーンから漏れる放射線は、メラトニン濃度を下げて不眠症を起こすと言えるだろう。また、概日リズムとメラトニン排出は、飛行機のパイロットや警察官、夜勤労働者のように、勤務時間が不規則だと影響を受けやすい。パイロットは空中での緊張とストレスに曝され、強い宇宙線や飛行機から出る電磁波にも曝される。ニコラスら（一九九八）によると、コックピットでは一七ミリガウス、ファーストクラスでは六ミリガウス、エコノミークラスでは三ミリガウスもある（私がさまざまな航空会社の飛行機を測定した範囲では、〇・八ミリガウス以下だった）。飛行機の乗務員の体内では、被曝とストレスでフリーラジカルが過剰に生まれるが、ラジカルの有能なスカベンジャー（除去物質）であるメラトニンの分泌量は少ない。栄養不足に加えて電磁波がラジカルのダメージを増やし、老化に伴う病気や心臓疾患、ガンを発達させる。このようにダメージを受けやすい人は、抗酸化物質のビタミンやミネラルを大量に消費することになる（詳細は第一一章）。

電磁場は胚発生を傷つける？

ベルマンら（一九九〇）は、培養した受精卵を四カ所の実験室（カナダ、スペイン、スウェーデン、アメリカ）で、完全に同じ条件で平行して被曝させた。一〇〇ヘルツ、一マイクロテスラ（一〇ミリガウス）で四八時間被曝させ、五〇〇マイクロ秒ごとに二マイクロ秒間、磁場を変化させた。各実験室ではこの実験を一〇回繰り返した。被曝した卵の奇形率は二五％で、被曝していない対照群では一九％だった。この差は統計的に有意で、胚損傷をはっきりと示している。ベールら（一九九一）は、受精卵を強いＭＲＩ場（一テスラつまり、一万ガウスの静磁場、または四テスラの静磁場、または規則的に上下する静磁場、または高周波）に、培養する前と培養して五日目に、それぞれ一九～七五分間被曝させた。対照群と比べて、胚の死亡率、孵化率、生存率などの損傷に大きな差は現われなかった。

スブロフら（一九九四）は、ニワトリの胚を孵化期間（発達の重要段階）に一〇～一三日間被曝させた。すると、孵化が遅れ、運動適応（学習）能力が傷つき、脳のシナプス（訳注・神経細胞間の接合部分）が壊れることがわかった。三～六日間、または一二～一五日間被曝した再現実験の影響はわずかだった。ウベダら（一九九四）は、受精卵を一マイクロテスラ（一〇ミリガウス）、一〇〇ヘルツの超低周波電磁波に四八時間、鋭い電磁パルスと柔らかな電磁パルスの両方に被曝させた。パルスを出す電磁波を浴びた受精卵は、被曝していない対照群に比べて、回復できないほどの変化が胚に起こり、奇形発生率が増えた。柔らかなパルスでは、奇形率は少ししか増えないが（ρ値＝〇・一七三）、鋭いパルスでは大幅に増加した（訳注・ρ値は有意確率。〇・〇五以下だと統計学的に有意なことを示す）。鋭いパルスを浴びると、初期の胚死亡率がかなり高くなることを示し、そのデータは以前の結果を裏付けた。グリゴーレフ（一九九五）は、弱い地球磁場が電離放射線や電磁場に結びつくと、ニワトリの胚の発達、おもに神経系、ホルモン系、免疫系を傷つけることを発見した。地球磁場は今後、建物内の職業被曝を研究する際に検討するべき要素になるだろう。

ヴェイスティインスら（一九九六）は、受精卵を二〇〇マイクロテスラ（二ガウス）、五〇ヘルツの電磁波に、一日当たり二時間のペースで七〜一八日間被曝させたが、奇形は現われなかった。ヨウビシールシーモら（一九九七）は、受精卵をパソコンのスクリーンから出る電磁波に被曝させた。胚の死亡率は四七〜六八％で、被曝していない対照群は一〇〜三三％だった。ヒヨコのダメージは、免疫（タンパク質、ブタのチクログロビン）の抗体形成と、コルチステロン（訳注・副腎皮質ホルモンの一つ）やメラトニンの濃度で推計される。被曝した卵から孵化したヒヨコの免疫抗体やコルチコステロンとメラトニンの濃度は、被曝していないヒヨコよりもかなり低かった。電磁波被曝によって深刻なダメージが胚発生に加えられることを、この実験結果ははっきりと示している。

動物の培養細胞への被曝影響

フェアブレインとオニール（一九九四）は、人間の培養細胞を被曝させる一連の実験を行ったが、DNAの破壊を検出することはできなかった。彼らは、放射線のダメージを増やす酸化ストレスを細胞に加えて被曝を繰り返したが、それでもDNA破壊は見られなかった。フィオラーニら（一九九七）は、ウサギの赤血球を、〇・二〜〇・五ミリテスラ（二〜五ガウス）、五〇ヘルツの電磁波に被曝させた。なお、試料のうちいくつかには、鉄やアスコルビン酸塩（フリーラジカルを生む）を事前に加えておいた。すると、ブドウ糖を分解してエネルギーを発生させる過程で酵素の活性が減り、赤血球のダメージが検出された。正常な赤血球を被曝させてもダメージは見られなかったが、ラジカルの元になる化合物を加えてから、二つの強い電磁場に被曝させるとダメージが現われた。クーラーとドロッツ（一九九六）が、繊維芽細胞（訳注・結合組織の主な構成細胞）を〇・五ミリテスラ（五ガウス）または二〇ミリテスラ（二〇〇ガウス）、五〇ヘルツの電磁波に、一日当たり二〜六四分のペースで、四日間被曝させると、DNAの合成と細胞の成長が抑制された。シュリーら（一九九七）は、ラットの胚の線維芽細胞を三ミリテスラ（三〇ガウス）の電磁場に一二〇時間被曝させた。いくつかの試料には、フリーラジカルを生む化学的変異原生（メナジオンかN‐メチル‐ニトロソ‐尿素のどちらか）を加えた。被曝した細胞で、変異体の増加率を確認することはできなかった。ミヤコシら（一九九六）が、人間の黒色腫培養細胞を四〇〇ミリテスラ（四〇〇〇ガウス）、五〇ヘルツの電磁波に一段階につき二〇時間被曝させると、変異体の発生率が増えた。

太陽の紫外線（二九〇〜三八〇ナノメートルの波長）はフリーラジカルを生成して皮膚を傷つけるが、皮膚細胞はp53蛋白質のおかげで、紫外線が誘導する発ガンの過程を効率よく回避している、とヴィレ（一九九七）は述べている。p53蛋白質は、腫瘍の成長を止め、DNAを修復し、アポトーシス（細胞の自然死）を起こし、死んだ細胞を除去することができる。培養した人間の皮膚の繊維芽細胞に、過酸化物（日光の損傷をシミュレートする過酸化水素）を処理すると、P53蛋白質の合成が増える。しかしN‐アセチルシステイン（訳注・咳と痰に効く薬）や、アスコルビン酸（ビタミンC）やトコフェロール（ビタミンE）などのラジカル・スカベンジャー（訳注・ラジカルを無害化する除去酵素）を加えると、P53蛋白質の合成は抑制される。つまり、DNA単鎖破壊は、p53蛋白質合成を誘導する細胞毒性化合物によって起きるのだ（訳注・

細胞毒性化合物に曝露するとDNAがダメージを受けるので、損傷を少なくするためにP53蛋白質が現われる）。ａｒａ‐Ｃ（訳注・DNA合成を抑制する化合物）やオキシ尿素など、ＤＮＡ単鎖破壊を誘導する化合物を培養細胞に与えると、ＵＶ‐C光線（二五四ナノメートルの波長で致命的な影響を与える）への被曝程度に比例してｐ53蛋白質が増えるが、ｐ53蛋白質はこれらの化合物の影響を受けなかった。ＤＮＡの単鎖破壊は、ＵＶ‐Ｃに応じて合成量が増えるｐ53蛋白質の働きに左右され、一方、ｐ53蛋白質は酸素フリーラジカルが関わる代替メカニズムを通じて発生し、紫外線量に応じて合成量を増やすことがわかる。

パローラら（一九九三）は、七〇〇マイクロテスラ（七ガウス）、一〇〇ヘルツの正弦電磁波に被曝したニワトリの培養繊維芽細胞が、発ガン性ウィルスによって変形した細胞に似ていることを示した。細胞は増殖し、アデノシンデアミナーゼ酵素（訳注・プリン回収代謝酵素の一つ）の活性が増えた。ヒサミツら（一九九七）は、人間の培養白血球細胞を五〇ヘルツの電磁波に六〇分間被曝させて、アポトーシスを起こし、ＤＮＡが破壊されたことを確認した。ＤＮＡ破壊はアポトーシスの生化学的指標であり、正常な白血球や血液の周囲にある多角形白血球細胞が被曝しても、このようなＤＮＡ破壊は起きない。

ディビルディクら（一九九八）が、人間のＢリンパ球培養細胞を弱い電磁波に被曝させると、ｓｒｃ遺伝子の発現が増えた。この遺伝子はチロシンキナーゼ酵素（訳注・細胞膜から細胞への情報伝達に関わる）のために遺伝子暗号を指定し、ホスホリパーゼ‐Ｃ‐Ａ‐２酵素（訳注・細胞の代謝変動のきっかけになる）を活性化し、リン脂質イノシトール（訳注・細胞の情報伝達に関わる）を切り離す。そのため、弱い電磁波に被曝すると、代謝が阻害される。シムコーら（一九九八）は、正常な細胞とガン細胞を電磁波に被曝させると、同じように反応するかどうかを調べた。培養した人間の羊膜（訳注・子宮内で胎児を包む膜の中で最も内側にある層）の変形ガン細胞と正常な培養細胞を、〇・一〜一・〇ミリテスラ（一〜一〇ガウス）、五〇ヘルツで変動する電磁場に被曝させた。被曝時間は、二四時間と四八時間、七二時間の三段階だ。被曝したガン細胞は、〇・八〜一・〇ミリテスラ（八〜一〇ガウス）の磁束密度で肉芽（訳注・組織が壊死する際、その欠陥を埋めるために形成される組織）を形成し、四八時間被曝と七二時間被曝させたものは死滅した。正常な細胞の場合、どの電磁場でも被曝期間でも変化が起きなかった。つまり、ガン細胞は吸収した放射線量に応じて反応するが、正常な細胞ではダメージは起きない。電磁波被曝はガンの進行を促進するが、ガンそのものを発生させることはないと言えるだろう。

リバディら（一九九三）は、乳ガンとメラトニンと電磁波被曝の間に関連性があるかどうかを調べた。培養した人間の乳ガン細胞を、〇・二（二ミリガウス）または一・二マイクロテスラ（一二ミリガウス）、六〇ヘルツの電磁場に被曝させたところ、ガン細胞の成長は抑制されなかった。ほかの培養細胞には、ガン細胞の発達を抑制するメラトニンを加えたが、一・二マイクロテスラ（一二ミリガウス）の電磁場に曝すと、メラトニンの抑制効果が妨げられた。ハーランドとリバディ（一九九七）が、人間の乳ガン培養細胞に、メラトニンかタモキシフェン（異なる生化学的経路で作用する）のどちらか一方を加えると、ガンの発達が抑制された。また、これらの培養細胞を一・二マイクロテスラ（一二ミリガウス）、六〇ヘルツの電磁場に被曝させると、メラトニンやタモキシフェンの抑制効果が消えた。電磁波が細胞のホルモンや薬物の抑制効果を終わらせることを、この実験結果ははっきりと証明している。ヴィジャヤラクスミら（一九九五）が、被曝部位周辺の血液中のリンパ球にダメージを加えるガンマ線（電離放射線）を被験者に照射したところ、リンパ球の顆粒《かりゅう》（訳注・異形リンパ球）が生まれ、損傷が発生したことを示した。採血する前に被験者がメラトニンを摂取すると、リンパ球の顆粒形成は現われなかった。つまり、メラトニンは電離放射線のダメージから細胞を守ることができるのだ。後の研究で（ヴィジャヤラクスミら一九九八）、電離放射線は細胞核でDNAの単鎖破壊を起こすこともわかった。採血する一〜二時間前に被験者にメラトニンを与えると、DNA破壊が大幅に減った。優秀なラジカル・スカベンジャーであるメラトニンは、フリーラジカルが与えるダメージからも、細胞を守ることができる。

コレンスティンら（一九八四、パイオニア的な研究）は、被曝させた骨の培養細胞や神経細胞、弱い電磁場に曝露させたバクテリアを対照に実験を行い、次の三点を検討した。それは、①骨細胞の分裂を活性化する電気的刺激の量、②樹状突起（訳注・神経細胞から延びた突起）の成長に影響を与える電磁刺激の期間、③バクテリア（大腸菌）の運動性と化学走性（訳注・化学物質の濃度差が原因で細胞・生物が移動する性質）に影響を与える電磁刺激の期間だ。複合的な状況によって、被曝がこれらのシステムに大きな影響を与えることがわかった。カジールとパローラ（一九九八）は、培養したニワトリの繊維細胞を五〇ヘルツ、六〇ヘルツ、一〇〇ヘルツのパルスを出す電磁場と、六〇〜七〇〇マイクロテスラ（七〇〇〇ミリガウス）の磁束密度に被曝させると、増殖が大幅に増えることを証明した。彼らは、カタラーゼ（CAT）、活性酸素分解酵素（SOD）、ビタミンEなどの培養した抗酸化酵素（フリーラジカル・スカベンジャー）を加えてから、最大の電磁場に二四時間被曝させた。これらの抗酸化物質は、電磁場に誘発される増殖を、それぞれ七九%、六七%、八二%抑制した。つまり、被曝中に外部から抗酸化物質を加えると、細胞の増殖（悪性腫瘍）を大幅に抑制できる。人間を短い期間、強い静磁場（一五〇〜一五五ミリテスラ、つまり一五〇〇〜一五五〇ミリガウス）に被曝させると、一二種類の抗酸化酵素、つまりSODとグルタチオンペルオキシダーゼ（GSH

‐Px）の血液濃度が大量に増え、フリーラジカルのマクロンジアルデヒド（MDA）の濃度が非常に低くなった（ジンら一九九八）。

骨細胞を増やす短期被曝

骨折を治療するために、骨細胞へ二〇ヘルツの刺激を与える治療法が、整形外科でこの一〇年間使われている。被曝量と時間を制限した電磁波被曝は、炎症の治療にも利用されている。タブラー（一九九〇）は、骨粗鬆症になりそうな女性をパルス波の磁場に一二週間被曝させると、症状が大幅に改善することを発見した。メイヤータッシュ（一九九五）は、電磁波に被曝すると、細胞間のカルシウムイオン濃度が二分以内に増えることを明らかにした。ベイウィンとエィディ（一九七六）が、神経細胞を超低周波電磁波に被曝させたところと、一六ヘルツでカルシウムイオンを大量に排出したが、五ヘルツでは排出しなかった。最大電圧勾配が一〇万分の一ボルト／mの低い磁場に被爆すると、人間の造骨細胞でカルシウムイオンネット（訳注・通常より多くのカルシウムイオンを得た骨細胞）に流れるカルシウムイオンの量が増えることを、フィッツシモンズら（一九九四）は証明した。カルシウムイオンネットへ流れるカルシウムイオンの増加は、一五・三〜一六・三ヘルツ帯のピークで決まり、ベイウィンとエィディの結論を強く立証した。ロシアの放射能事故の被害者は、二〇〜八〇ヘルツ、一〜二ミリボルト／㎝の治療効果がある電磁波を一〇分間浴びている（マカロフ一九九五）。電磁波に被曝した細胞は、カルシウムイオンとサイクリックAMP（訳注・アデノシン環状リン酸。酵素の活性を調整し、ホルモンの分泌に関わる）を一分以内に増やす。細胞骨格が再構築され、細胞発現の準備段階でDNAの合成が増える。電磁波の強さに応じて決まるDNA合成は非単核細胞型であり、合成量は最高で一・五〜二一・〇倍に増える。さらに、DNA合成量が増える電磁場の強さは、各細胞タイプ（骨、軟骨、皮膚）で差があり、最も増える強度は細胞によっても違う（ビンダーマンら一九八五）。ブライトンら（二〇〇一）は、静電気蓄積（訳注・細胞膜の間などに電荷が貯まること）か誘導結合（訳注・二つの電気回路間が電磁誘導によってつながるような結合）、または電磁場のどれかに骨細胞が被曝すると、信号変換が行われ生化学的経路が活性化すると発表した。これらの三つの信号はどれも、全ての時点（三〇分〜二四時間）でDNAの量を増やすが、静電気蓄積の結合では、DNAは各段階で増える。この場合は最初に、細胞膜の電圧ゲートであるカルシウムイオンチャンネルを通って、カルシウムイオンが細胞内に流入する。一方、電磁誘導と電磁波の場合では、最初は細胞間のカルシウムイオンの蓄積量が減る。最後の経路は、三つの信号はどれも似ている。サイトソル（訳注・細胞質の液性媒質）のカルシウムイオンが増え、細胞骨格のカルモジュリン（訳注・細胞機能を調節するカルシウム結合蛋白質）を活性化し、細胞膜に結合した酵素をしだいに活性化する。

ソラッゾら（一九九七）は、弱いパルスを出す超低周波電磁波が、培養した正常な細胞や骨のガン（骨肉腫）細胞の成長にどのような影響を与えるかを調べた。二種類の培養細胞に、子牛の血清（成分を成長させる抽出物）を一〇％加え、七五ヘルツで一・三ミリ秒のパルス波に、異なる期間被曝させた。培養細胞の成長は、放射性基（3H - チミジン、四つのDNA基の外にある）の吸収量で測定し、洗った細胞で測定した放射性物質の増加を分析した。被曝から二四時間後、正常な骨細胞は子牛血清を一〇％加えた場合だけ成長し、〇・五％では成長しなかった。被曝した骨のガン細胞は、血清を一〇％加えた場合だけ成長し、〇・五％を補った場合と、血清が全くない状態では成長しなかった。

電磁波で染色体が傷つき、ガンになる？

一九七〇年代のガン発生に関する一般的な見解は「発ガン性の変異はひんぱんに起きるが、変異細胞のほとんどは免疫系に破壊される」というものだった。今では、免疫系がガンの始まりを破壊するというより、免疫系が弱ったり抑制されたりするとガンが現われるということが、よく知られるようになっている。ノルデンソンら（一九八四）は、発電所で働く労働者（喫煙者と非喫煙者を含む）の間で、血中白血球の染色体破壊率が高いことを発見した。彼らはその後の研究（一九八八）で、異常な染色体の発生率も高いことを確認した。カーリルら（一九九三）は、エジプトの第二変電所で被曝した労働者の間で、細胞異常型の発生率が高いことと、細胞分裂率が低いことを発見した。しかし喫煙者の間でさえ、姉妹染色分体交換率（訳注・一つの染色体から分かれた二本の染色体が組み換えによって部分的に交換され再結合する率。変異原生などで誘発される）は増えず、被曝期間の影響との関連性は見つからなかった。

スベデンストールら（一九九九）は、磁束密度が八マイクロテスラ（八〇ミリガウス）、五〇ヘルツの電力線にマウスを屋外被曝させ、他の汚染物質と同じような遺伝子毒性があることを証明した。主な影響として、二〇日後に単核細胞白血球が大幅に減少し、三二日後にDNAダメージが非常に多く発生した。ベニーアッシュビルら（一九九一）は、マウスに化学的発ガン性物質・MNUを加え、一日当たり三〇分間または三時間のペースで、二〇マイクロテスラ（二〇〇ミリガウス）の直流か交流（五〇／六〇ヘルツ）の電磁波に二年間被曝させた。交流電磁場へ一日当たり三時間被曝させた場合だけ、腫瘍が増えた。直流電磁場に被曝させた場合、DNA損傷は見られなかったが、一日当たり三時間被曝させたマウスは腫瘍が増えた。

ロイシャーら（一九九三）は、ラットに化学的発ガン性物質のジメチルベンゾアントラセン（DMBA）を加え、一〇〇マイクロテスラ（一ガウス）、五〇ヘルツの電磁波に九一日間被曝させて、乳ガンを発生させた。被曝したマウスは腫瘍が大量に増え、顕微鏡観察によって、肉眼では発見できなかった小さな腫瘍がたくさんあることがわかった。彼ら（一九九五）の後の研究で、化学的に誘発された乳ガンは長期間にわたる電磁波被曝で促進され、その程度は被曝頻度に直接関係があることがわかった。バウムら（一九九五）は、ロイシャーらの研究（一九九三）を調べ、被曝はガンの病巣を増やさないが、DMBA処理で誘発された成長を促進する、と結論を出した。エクストロームら（一九九八）は、DMBAに誘発された乳ガンが、強力な交流電磁波によって促進されるかどうかテストした。彼らは五二日目と一週間後に、ラットへ七ミリグラムのDMBAを与え、一五秒ごとにオン・オフが切り変わる五〇ヘルツで〇・二五ミリテスラ（二・五ガウス）か〇・五ミリテスラ（五ガウス）の電磁場のどちらかに、一日当たり一九〜二一時間のペースで二五週間被曝させた。次に、腫瘍の発生率やその数、体積、重量を測定した。化学処理して被曝させたラットの約七〇％で腫瘍が発生し、化学処理したが被曝していないラットの腫瘍発生率は七一・八％だった。被曝ラットと被曝していないラットの腫瘍発生率の差はわずかで、重要な違いは見られなかった。

ライとシン（一九九七）は、六〇ヘルツのパルスを出す一〇〇マイクロテスラ（一ガウス）、二五〇マイクロテスラ（二・五ガウス）、五〇〇マイクロテスラ（五ガウス）の電磁場にラットを二時間被曝させた。被曝終了から四時間後に脳細胞を摘出し、DNA鎖破壊を探したところ、発生率増加が確認された。シェーンら（一九九七）は、生まれたばかりのマウスにDMBAを注入し、その二週間後に、マウスを一〇〇〇マイクロテスラ（一〇ガウス）、五〇ヘルツの電磁波に、一日当たり三時間、週に六日間のペースで、三三週間被曝させた。被曝終了後、被曝したマウスと被曝していないマウスの腫瘍発生率に差は現われなかった。例えば、強力な電磁場に被曝したマウスでさえ、化学的に誘発されたリンパ腫の成長が促進されることはなかった。コアナら（一九九七）は、キイロショジョウバエに、五テスラ（五万ガウス）の強力な電磁場に被曝させると、染色体の再結合率が増えることを証明した。しかし、ビタミンＥ（抗酸化物質）を与え、被曝させなかった対照群のハエでは、このような増加は起きなかった。

周波数とガンの関係

グッドマンとシャーリーヘンダーソン（一九九一）は、前述したように、パルス状電磁波が、ガン遺伝子ｍｙｃの発現（たとえば、ＤＮＡからｍＲＮＡへの転写）や、「電磁窓」周波数の強さと被曝期間の長さで決まるｍＲＮＡ上の蛋白質の遺伝情報の翻訳に影響を与えることを発見した。超低周波電磁波に人間の細胞が被曝すると、いくつかのガン遺伝子（細胞分裂で活性化する）発現が安定し、時間がたっても変わらない状態（定常状態）を増やすという過去の結果を、カラバーシアンら（一九九四）は検証した。カルシウムイオン流入で誘導された変化によって、電磁信号が増幅し、遺伝子活性を高めることができると彼らは発表している。細胞の外部にある微量のカルシウムイオンに細胞が曝されると、ガン遺伝子のｃ‐ｆｏｓやｃ‐ｍｙｃの転写レベルが安定する。これは、電磁波に被曝した細胞反応において、カルシウムイオンが一定の役割を果たしていることを裏付けている。

ウエストら（一九九六）は、六〇ヘルツで一マイクロテスラ（一〇ミリガウス）、一〇マイクロテスラ（一〇〇ミリガウス）、一〇〇マイクロテスラ（一ガウス）の電磁場に被曝させると、培養細胞がガンに変わる悪性転換が起きることを発見した。これらの電磁場は、電磁場の強度とは関係なくガン細胞の成長を促進する。メヴィセンら（一九九五）は、ガン細胞の標識であるオルニチン脱炭素酵素（ＯＤＣ）の酵素活性が増えることを明らかにした。この酵素は、ＤＮＡ合成や遺伝子発現、細胞増殖に必要なポリアミン（訳注・アミノ基を二つ以上持つアミノ酸の総称）の合成率を決める。ＯＤＣの活性は、動物が化学的発ガン性物質に曝露した後で増えるが、電磁場に被曝しても、ＯＤＣ活性が増えるのだろうか。彼らはラットを、五〇マイクロテスラ（五〇〇ミリガウス）、五〇ヘルツの電磁場に六週間被曝させるか、発ガン性物質のＤＭＢＡを与えるか、またはＤＭＢＡと電磁波の両方に曝露させる実験をした。電磁波やＤＭＢＡに曝すと、乳腺と脾臓細胞でＯＤＣ活性が二倍に増えたが、肝臓や小腸、骨髄、耳の皮膚細胞では増えなかった。電磁場とＤＭＢＡの両方に曝すと、どちらか一方だけに曝した場合より曝露量が増えても、ＯＤＣの活性は増えなかった。このことからも電磁場は、ガンのような腫瘍の成長を促進することができると言えるだろう。リトヴィッツら（一九九四）が、エネルギー吸収比（ＳＡＲ値）二・五ワット／kgの超低周波で変調したＡＭラジオ波（正弦波）に、培養細胞を被曝させたところ、ＯＤＣ活性は二倍に増えた（詳細は第七章）。ちなみに、携帯電話の電磁波に培養細胞を被曝させても、同じような影響が現われる。

送電線の近くに住むのは危険か

ワルトハイマーとリーパー（一九七九）はコロラド州デンバーで、白血病と脳腫瘍になった子どもの症例三四四例を調べるというパイオニア的な研究を行った。発症した子どものほとんどが電力線のすぐ近くに住み、電磁場の強度は四〜二五ミリガウスだった。白血病の発症率は約三倍（九五％信頼区間一・八〜四・九）、脳腫瘍は二・四倍（同様の信頼区間）だった。フルトンら（一九八〇）はロードアイランド州で、白血病が成長するリスクと住居の間に関連性を見つけようとしたが失敗した。その後の研究でワルトハイマーとリーパーは、あらゆるガンと脳腫瘍発症率は増加するが、白血病は増えないと発表した（一九八二）。

マクダウェル（一九八六）はイギリスで、高圧送電線の側に住む住民と、ガンや白血病、乳ガンとの関係性を調べたが、何も見つけられなかった。トーメニウス（一九八六）は二〇〇キロボルトの電力線周辺に住む住民の間で、さまざまなガンの発症率が高いことを発見したが、白血病や脳腫瘍の高発症率は確認できなかった。サヴィッツら（一九八八）は、高圧電力線周辺では電力線に近いほど、住民の白血病と脳腫瘍の発症率が高いことに気づいたが、電場や磁場の量との関係は確認できなかった。サヴィッツとフェインゴールゴ（一九八九）は、交通量が多い道路周辺に住む大人や子どもの間で、白血病やガン発症率がかなり高いことを明らかにした。ロンドンら（一九九一）は、電力線周辺に住むことと白血病発症率の増加には関連性があったが、測定された電磁場強度に従ってリスクが増えることはなかった、と発表した。また、測定された磁場強度と電線の磁場強度分類ランクは一致したが、電場はそうではなかった。

ドールら（一九九二）は、超低周波と無線周波数が、子どもの白血病やあらゆるガンの発生率を増やすことを発見した。ハッチンソン（一九九二）は、電磁場周辺で被曝すると、子どもの脳腫瘍発症率が増えるが、白血病やリンパ腫は増えないと発表した。アールボムら（一九九三）は、電磁波への被曝が小児白血病の発症率をいくらか高めるものの、中枢神経ガンやリンパ腫、そのほかのガンは大幅に増えないことを確認した。ウォッシュバーンら（一九九四）は、高圧送電線の近くで、小児白血病と脳腫瘍が増えるが、リンパ腫は増えないことを発見した。ヴェルカサローら（一九九三）は、フィンランドで電力線から五〇

表1　電力線周辺に住む子どもたちの発ガンのオッズ比（マクブライド1995）

出典	白血病	脳腫瘍
ワルトハイマーとリーパー（1979）	2.98（1.8 ～ 4.9）	2.4（1.8 ～ 4.9）
フルトン（1980）	1.09（0.7 ～ 1.6）	測定なし
サヴィッツら（1988）	1.54（0.9 ～ 2.8）	2.04（1.1 ～ 3.8）
シューヅら（2001）	3.21（1.33 ～ 7.8）	測定なし

○メートル以内に住む子どもの間で、ガン発症率が高いことを確認できなかった。一一○キロボルト以上の電力線を基に電磁波強度が推計され、そのほかの発生源は無視された（数値は平均され、蓄積された）。平均被曝○・二マイクロテスラ（二ミリガウス）以上、蓄積被曝○・五マイクロテスラ（五ミリガウス）／年だと、小児ガン発症率は増えなかった。脳腫瘍の発症率は男子の間で高かったが、女子はそうではなかった。また、性別に関係なく発症率が高い白血病やリンパ腫などのガンは見られなかった。

オルセンら（一九九三）は、○・二五マイクロテスラ（二・五ミリガウス）以下の電磁波に被曝した子どもたちを調べたが、白血病や脳腫瘍、リンパ腫の増加を発見できなかった。しかし○・四マイクロテスラ（四ミリガウス）になると、白血病や脳腫瘍、リンパ腫以外のあらゆるガンが子どもたちに増える。フェイッチングとアールボム（一九九三）は、バックグラウンドが○・二マイクロテスラ（二ミリガウス）以上ある電力線周辺の住宅地に住む子どもたちの間で、白血病の発症率が増加しているが、脳腫瘍は増えていないと発表した。ジョーンズら（一九九三）は、前述したワルトハイマーとリーパー（一九七九）、サヴィッツら（一九九八）やロンドンら（一九九一）の小児ガンが増加しているという結論を酷評したが、富裕層が多い地域で調査した結果なので、電力線からの距離を誤解した可能性がある。サールら

（一九九四）は、電力線周辺の住民の関係性を裏付けたが、小児白血病を発生させることもあるウィルスに感染する可能性については調べていなかった。ウィルスへの感染が増えるのは、子どもの免疫系を抑制する電磁波バックグラウンドに原因があるだろう。プールとオゾノフ（一九九六）は、電磁場被曝の疫学データを集め、脳腫瘍よりも白血病が発症しやすいことを示した。マクブライド（一九九五）は、住環境で被曝する子どもたちのリスクの増加を比較し、さまざまな研究を表1のようにまとめた。

セリオールら（一九九七）は、四九ボルトの電力線から、五〇メートルと二五メートルの距離で、二～一〇ミリガウスの電磁波に被曝した場合の白血病の居住リスクを研究した。二ミリガウスで予想発症率（オッズ比）は一・三倍になった（九五％信頼区間一・〇～一・七）。大人も子供も、バックグラウンド値が上るにつれて発症リスクが増え、離れるほど減少した。この結果から、電磁波と白血病のリスクに関係があることが立証された。

ミカエリスら（一九九八）はドイツで、急性白血病と診断された一七六人の子どもと、対照群として健康な四一四人の子どもの家を、一九九二～一九九六年までの間に二四時間測定をした。〇・二マイクロテスラ（二ミリガウス）以上の電磁場に被曝した被験者は、統計上の調整をした上で、より弱い電磁場へ被曝した子どもたちと比べられた。強力な電磁場で白血病になる予想発症率（オッズ比）は、弱い電磁場の二・三倍（九五％信頼区間〇・八～六・七）だった。シューヅら（二〇〇一）はドイツで、住宅地の電力磁場が〇・二マイクロテスラ（二ミリガウス）以上だと、小児白血病のリスクが三・二一倍（九五％信頼区間一・三三～七・八〇）に増えることを明らかにした。磁場測定の判断は、一晩中続けて測定した値に基づいている。磁場が〇・二マイクロテスラ（二ミリガウス）以上の住宅地はドイツでは珍しいので、一般的な影響は小さいようだ。さらにその後の研究で、シューヅら（二〇〇一）は、小児中枢神経腫瘍のリスク要因に関する後の研究で、胎児期と出生後の状況が、小児中枢神経腫瘍の病因にある程度関わっていることも発見した。ビアンチーら（二〇〇〇）は、住宅地での磁場被曝によって、白血病の予想発症率（オッズ比）が四倍に増えると述べている。

職業被爆の危険性

ライトら（一九八二）は、電気関係労働者の間では急性白血病が増えているが、慢性白血病は増えていないと発表した。バストゥージ・ガーリンら（一九九〇）は、溶接作業を行わない電気技術者の間で、急性白血病の発症率が高いことを発表したが、強い電磁場に被曝する溶接工の場合は、有意な増加率は立証できなかった。タインスとアンダーソン（一九九〇）はノルウェーで、電気系専門職の男性に乳ガン発症率が増えていることを発見した。カートジャニエンとクナーフ（一九九五）はデンマークで、電話作業員の男女に乳ガン発症率が増えていることを明らかにした。デメールら（一九九一）は、被曝状況が記録されている電気系専門職の男性、おもに何年間も被曝している配線作業員や発電所のオペレーターに、乳ガン発症率の増えていることに気づいた。フローデルスら（一九九三）は、スウェーデンの電気作業員の間で白血病発症率が増えているが、診断される前の一〇年間で脳腫瘍は増えていないことを発見した。後の研究で彼らは（フローデルスら一九九四）、慢性リンパ性白血病、急性骨髄性白血病（ＡＭＬ）、リンパ腫の発症率が最初の一〇年間でわずかに増えているが、それ以降は増加していないことを発見した。乳ガンや下垂体ガンの発症率も、最初の一〇年間でのみいくらか増えていた。

ギュネルら（一九九三）はデンマークで、五〇ヘルツの電磁場に被曝している工場労働者には、乳ガン、悪性リンパ腫、脳腫瘍の発症率が非常に高いと発表した。白血病発症率は、強力な電磁場に被曝した男性の間でだけ高かった。セリオールら（一九九四）は、職業被曝の発ガンリスクを一九年間調査した。その結果、三・一マイクロテスラ（三一ミリガウス）年数（訳注・マイクロテスラ年数とは、被曝量が「被曝量×年数」に比例すると考えられる場合に使う単位）以下の被曝蓄積では、急性の非リンパ性白血病や急性骨髄性白血病の発症率を高くするが、被曝量依存性やほかのガンとの関係性は見つからなかった。アームストロングら（一九九四）は、セリオールらのデータを解析し、肺ガン発症率の大幅な増加を明らかにした。その解析結果はたいへん有意義なものだったが、ほかの種類のガンには関係性が見つからなかった。ローゼンバウムら（一九九四）はニューヨーク市の記録から、電磁波よりも高熱に曝される機会が多い男性労働者に乳ガンが増えていると発表した。ルーミスら（一九九四）はアメリカの記録を調べ、専門職の男性と一緒に働いて被曝した女性の間で、乳ガン発症率が増えていることに気づいた。しかしこれらの女性は、病院を受診して生殖器官の病気を治療し、その結果乳ガンの発症率が高まったのだと仮定された。タイネスら（一九九四）は、ノルウェーの記録を再調査し、一〜八マイクロテスラ（一〇〜八〇ミリガウス）から一〇〇〜二〇〇マイクロテスラ（一〜二ガウス）以下の職業被曝は、白血病、リンパ腫、脳腫瘍などのガン発症率をそれほど増やさないことを発見した。しかし、年間に三五マイクロテスラ（三五〇ミリガウス）年数以上の蓄積量に被曝する労働者は、悪性黒色腫の発症率だけが増えた。カイフェッツら（一九九五）は、電気系専門職の間で脳腫瘍のリスクが一・二倍に増えることに気づいた。後の研究で彼女ら（一九九七）は、電場への被曝と白血病リスクの関係を明らかにした。

フェイチングら（一九九七）は、職業被曝によって急性骨髄性白血病と慢性リンパ性白血病のリスクが一・七倍になると発表した。また、〇・二マイクロテスラ（二ミリガウス）以上の電磁場に自宅で被曝すると、白血病のリスクが一・三倍に増え、さらに急性・慢性骨髄性白血病も増える。電気系専門職に就いている人が自宅で強い電磁場に被曝すると、白血病のリスクが三・七倍になり、中枢神経ガンも同様に増える。

電磁波の他に工業系の化学的汚染物質にも曝されていると、アマチュア無線オペレーターで二・二倍（九五％信頼区間〇・七〜六・六）、レーダー・オペレーターで二・〇倍（九五％信頼区間〇・三〜一四・二）、電気と通信の技術者で二・三倍（九五％信頼区間〇・八〜六・七）発症リスクが増えることを、ハーデルら（一九九八）は明らかにした。また、ビデオ・ディスプレイ部品の作業員は、一・五倍（九五％信頼区間〇・九八〜二・三）で、四八〇日間働くとそのリスクは一・八倍（九五％信頼区間一・一〜三・二）になるが、これらの見積もりのなかには被曝した被験者が少ないものがあるので、後に研究が行われるまではあいまいな影響を与えることだろう。ウェイら（二〇〇〇）は、化学的発ガン性物質（ムスカリン性カルバコール、またはホルボール・エステルPMA）を与えて、強力な磁場（〇・三〜一・二ガウス）に三〜七二時間被曝させると、人間の脳腫瘍が細胞増殖（星状膠細胞腫）を起こすかどうかを研究した。細胞増殖は、細胞のDNAの中に放射性DNA基（3H - チミジン）を入れることで測定した。星状膠細胞腫（訳注・中枢神経細胞から発生する腫瘍）は、六〇ヘルツの正弦磁場への被曝時間と量に応じて増加した。その上これらの磁場は、二つの発ガン性物質の効果を大幅に高くした。この結果は、磁場被曝と脳腫瘍の間にある疫学的な関連性を裏付ける生物学的な基盤になるだろう。

ところでアルツハイマー病は、職業被曝で増えるという話は本当なのだろうか。衣類、靴、テントなどを製造する工場労働者や仕立屋の間で、アルツハイマー病の発症率が高いという報告（一九九四、出典不明）が、この話の出所になっている。ソーヴエルら（一九九六）は、ミシン作業員の間でアルツハイマー病が増えていることを示し、その原因はモーターの電磁波に被曝したせいだと考えた。サヴィッツとルーミス（一九九八）は、電気技術者の死亡記録を再調査した。主な死因は、アルツハイマー病が二五六人、パーキンソン病が一六八人、筋萎縮性側索硬化症（ルーゲーリック症ともいう。以下ＡＬＳ）が一一四人だった。対照群として、白血病や脳腫瘍、乳ガン以外の原因で死んだ人を選んで比較したところ、これらの病気の全死亡リスク（調整済み）は、アルツハイマー病が一・二倍、パーキンソン病が一・一倍、ＡＬＳが一・三倍だった。しかし、職業ごとに分類すると、もっとも差が大きいのはＡＬＳによる死亡で、リスクは二～五倍に上昇する。これらの三つの病気のリスクがもっとも高いのは、発電所の労働者だった。ソーヴェルとダヴァニプウル（一九九六）は、ミシンのモーターからの職業被曝によって、βアミロイド（訳注・病的条件下で組織・細胞に沈着する蛋白質）の生産が増え、結果的にアルツハイマー病を発症させるのだろうと示唆している。

老化に伴う病気は、アルツハイマー病のほかにもたくさんある。老人性痴呆症を含むパーキンソン病、狭心症、関節の腫れ、関節炎、リウマチ、ＡＬＳ、ぜん息、アルツハイマー性動脈硬化、注意欠陥多動障害（ＡＤＤ）、記憶喪失、歯ぐきの出血、内臓の出血、ただれ、白内障、循環障害、肝臓損傷、肝炎、手足の冷感、成人性糖尿病（Ⅱ型）、浮腫、疲労、花粉症、高血圧、心臓発作、バクテリア性感染症、水虫、またはそのほかの感染症、概日障害（時差ぼけ）、性的機能不全、生理不順、頭痛、偏頭痛、多発性硬化症、夜盲症、静脈の腫れ、痔、静脈炎、塞栓症、凝血塊（血栓症）、循環器障害、脳卒中、前立腺障害、乾癬、網膜症、プレッシャーやストレスからのダメージ、免疫系機能不全（感染症になりやすい）、バクテリア性やウィルス性の病気、ガンなどだ。ただの虚弱や疲労、そして病気やけがからの回復が遅いのも、過剰なフリーラジカルが原因だ。このような過剰は免疫系の強い活性化が原因かもしれない。そしてフリーラジカルを減らす抗酸化物質を消耗させ、不足させることになる。

職業上の電磁波被曝と、ALSや老人性痴呆症、パーキンソン病、アルツハイマー病などの中枢神経の病気を増加させるリスクを、ヨハンセン（二〇〇〇）は調査した。彼のコホート研究は、一九〇〇～一九九三年のデンマークの記録から得た三万六三一人の従業員の有効なデータを含んでいる。全国的な診断記録にリンクしているこのデータと、一九七八～一九九三年に診断された症例数とが比較された。老人性痴呆症と運動神経病を併発するリスク増加は、電磁場被曝の平均レベルと相関していた。パーキンソン病やアルツハイマー病、その他の中枢神経の病気は、被曝とは関係ないように思われた。てんかんのリスクは職場内部で比べると増加するが、一般市民と比べると減少するので、おそらく「健康な労働者」の影響（訳注・一般に労働者は健康管理されているので、リスクが低く現われることが多い）が反映されているのだろう。アールボム（二〇〇一）は再評価を行い、対象に電磁波被曝の調査データと神経退行性変成病、抑鬱性の症状、自殺を加えた。アルツハイマー病に関わるデータの解析結果は、ALSより関連性が弱いようだった。自殺率は低く、抑鬱性の症状も軽いようだが、パーキンソン病については充分なデータがなかった。

コッコら（一九九八）は、アメリカの一九八四～一九九二年間における四五〇万人の死亡診断書から、さまざまな職業の男女二万八四一一六例をコホート研究用に選んだ。このデータから、産業労働者の早期死亡率が、人種や年齢に関わらず、一貫して増えていることがわかった。主な職業は、繊維産業関係や製紙工場、印刷や出版、ガソリン精製、自動車工場、通信や電気、デパートや健康サービス業の労働者、そして小学校や高校、短大、大学の教師などだ。中枢神経ガンから死亡するリスクは、教育行政とそれに関わる専門職、高校教師やほかの教育者、そして医療専門家の間で高くなっている。専門知識が必要な工場労働者のリスクが穏やかに増えるのは、一般の人と接触する機会があることと、有機溶剤への曝露が原因だろう。なかには職業被曝とある種のガンの関係を示唆するデータもあるが、職業上の電磁波曝曝は、中枢神経ガンの死亡リスク増加と関連性がない。農業従事者が電磁波に被曝すると、白人男女の間でリスクが非常に高くなる。「非電気系」専門職は、電磁場への被曝がしばしば許容基準量を超えている。肩書きのある地位にいる多くの教師や、医者、看護婦などの医療関係者は、ストレスに悩まされている。ストレスはフリーラジカルを生み、神経系やその他の器官を傷つける（第五章参照）。上記データは、家にいたり働きに出かけたりするよりも、計算上のリスクが高いことを強く示している。職業被曝で増えたリスクを、マックブライド（一九九五）は表2のようにまとめた

マットスとコイフマン（一九九六）はブラジルで、被曝するとあらゆるガンの死亡率が一・一倍に、咽頭ガン死亡率が二・四倍になるという結果を得て、過去の研究結果を裏付けた。死亡率が若干高いのは、口腔ガン、咽頭ガン、前立腺ガン、膀胱ガン、脳腫瘍、ホジキン病（訳注・悪性リンパ種の一種）だ。被曝者が膀胱ガンで死亡するリスクは四・一七倍、脳腫瘍は七・七倍、ホジキン病は五・五五倍だ。電気関係と石油化学製品（ガソリン精製と化学工場）労働者の死亡率を比較すると、石油化学製品関係者の死亡率は咽頭ガンが三・五一倍、膀胱ガンが七・五三倍と高いが、脳腫瘍は〇・七四倍だった。しかし対照群の人数などのせいで誤りがいくつかあり、これらの結果は全体として、他の研究結果を裏付けてはいない。

シュローダーとサヴィッツ（一九九七）は、一三万八九〇五人の電気系の補修作業員を調べ、職業被曝

表2　脳や中枢神経ガンになる職業被曝のリスク（マックブライド1995）

出典	限定された被曝者	相対リスク比（倍）
プレストンマーティンら（1982）	電気技師 技術者	1.4 1.3
リンら（1985）	電磁場の明らかな影響 電磁場影響の可能性	2.2 2.0
ミルハム（1985）	被曝 電気技師	1.2 1.5
コーガンら（1986）	電機系設計技師	1.9
トーマスら（1987）	電磁場被曝 電気・電子工学関係者	1.6 2.3
スピールスら（1988）	電気関係者 電磁場被曝の可能性 おそらく電磁場に被曝 明らかに電磁場に被曝	2.1 1.2 2.9 無限大
ピアースら（1989）	電機系労働者	1.0
ルーミスとサヴイッツ（1990）	電機系職業	1.4

によって非ホジキンリンパ腫（ＮＨＬ）や、多発性骨髄腫の死亡率が高くなっていることを発見した。就労期間が二〇年以内の電気系専門職と同じように、比較的症状の軽いＮＨＬ症患者を含めた全ＮＨＬ症患者から、肯定的な関係が見つかっている。被曝が蓄積すると発症率が増加するので、ＮＨＬ症になる他のリスク要因は少なくなる。診断以前に一〇～二〇年間被曝していた従業員を調べると、それほど重くない病状になるリスク要因は三・七倍で、重病になるリスクは二・三倍だ。被曝期間と症状の重さとの関連性は証明されておらず、原因となる関連性の中には詳細がまだわからないものがいくつかある。

生殖器官への影響

アサノヴァとラコフ（一九九六）は、職業

被曝した電気系労働者が精力減退に悩んでいると報告した。電磁場に被曝した電気技師のうち、何人かの精子形成が傷ついた、とコウエンホーフェンら（一九六七）が報告していることを、ウィッターら（一九八七）は紹介している。ジュッテライネンら（一九九三）は、住宅の電磁波バックグラウンド値（五〇ヘルツ）が高いと、胎児が成長する段階で流産率が高くなることに気づいた。

一方、ロウケイロール（一九九三）は、生殖や奇形、避けられないガンの発生や発ガンの発達促進などに関わる、電磁波の役割を見つけることができなかった。メヴィセンら（一九九四）は、電磁場被曝によって奇形や流産が起きる可能性を調べるためにラットで実験した。彼らは妊娠したラットを、五〇ヘルツ、三〇マイクロテスラ（三〇〇ミリガウス）の直流・交流電磁場のどちらかに一～二〇日間被曝させた。その結果、強い直流電磁場に被曝すると流産率は高くなったが、交流電磁場では増えなかった。コワルツクら（一九九五）は、雄のマウスを一万マイクロテスラ（一〇〇ガウス）、五〇ヘルツの電磁波に八週間被曝させた。被曝後、これらの雄は雌と、それぞれ違う時に交尾させたが、妊娠率や新生児の生存に、大きな差は現われなかった。

ペースメーカー使用者のリスク

職業被曝基準（不明一九九四）では、ペースメーカー使用者が六〇ヘルツ、一〇〇マイクロテスラ（一ガウス）以下の電磁場で働くことを認めているが、一般被曝基準では一〇〇〇マイクロテスラ（一〇ガウス）まで認められている。この二つの数値はどちらも、あまりにも高すぎるようだ。単極ペースメーカーは、両極型より障害に敏感なので、普通の使用状態でも誤作動を起こすだろう（アストリッジら一九九三）。あなたのペースメーカーが両極型だったとしても、あらゆる電磁場や携帯電話を含む全ての周波数から離れるべきだ。

第四章　パソコン操作は体に悪い？

電磁場以外の健康影響

コンピューターは精神的にも肉体的にもダメージを与える。モニターの前に座って、一定の動作を繰り返しながら不鮮明な文字を読む作業が長時間続くと、体に負担がかかるからだ。コンピューターから受ける軽度の損傷はたくさんあるが、どのダメージもしだいに重くなり、他の病気を悪化させる。すぐに治療しなければ、生活に支障が出るほど病気が進行するだろう。

スクリーンは二次元のものを三次元であるかのように見せるので、テキストは印刷物に比べると不鮮明で、読んでいると辛くなり、うんざりするだろう。目は疲れ、痛み、乾き、テキストをさらにぼやけさせ、後頭部で頭痛が起きる。キー操作を繰り返していると、腕や肩の関節、神経、筋肉、腱、靱帯が傷つく。キーを操作する時間が長くなると、さらにダメージを感じるにちがいない。普通のパソコンのキーボードは、キーが非常に密集しているが、そのなかでも人間工学的に最悪なのは、ラップトップ式パソコンのキーボードだ。ラップトップを使うのは、どうしても避けられない場合に限るべきだ。

身体の不調を知らせる最初のサインは疲労感で、その後、本当の健康被害に変わる。人間の生理や行動の特性に合わせた人間工学的な操作をしないと、精神的・肉体的な健康被害が悪化する。背中で動き収縮する椎間板や関節が強ばり、目の焦点が合わせにくくなったり、痛みが起きて昔のケガを思い出すようになるかもしれない。コンピューターによる損傷でもっとも有名なのは手根管《しゅこんかん》症候群（CTS。訳注・手首の関節で神経が圧迫されて起きる神経障害）で、日常的に同じキー操作を繰り返す人が発症しやすい。ただしこの疾患は、反復運動損傷（RSI。訳注・筋肉や靱帯を酷使することで起きる）など、他にもたくさんある損傷の一つにすぎない。

コンピューターのそばで、休憩をとらずに長時間スクリーンを見続けると、スクリーン上で眼の焦点を合わせにくくなるので、眼の健康問題が起きやすくなる。まぶしい照明やスクリーンの反射、近距離での電磁波被曝なども、視力を悪化させる原因だ。被曝によって生まれたフリーラジカルは、化学的汚染物質や、電離・非電離放射線によって作られたフリーラジカルに加わり、さらに体を傷つける。その上、仕事やきついスケジュールのせいで、ストレスと緊張が加えられるため、ほとんどの人がコンピューター操作でダメージを受けている。ふだんはその損傷に気づいていないか、無視しているだけだ。

わたしたちの祖先は、現代のように長い間座っていることはなかった。座っているせいで起きる損傷の程度は、座っている時間で決まる。前屈みの姿勢を続けていると、体の表面や内蔵の血管が圧迫され、血液供給が妨げられる。体にぴったりと合った下着や、携帯電話や財布、車のキーなどをポケットに入れたままジャケットを着ていると、内臓や筋肉、血管が圧迫され、内臓や下半身への血液供給が妨げられるので、細胞から酸素が奪われて無酸素状態になり、乳酸などの排出物が蓄積する。乳酸は神経や筋肉、関節で痛みを発生させ、疲労を感じさせる。このような損傷が毎日繰り返されると病気につながる。男性の場合、硬い木の椅子などに長い間座っていると、前立腺や睾丸が圧迫される。このような状況は前立腺のトラブルを増やすし、睾丸が温められるので精子数や受精率の低下、勃起や性的衝動の減少につながるだろう。

眼のトラブルに気づかずに、スクリーンの方へ前屈みになって座っていれば、どんなに人間工学で高価なキーボードや椅子を使っていても、背中に異常が起きるだろう。背筋を伸ばさずに座っていると側湾症になり、脊柱の間の椎間板が押しつぶされて縮んでしまう。すると脊柱は、脊髄から手足につながる神経を圧迫し、神経は傷つけられ、足のしびれやアリが這うような感じの注意信号を送る。このような治療できない状態は、しだいに悪化して一生続く障害になるかもしれない。側湾症は、おもに肥満児に起きやすい。圧迫によって椎間板が収縮し、ヘルニアになり、椎間板のゼリー状の内容物が漏れ出す。次に脊柱が接近し、脊髄から出る神経を強く圧迫し、体全体が麻痺してしまう。背中や手足、内臓、関節の痛みは、身体の動きを制限するだろう。脊柱へのダメージを自覚し、人間工学的に操作すれば、ほとんどの損傷を簡単に防ぐことができる。背筋を伸ばして座るだけで、辛い病気や麻痺、高い治療費の支払いを避けられるだろう。

エアコンや気候のせいで乾燥した家庭やオフィスでは、呼吸器や眼だけでなく、体全体が乾燥する。スクリーンを長時間見ていたり、まばたきが少ない場合はドライアイになりやすいし、水分の摂取が足りなかったり下痢や関節性炎症を起こしていると脱水症が増える。一般的に、下痢をした人は何も感じないか、ドライアイを無視しがちだが、体の中では腎臓をはじめ内臓や血管系、神経系がダメージを受けている。

八〇%以上の人が、眼の健康問題にコンピューターが関わっていることを知らない。実際には、パソコン使用者全員が眼のトラブルを経験しているのに、疲労のせいだと思いこんでいる。焦点が合わせにくくなると、眼の圧迫や疲労、虚弱が発生する。スクリーンやその近くにある書類への照明が不適切だと、やはり眼を傷つける。暗すぎる、または明るすぎる照明や、窓から差し込む光が反射するようなスクリーンも眼に有害だ。ほとんどのスクリーンは明るすぎるので、眼を傷つけるだけでなく、スクリーンの寿命も縮めてしまう。ムラタら（一九九二）は、日本のコンピューター・オペレーターの間で、中枢神経の損傷や眼精疲労、不全症が起きていることを確認している。

パソコンのモニターから出ている放射線

ビデオディスプレイ端末（ＶＤＴ）式のパソコンスクリーンは、真空の細いガラスでできた陰極線管（ＣＲＴ）で構成されている。この管の後には、電子ビームを発生させて前方に発射する「電子銃」がある。ビームは制御格子や高電圧の輪、焦点を絞る陽極、垂直で水平な偏向プレート（訳注・電子ビームの通路を挟むように配した平行電極版）や偏向コイル（訳注・電子ビームの進行方向を曲げるための磁場を作るコイル）を通り抜けて、スクリーンにぶつかるまで走査する。陰極線管の中には、リンを含んだ蛍光複合体の小さな点「ピクセル（画素）」が無数にあり、スクリーンに色を付ける。ビームが画素に当たると、厚いガラスを通して可視光線が放射され、全ての画素が結びついて、画像全体を構成する。画素数が多くて密集しているほど、より鮮やかな画像が作られる。

電子ビームはスクリーン上をラインごとに素速く移動し、各ラインで終点に来ると次のラインの始点へジャンプする。全てのラインを移動してスクリーンの終点に来ると、ビームはもう一度、一番上のラインの始点へ移動する。ビームは一〇〇ヘルツに近い率で画像を繰り返し表示するので、画像は途切れないように見える。スクリーンの明るさが変化するのは、陰極と陽極の間にある電子銃のコントロール装置が、ビームの強度を変えるからだ。

第二次大戦中、レーダースクリーンに第一世代の陰極線管が使われた。その後、大勢のレーダーオペレーターが白内障を発症したので（ダンプ一九九三）、X線などの放射線がスクリーンの薄いガラスを通過して、レーダー技師の顔を照射することがわかった。この放射線はフリーラジカルを生み、眼や皮膚に酸化ダメージを加え、眼の水晶体や角膜を濁らせ、白内障を起こす。紫外線などの電磁場でも微量のラジカルが生まれるように、弱い放射線でもダメージが蓄積する。ビタミンAやグルタチオン（GSH）などの抗酸化物質が充分に供給されている間は、細胞には抗酸化物質の蓄積が豊富にあるし、体や食べ物からも抗酸化物質を手に入れることができる。そのため、ラジカルは短期間に除去され、ダメージを最小限に抑えられるが、化学物質や物理的な汚染のせいで体内の抗酸化物質が不足すると、じきに白内障になるかもしれない。

最初のコンピューターは、一九七八年にIBM社から販売された。八％以上のモニターからX線が放射され、オペレーターは毎日約一九マイクロシーベルトの放射線を被曝していることが、米国連邦政府の調査でわかった。この被曝量は、胸部レントゲン写真撮影一枚分に匹敵する。また、テレビを見ている人もX線に曝される。アメリカの基準では〇・五ミリラド／時（訳注・放射線吸収量を示す単位）まで認められているが、この基準値は完全に高すぎる。テレビは離れて見れば大丈夫だが、パソコンは離れて操作することができない。そのため第一世代のパソコンのオペレーターたちは、放射線にたっぷりと被曝することになった。「人々に力を」という当時のスローガンも、今となっては皮肉に聞こえる。その後のモニターは、X線や放射線を全て遮るよう、フロントスクリーンのガラスを一〇ミリまで厚くして生産されている。今では、放射線の漏れは少なくなり、画面から腕を伸ばした長さだけ（訳注・この長さを「アーム・ディスタンス」という）離れれば、バックグラウンド以下に減衰する。

陰極線モニター（CRT‐VDT）は、パソコンスクリーンやテレビだけでなく、旧型のレーダースクリーンやセキュリティモニター、オシロスコープ（訳注・陰極線管を利用して電気量の変化を観察する装置）、ソナーなどにも使われている。一方、液晶画面（LCD）のスクリーンは、ラップトップ用スクリーン、最近のパソコン、小型テレビ、レーダーなどに使われている。LCDに電子銃はないが、低放射性の製品以外、CRT‐VDTと同じ放射線が出ている。モノクロのスクリーン管は一つの電子銃を構成し、カラー画面はそれぞれが単一の色を持つ三つの電子銃を構成している。

ほとんどのCRT‐VDTは、管頸部周辺に偏向コイルがあるので、モニターの側面や背後から大量の電磁波を発生させる。スクリーンの電磁場の磁束密度は、数千ナノテスラ（数十ミリガウス）にもなるが、磁場は距離の二乗で減衰する。誘導された電磁場はほとんどが超低周波だが、極低周波もいくらかある。例えばデジタルビデオカメラは、一四ミリガウスの極低周波を放射しているが、その量はモニターと同じくらいだ。この超低周波は、モニターの電磁場と同じように減衰し、六〇センチ離れるとごくわずかになる。いくつかの低放射性スクリーンは、弱い電磁場を誘導するが、どのスクリーンも適切な距離をとれば、放射性が低くなるように配慮されている。

現在のスクリーンも危険なX線を照射する？

今のスクリーンには厚さ一〇ミリのガラスが使われているので、オペレーターに向かって照射される非電離放射線の大半を遮ることができるし、管内の電流や電圧が許容量を超えると、内蔵された管理機能がスクリーンの走査を停止させる。モニターに欠陥がなければ、X線を放射することはないだろう。

計算上、コンピューターを一生使った場合の放射線の吸収率は、胸部レントゲン撮影一枚分よりも少ない。しかし、この情報を喜ぶのはまだ早い。モニターは全て、側面と背面から電磁場を出しているからだ。この電磁場に曝されて傷ついたとしても、ダメージはすぐに現われない。最近の研究では、このような放射線に曝されても、電磁波過敏症になる可能性があると指摘されている（第六章参照）。

スクリーンから発生するX線以外の放射線

前述したように、スクリーンの鮮明さは無数の画素によって作られる。電子ビームは、スクリーンの左上の角から走査を開始し、各ラインで左から右に移動しながら、全体的な画像を作るために、画素へ照射して光を発する。各ラインの終点で、次のラインの起点に移動し、再び左から右への移動を繰り返す。電子ビームは水平偏向コイルによって、一万五〇〇〇〜八万五〇〇〇サイクル／秒（一五〜八五キロヘルツ）の周波数で左右へ移動し、同時に、安いモニターの場合は五〇〜八〇ヘルツ、高画質モニターの場合は一〇〇ヘルツ以上で垂直偏向コイルが繰り返される。この方法の場合、極低周波電磁波は水平コイルによって、超低周波電磁波は垂直コイルによって作られる。スクリーンから放射される極低周波と超低周波がごくわずかで、ミリガウス程度しか測定されない場合でも、極低周波電磁場は超低周波より二五〇倍も強い。

さらにCRTは、極低周波や超低周波以外の電磁場やラジオ波、赤外線、可視光線、紫外線、マイクロ波、そしてX線を放射する。しかし、基準に適応していれば、ラジオ波は導電性の膜（訳注・アルミニウムや銅など、電気を通しやすいもの）でシールドできるだろう。赤外線（熱）は危険ではないし、明るすぎなければ可視光線も有害ではない。紫外線も、蛍光灯や日光に比べるとずっと少ないし、マイクロ波は全く検出されず、X線は厚いガラスで遮られている。だが、電子ビームを制御するコイルからは、極低周波や超低周波など有害な電磁波が放射されており、腕を伸ばした長さだけ離れていても、オペレーターを危険に曝す。もしもスクリーンのガラスに欠陥があれば、そこから漏れ

表1 旧式の14インチスクリーンから放射される電磁波（著者が測定）

	パッカードベル社製		ＤＴＫコンピューター社製（低放射性）	
	0cm	60cm	0cm	60cm
正面 磁場 電場 RF波／マイクロ波	 35mG >100kV/m 200V/m	 2mG 1.5kV/m <10V/m	 9～10mG 50～＞100kV/m 50V/m	 ﾊﾞｯｸｸﾞﾗｳﾝﾄﾞ ﾊﾞｯｸｸﾞﾗｳﾝﾄﾞ ﾊﾞｯｸｸﾞﾗｳﾝﾄﾞ
側面 磁場 電場 RF波／マイクロ波	 50mG 50kV/m 100V/m	 5mG ﾊﾞｯｸｸﾞﾗｳﾝﾄﾞ ﾊﾞｯｸｸﾞﾗｳﾝﾄﾞ	 20～24mG* 2kV/m 20V/m	 ﾊﾞｯｸｸﾞﾗｳﾝﾄﾞ ﾊﾞｯｸｸﾞﾗｳﾝﾄﾞ ﾊﾞｯｸｸﾞﾗｳﾝﾄﾞ
背面 磁場 電場 RF波／マイクロ波	 25mG 20kV/m 100V/m	 3mG ﾊﾞｯｸｸﾞﾗｳﾝﾄﾞ ﾊﾞｯｸｸﾞﾗｳﾝﾄﾞ	 11～12mG* 0.5kV/m <10V/m	 ﾊﾞｯｸｸﾞﾗｳﾝﾄﾞ ﾊﾞｯｸｸﾞﾗｳﾝﾄﾞ ﾊﾞｯｸｸﾞﾗｳﾝﾄﾞ

＊振動している時に計測

腕を伸ばした距離で、パッカードベル社製スクリーンは安全基準値ぎりぎりだが、ＤＴＫコンピューター社製スクリーンはもっと安全だった。ＴＣＯ99基準に従った現在のスクリーンは、放射線が少なく、安全で人間工学的だ。

た有害な放射線が検出されるだろう。モニターの出力を供給する設備は六〇ヘルツの電流を使い、フライバック変圧器（訳注・CRT‐VDTの高圧電源用の変圧器）は電圧を一万ボルトに上げ、極低周波電磁波を放射する。二種類の旧式スクリーンの測定結果を表1で紹介する。

液晶ディスプレイから出る電磁波

ラップトップやノートパソコンなどのポータブル型コンピューターと最新のパソコンは、スクリーンに液晶ディスプレイ（LCD）を使っている。ポータブル型コンピューターは、デスクトップパソコンと同じように作られているが、回路を少なくすることで容積を大幅に小さくしている。ポータブル型パソコンに内蔵されたインテルプロセッサーは、七〇〇～八〇〇メガヘルツ以上で、二〇ギガバイト以下のハードディスクや、一二八～二五六メガバイトのRAM、内蔵モデム、CD‐ROMドライブ、USB（訳注・多数の機能を接続するシステム）などが組み込まれている。LCDのインターフェースは、アナログVGA（訳注・アナログ方式で行う表示システム）か、デジタルDVI‐D（訳注・パソコンとモニターを接続する際のデジタル式規格の一つ）、またはその両方だ。どちらかというと、デジタル式インターフェースの方が良いだろう。グラフィックスカード（訳注・画面表示機能の拡張カード）に適合し、不要なビデオ信号の変換を避けることができるからだ。LCDスクリーンは、コントラスト率が三〇〇対一か四〇〇対一で、陰極線モニター（CRT‐VDT）の線質と同じだ。時々、LCDスクリーンのバックライトは不規則に拡散するので、スクリーンには暗く見える部分が現われる。購入したらすぐにテストして、品質を確認するべきだ。パソコンを替えるなら、CRT‐VDTを選ぶべきだろう。もしワープロを主に使うなら、方向を変えることができるフラットなスクリーンを選んだほうがいい。

ラップトップは、CRT・VDTよりも放射線が弱くなるよう作られているはずだが、私がIBM社のラップトップを測定したところ、放射している超低周波と極低周波の電磁場は、CRT・VDTモニターと同レベルだった。スクリーン中心部の放射は非常に少ないが、右側とキーボードから出る極長低周波電磁波は一八～一九ミリガウスあり、超低周波電磁波はほんのわずかだった。コンパック社のラップトップスクリーンは、左下角の磁場は二～四ミリガウスと低いが、中央では六ミリガウス、キーボード全体は三ミリガウスで、スクリーンとキーボードの電場は、一〇〇キロボルト／mもあった。パラマックス社のミニノートブックは、スクリーン左側で一九～二二ミリガウスの極低周波が検出され、一方、超低周波は非常に低かった。右側の超低周波の量もたいへん低い。しかし左手でキーを打つ部分は、スクリーンにかなり接近している。電磁波はキーボードから測定されたものに似ており、超低周波で一～二ミリガウスが検出された。

ラップトップは机の上に置いて、体からできるだけ離して使うべきだ。キーボードはかなり高い電磁場を発生させるし、非人間工学的なので、本当に必要な場合だけ使うようにしたほうがいい。日常的に使うと、放射線で循環器や神経機能が損傷するだけでなく、関節や筋肉の損傷が増えるだろう。

モニターの電磁放射線は安全か

CRT・VDTモニターは、「安全な」二ミリガウスよりも高い極低周波と超低周波の電磁場を出すが、その強さは距離の二乗で減衰する。スクリーンから六〇センチ以内の距離で見ていると、脳腫瘍、白血病などの病気のリスクが増える。電磁波過敏症の人は、スクリーンの正面ではなく、少し横から見るようにするべきだ。モニターから適度に離れていないと、健康被害が発生しやすい。

ライアンら(一九九二)はオーストラリアで、コンピューター作業によって脳腫瘍(神経膠腫)になるリスクを研究した。過去にこの病気を発症するリスク要因に曝された一一〇人の神経膠腫患者を調べたところ、六人の患者と八人の対照群が、コンピューターのCRT - VDTから出る電磁波に曝されていたことがわかった。コンピューター作業によってスクリーンの使用が増えると、女性が神経膠腫になるリスクが大幅に増加した。しかし被曝者の数が少なすぎる上、発症の因果関係をささいな偶然に頼りすぎたので、不確実な結論しか出なかった。オオムラとロスコ(一九九三)は、窓に貼ったアルミフォイルを通り抜ける電磁場に、人間の体の一部が数分間被曝した場合、一時的なガン変形が起きるかどうか調べた。実験に使った電磁波発生源は、パソコンスクリーン、テレビ、電子レンジ、携帯電話だ。遺伝子暗号を指定するタンパク質が発生すると現われる細胞核の発ガン性物質c - fos、細胞と核膜内のインテグリンα5β1(訳注・細胞外の物質と細胞骨格タンパクを結びつける物質)の発現、神経伝達物質のアセチルコリンと凝血成分のトロンボキサンの影響がテストされた。どの電磁波発生源に被爆した時も、放射線が身体に当たった部分と、身体から出ていく部分(ほんの短時間だが)で、三分以内に測定可能な異常が起きた。パソコンのスクリーンから五〇センチ離れて被曝すると、アセチルコリン濃度が減少し、トロンボキサンB2が現われ、血液循環が妨げられた。発ガン性蛋白質が短期間現われ、ガン遺伝子c - fos ab2やc - fos ab1が長期間存在したが、インテグリンα5β1は確認されなかった。一三〜二一インチのテレビから一〜三メートル離れて胸部を被曝すると、アセチルコリンが低下し、トロンボキサンB2が増え、上記のように蛋白質インテグリンα5β1が短期間現われ、発ガン性蛋白質が増えた。周波数二・四五ギガヘルツ（二四・五億ヘルツ）、出力四五〇ワットの電子レンジに〇・五～一一メートル離れて被曝すると同じような影響が現われ、体に当たる部分では被曝時間の二～三倍、体から出ていく部分では被曝時間の一・六～二倍だった。

アニシモフら（一九九八）は、雌のラットをスクリーンの放射線へ継続的に被曝させると性的に成熟し、被曝させないラットよりも早く閉経することを発見した。また、メラトニンやジエン抱合体（訳注・体内に入った毒物を他の物質と結合させる物質）、細胞エネルギーに関わるシッフ塩基（訳注・アルデヒドやアミン等の誘導体）の夜間レベルが低いことが血液検査でわかった。この結果から、人間がスクリーンへ継続的に被曝すると、健康を損なうと推測できる。

一定の電磁波に被曝すると、歯のアマルガム（水銀と銀、またはスズ、銅の合金）から水銀が流れ出すという情報がある。この奇妙な現象は水中で溶接するダイバーや、低放射性スクリーンを利用するコンピュータのオペレーターの間でも起きている。しかしほとんどのオペレーターは、自分が水銀に汚染されていることに気づいていない。診断されていない頭痛や吐き気、極度の疲労、腎臓障害、免疫不全、アテローム性動脈硬化が増えているのは、水銀中毒のせいかもしれない。

妊婦がパソコンを操作するのは危険？

高い放射線を大量に出す第一世代のモニターを今でも使っている妊婦が、ダメージを受けているかどうかが研究された。妊婦の中には、非常に高い放射線に曝されている人がいるので、このような研究が行われたのだろう。いくつかの研究例は、巻末の参考文献で紹介している。米国職業安全健康研究所（NIOSH）が、約四〇〇〇万台のVDTモニター（ほとんどが古い放射線を出すタイプ）を調べたところ、これらのモニターのうち約六七％、およそ二七〇〇万台は女性に利用され、そのうち三三〇万台は妊婦か、まもなく妊娠する可能性のある女性に使われていた。しかし、この研究では決定的な結論が出なかった。

IBM社などのモニター製造会社は、アメリカで、VDTモニターが誰にとっても安全なことを、お抱えの医療研究者に調べさせた。この研究（ゴールドハーバーら一九八八）は新聞にも掲載された。最初の研究者は、ハエを殺す殺虫剤スプレーによって、妊婦がダメージを受けるかどうかを調べるために、一九八一〜一九八二年にカリフォルニア州の産婦人科で治療を受けた一五八三人の妊婦の記録を調査した。殺虫剤に危険性はなかったが、対照群よりも、週に二〇時間以上スクリーンの前に座っている女性の間で、流産が七三％以上、一・八倍（九五％信頼区間一・二〜一・八）多かった。増加した原因は、年齢や教育、喫煙、アルコールの摂取などでは説明できない。なお、「コンピューター化による」奇形は有意ではなく、一・四倍（九五％信頼区間〇・七〜二・九）だった。妊娠期間中にダメージを受けた女性は、おそらく実際よりも被曝量を多めに報告しているだろうから、実際に発生した程度の被曝なら何も問題はない、と研究者は解釈した。この結果は、検討されていない要因、たとえば仕事のストレスや、人間工学的な環境が充分に整っていないせいで発生したとまとめられたが、CRT・VDTモニターに危険性があるという可能性は未だに残っている。

スクリーンから出る弱い電磁場に被曝すると、「コンピューター化されていない」女性に比べて、流産率が二・〇〜三・五倍に増えることが、フィンランドの二つの研究でわかった。また、住宅地の電磁波バックグラウンドが高いと、流産のリスクが対照群より五倍も増える（フォンシェーレ一九九五）。NIOSHの研究者は、電話交換台や案内センターなどで、一日中スクリーンの前で働くと、流産リスクが増えるかどうかを調べたが、対照群との間に有意な差はなかった。しかし後日、『ニュー・イングランド・ジャーナル・オブ・メディシン』誌（一九九一）で、この実験の正誤表が報道された。それによると対照群は、CRT‐VDT以外のモニターや発光ダイオード（LED）、ネオン電球の交換器などで作業していた女性から選ばれており、CRT‐VDTモニターとLEDから出る腹部への超低周波電磁波被曝には、ほとんど差がないという結論が出た。そのため、CRT‐VDTスクリーンへの被曝が妊婦にとって有害かどうかを判断することはできなかった。誤差の影響を最小限にするために、実験の腹部被曝と対照群は、バックグラウンドが〇・五〜二・〇ミリガウスある住宅地での被曝に近いという評価が発表された。さらに、IBM社とコンピューター・コントロール社だけで行われたモノクロのスクリーン試験では、約一五キロヘルツの極低周波電磁場が検出された（ちなみに、現在の製品は三〇〜八五ヘルツある）。CRT‐VDTの同型モデルで、極低周波電磁場は一五倍に増えた。しかしこの研究は、被曝レベルがリスクを高めるのか、またスクリーンからの放射がガンなどの健康被害を引き起こすかどうかを評価しようとはしなかった。

後日、中国での研究（チャンら一九九五）で、マウスをスクリーンの放射線に被曝させると、奇形を起こすAra‐C（訳注・DNA合成を抑制し、抗腫瘍性、抗ウィルス性がある薬品）が誘導する損傷が増えることが証明された。彼らは八九匹の妊娠したマウスを、次のような四つのグループに分けた。

第一グループ：Ara‐Cを与える

第二グループ：CRT‐VDTスクリーンによく似たのこぎり波の電磁波発生源に、一日あたり四時

間のペースで六〜一七日間被曝させた
第三グループ：Ａｒａ‐Ｃを与え、第二グループと同じ電磁波に被曝させた
第四グループ：対照群。Ａｒａ‐Ｃを与えず、被曝もさせない

実験後、新生児に口蓋裂、口唇裂などの奇形が現われた。対照群（第四グループ）と、被曝させただけの第二グループの奇形発症率に、大きな差はなかった。しかし、Ａｒａ‐Ｃを与えた第一グループの子どもの奇形発症率は二六％、Ａｒａ‐Ｃを与えて被曝させた第三グループの新生児の奇形発症率は四九％になった。さらに、骨格組織でいくつかの重大な奇形が見つかった。実際の生活のなかで、妊婦が奇形を誘発する汚染物質と、それに「対応した」電磁場に被曝すると、子どものリスクが増える可能性がある。

最終結論：現在では、妊婦がスクリーンから六〇センチ離れて座っていれば、放射線にさらされる心配はない。その他のわかっていない電磁波発生源（たとえば壁の背後にあるもの）などに近づいた場合、リスクは増える。スクリーンに近づきすぎる習慣は安全とはいえないし、電磁波発生源はほかの健康被害を悪化させる。コンピューター作業中にダメージを受けた妊婦の中には、長期間のストレスや仕事上のプロジェクトから生まれるストレス、職場やほかの場所での人間関係によって傷ついた場合もあるだろう。

安全なモニターの生産

放射線を抑えて環境に害を与えないようにする厳しい基準に従うために、多くのモニター製造会社は、スクリーンからの放射線を減らしている。ＩＢＭ社や他の製造会社は、低放射性のＣＲＴ‐ＶＤＴモニターの特許を登録し販売している。二つの安全基準は、これらの指針が書かれている場合に有効だ。簡単で

表2　顧客基準によるモニターの照射許容量

	TCO 基準	MPR Ⅱ基準
電場について 周波数帯 0Hz（静電場） 5Hz～2kHz 2～400kHz	 ± 500V ≦ 10V/m ≦ 1V/m	 ± 500V ≦ 25V/m ≦ 2.5V/m
磁場について 周波数帯 5Hz～2kHz 2～400kHz	 ≦ 200nT（2mG） ≦ 25nT*（0.25mG）	 ≦ 250nT（2.5mG） ≦ 25nT*（0.25mG）

*TCO と MPR Ⅱガイドラインの差は、実際には表に示した数値よりも大きい。TCO1995 は、スクリーン正面から 30 センチの距離で測定するのに、MPR Ⅱは 50 センチの距離で測るからだ。電磁場の強度は離れるほど減少するので、その違いは重要だ。なお TCO1999 は、1995 版と同じ被曝量だが、人間工学的な条件が追加されている。

広く普及したＭＰＲⅡの基準を、多くのモニターが満たしている。さらに厳しい基準はＴＣＯ１９９５だ。この基準の認可を得るために、製造会社は、次の五つの必要条件を満たさなくてはならない。

①　スクリーンの低放射性テストに合格すること。
②　使用していない時、スクリーンが自動的にオフになること。
③　製造会社はエネルギー消費量を表示すること。
④　モニターは、ヨーロッパにおける火と電気に関する安全条件をクリアすること。
⑤　製造会社は、サンプル製品の試験状態と結果を示したＴＣＯの証明書を得ること。

多くのモニターがＭＰＲⅡ基準に従い、解像度を一〇二四×七六八画素に、垂直の繰り返し周波数を最低でも七二ヘルツにしている。ＳＷＥＡＤＣ（スウェーデン政府設定基準）のＭＰＲⅡ基準は、潜在的なリスクを考慮して、超低周波と極低周波の最大放射許容量を規定している。

画像の繰り返し率が一〇〇ヘルツになるのは避けられないだろう。その方がちらつきを抑え、眼を痛めないからだ。繰り返し率が低くて七二ヘルツ程度だとちらつきが起き、テキストの小さな字を読んだり、画像を眺めたりすると、目が疲れてダメージを受ける。腕を伸ばした長さだけ離れて、スクリーンから漏れる全ての放射線がバックグラウンド以下に減るようにするべきだ。

スクリーンの解像度はどれも同じ?

画素間の距離が〇・二七〜〇・二八ミリの一七インチのスクリーンは、一〇二四×七六八画素以下で作業をするなら充分だろう。しかしテキストやアイコン(訳注・パソコン画面に表示される記号)が小さすぎると、目を細めて見ることになる。これらのスクリーンは解像度によってランク付けされている。安いモニターは、垂直繰り返し率が七五ヘルツで、一〇二四×七六八画素だが、一二八〇〜一二〇四画素の高解像度が選ぶ繰り返し周波数は六〇ヘルツに下がり、ちらつきが起きる。このように低い繰り返し率は、目に負担をかけるので、多くのスクリーンには、「推奨解像度」や「最高解像度」などの選択肢がある。CADアプリケーション(訳注・設計作業用のソフトウェア)を使ったり、より質の高い画質を手に入れるために、誰もが解像度の高い大きなスクリーンに興味を持つだろう。垂直繰り返し周波数が七二ヘルツのものより、解像度が一二八〇〜一二〇四画素、繰り返し周波数八二ヘルツの製品を探すべきだ。コンピューターの人間工学的な基準、ISO9241／3は、スクリーンの大きさにふさわしい画素数の適切な組み合わせを要求している。どのメーカーもこの基準を避けることはできない。スクリーンごとに品質が違うので、私たちは賢い消費者として、スクリーンをテストするべきだ。

シックビルディング症候群（SBS）と電磁場

SBSとは、ある建物で働く人々の間に、インフルエンザのような痛み、筋肉痛、頭痛、疲労、ドライアイ、ドライマウス、呼吸困難など同じような徴候や病気が多発する状態をいう。SBSは深刻な健康被害を与えるが、症状の原因を説明することは難しいだろう。発症原因の大半は、一般的な感染症ではなく、乾燥した空気と強い電気量や電気設備の電磁場が結びついたせいだ。換気設備やエアコンを移動する、バクテリアやウィルスに汚染されている可能性もある。太陽からの磁気嵐や宇宙線、電力線やあらゆるタイプの送信機、電気モーター、変圧器、欠陥のあるアースなど、高い電磁波バックグラウンドへ近づくと、SBSが起きることがわかっている。冬に、主に嵐などで発生することだが、電磁場バックグラウンドが高くなって（訳注・雷雲などによって空間電場が大きく変動する）、SBSのようになり、奇妙な感覚や気分、疲労が現われるかもしれない。コンピューターが誘発する損傷、眼精疲労、仕事のストレス、RSI（反復運動損傷）が関わる骨格損傷などに、SBSは関連性があるだろう。

第五章　電磁波、コンピューター、ストレスの複合影響

コンピューター操作による精神的ダメージや、電磁波被曝による神経的ストレスと、一般的なストレスの症状を分けることはできないので、診断があいまいになりがちだ。この章では、電磁波が神経に与えるダメージと、コンピューターや環境が引き起こすストレスについて説明しよう。

脳と神経系へのダメージ

一九三〇年代から、電気的なダメージが問題になっている。ラジオ局の送信オペレーターは、頭痛、めまい、吐き気、集中力不足に苦しみ、短波の放射線で患者を治療している医師も同じような症状に悩まされた（フォン・シェーレ一九九五）。第二次世界大戦中のレーダーオペレーターは白内障になり、一九五〇年代のアマチュア無線愛好家は、無線機のせいで頭痛やめまい、疲労を訴えた。一九六〇年代、旧ソビエト連邦の発電所労働者は、頭痛、疲労、機能不全に苦しんでいた（カタジャイネンとクナーヴェ一九九五）。プール（一九九〇）は、電気的被曝が誘発する身体的ダメージに関する情報をまとめ、コロドフ（一九六四）は、強い電磁波に被曝したウサギの脳細胞に死んだ部分があると報告した。グラハムら（一九六六）は、被験者を一二キロボルト／m、六〇ヘルツ、三〇〇ミリガウスの強い電磁場に被曝させた。被験者は何も感じ

表1　電磁場への職業被曝と神経系や仕事、行動への影響（ウィッター 1978）

出典	フィールドデータ	所見
アサノヴァとラコフ 1966	7～14kV/m	自覚症状のある病気、頭痛、疲労、不眠、消化器官の不調、性的機能不全
サゾノヴァ 1967	7～14kV/m	反射機能、刺激に対する反応、神経筋反応の変化
ハウフ 1974、ハウフ・ワインゼンガー 1973	1～20kV/m	心拍率、血圧、刺激反応時間、脳電図、心電計に影響なし
コウエンホウヘンら 1967、シングルバルドら 1973	～70kV/m	聴覚、視覚、脳波図、心電図への影響なし。身体的実験は陰性
ハーマー 1968	4kV/m,2～12Hz	聴覚信号への反応時間が増加。周波数が増えると減少
コーニック 1974	12V/m,3Hz,10Hz	視覚刺激への反応時間増加、皮膚電気反応の変化、反応時間の減少
ジョンソンら 1973	20kV/m	心理的な作業と反応時間テストに影響なし
ウェスケ 1963	多様な電線に被曝、電圧測定不能、60Hz	とくに電場に過敏な人の症例に基づいた資料

なかったが、三〜四分で心拍数が減少し、脳の電気的活性が変化した。しかし彼らは、検査方向を決めるためのオリエンテーション検査の結果を過小評価し、生化学的検査では被曝中の異常を発見できなかった。なお、電磁場が消えると、被験者の症状は数分以内で正常に戻った。一九六〇年代と七〇年代に電気労働者を対象にした研究が行われ、生活環境に蔓延する超低周波電磁波に曝されると、表1に示すような機能障害が起きることがわかった。

これらの古い研究で確認された電磁波の影響は、いつも無視されてきた。ハーマー（一九六八）やコーニック（一九七四）は、周波数が低い場合、反応時間に影響がはっきり現われたと発表した。周波数が少し高くなると影響は減るが、低い周波数は、はるかに有害でその影響は神経系で続く。細胞膜には電磁場を増幅する機能があるようなので、ごく弱い電磁場も有害だろう、とバイユ（一九九〇）は推測した。体細胞の薄い壁は電導性が低く、弱い電流が誘導されると細胞膜の裏で電位差が生まれ、化学的均衡が維持しにくくなる。強い電磁場は組織に影響を与えないが、電磁場が下がると影響が現われることが、ほかの研究でわかった。生体影響は一定の強さで現われるが、電磁場がさらに下がると症状はそれ以上悪化しない。共振学説の理論によると、共振は一定の周波数の電磁場と細胞表面の間で生まれる。そのため「電磁窓」周波数の奇妙な影響が現われるのだろう。

プーレら（一九九三）は、電力線のそばに住んでいるために、非常に強い電磁場に曝されている三八二人の住民から話を聞いた。すると、うつ病の発症率は通常の二・八倍（九五％信頼区間一・六〜五・一）、頭痛の発症率は一・五倍（九五％信頼区間〇・七・六〜二・八）高いことがわかった。この結果は、住民の神経症的な行動、頭痛、疲労、自殺率が高いことを示している。住民には精神医学的な治療が必要だろう。ヘンショウ（二〇〇一）は、自殺者が年間一〇万人中九・六人の割合でいると発表した。被曝しきい値の〇・一マイクロテスラ（一ミリガウス）になるのは、一三二キロボルト、二七五キロボルト、四〇〇キロボルト電力線の各一五〇メートル以内と考えられるが、このエリアにはイギリスの人口の一・〇五％、つまり六三万人が住んでいる。年間の症例が六〇例あるので、発症リスクが二倍になると仮定すると、毎年人口の一五％が軽症うつ病の発症を経験すると予想される。仮に被曝しきい値〇・一マイクロテスラ（一ミリガウス）の地域が四〇％増えると、磁場被曝よって起きる軽症うつ病の発症が大幅に増え、年間で九〇〇〇人が発症することになる。ただし、これはきわめて控えめな数字だ。

化学的・物理的汚染物質は、フリーラジカルを生成して神経系を傷つけ、これらの汚染物質は互いにダメージを悪化させる。神経を傷つけるおもな化学物質には、重金属や一酸化炭素、リン酸トリオロクシルフォスフェターゼ、オルトニトロフェノール、有機溶剤（神経軸索《じくさく》のミエリン鞘を傷つける）、神経ガス、殺虫剤、抗炎症作用のある認定医薬品（抗生物質、サルファ誘導体など）、抗ガン剤（ニチニチソウから抽出したアルカロイド）、フェニトン（抗けいれん剤）、ヘキソバルビツールなどのバルビツール系の薬（訳注・鎮静剤、催眠剤）などがある。わたしたちは毎日のようにこれらの化学物質に汚染されているのに、疲労のせいだと思っている。しかし、午後に感じる疲労感は、昼食に混ざっていたグルタミン酸ソーダ（ＭＳＧ）のせいかもしれない。アメリカでは、肉や魚の香りをよくするために、三〇種類以上の食品にＭＳＧを使っている。

神経損傷の多くは、ひどい副作用がある医薬品によって発生・増加し、電磁場への被曝でいっそう悪化するだろう。ふだんは気にとめていない寝室の室内配線や、大勢の労働者にアルツハイマー病を起こすミシンの電気モーターからの被曝も、深刻なダメージを与える。

ストレスだらけのコンピューター作業

不安とストレスは、コンピューター時代が始まる前から存在している。ストレスを受けると、仕事に集中できず、不安感を感じ、不眠症に苦しみ、和らげることができないさまざまな体の痛みに悩まされる。なかには胸の痛みや汗の増加を感じる人もいる。

ほとんどの人がストレスに対抗しようと努力するが、専門家の助けが必要な場合もある。やがてストレスはもっと重い障害に成長し、ひどい場合はパニックや心臓発作、消化性潰瘍、ぜん息発作、乾癬《かんせん》、アレルギー症状などが起きるだろう。慢性的なストレスは神経系に深刻なダメージを与え、脳が萎縮し、記憶を失うこともある。

コンピューターが緊迫した情報を流すだけで、使用者の精神状態は悪影響を受ける。旧型コンピューターの使用者は、ハードウェアの機能のわりに容量が少ないDOSソフトウェアがどれほど使いにくく、ストレスを感じたか覚えているだろう。現在の進歩したペンティアム社のシステムは、猛スピードで作動し、簡単で使いやすいソフトウェアが組み込まれている。コンピューターは非常に効率的に作動し、緊急の仕事にも対応する。進歩したコンピューターのおかげでコンピューターそのもののプレッシャーは少なくなったが、仕事の速度や範囲、経済的プレッシャーなどは、皮肉なことにむしろ増えている。

経済と市場はめまぐるしく変化し、会社は倒産し、ビジネスに有利な情勢も不安定だ。受信したeメールを開いて、自分がクビになったことを知る場合もしばしばある。雇われている間は、スケジュール通りに仕事を終わらせるために遅くまで残業し、いくつもの仕事を同時にこなさなくてはいけない。仕事がきつくてもスタッフは少ないので、残業だけでは足りずに週末にも出勤することになる。コンピューターの動作は速く、仕事量を制限しない。今や、限られているのはあなた自身のスピードだ。

あなたはこんな状態が当たり前だと考えているかもしれないが、実はストレスだらけで、プレッシャーを受けている。ストレスは生活の一部としてつねに存在する。心理学者によると、ストレスを受けた人は心理的問題が現われやすい。仕事で受けたストレスが、表面化していない心理的な問題を増やすからだ。ヤマモトとマツオカ（一九九〇）は、一定の状態でパソコンのスクリーンを見続けると、職業上の能力を妨げるほど、ストレスが増えることを発見した。彼らは、実験的にストレスを作る視覚的な仕事と、コンピューターゲームのような検査を被験者に行わせた。ゲームや仕事の内容はしだいに難しくなり、精神的なストレス状態になるまで続けられた。「ゲーム」をしている間中、脳の活性（脳波図）が記録され、その脳波図はゲームの得点と一致した。実験結果を見ると、ゲームの間ずっと、前頭葉の刺激波（この振幅のピークはFz点として知られている）であるベータ（β）波が変化していたようだ。また、仕事を終えるのにかかった時間と、被験者の頭（たとえば脳皮質の脳波発生源）に付けた電極の位置に重要な関連性があり、仕事の速度と記録されたβ波の種類に相互関係があることもわかった。作業能率の低下などは、精神的な辛さに原因があると思われていたが、脳波図の電圧の分散範囲に関係があった。脳波図でβ波が増えた時点で実験の限界点に達していたのに、実験中はそれに気づかなかったのだ。つまり脳波図の波形から、限界点を予測することができる。この発見によって、コンピューター作業の最適期間と、脳波に合わせた休憩時間がわかるようになるだろう。限界点を測定し比較できるので、宇宙飛行士のようにストレスの多い仕事の候補者に能力検査をするためにも利用できる。

バスとマラムース（一九九六）は、ペンシルベニア州で伝統的なヨーロッパ風の暮らしを送るアーミッシュの人々の生活と都市生活者を比較して、うつ病、ストレス、現代社会の不安感を研究した。ストレスの発症率と症状は、都市部の住民の方がはるかに高く、「現代のジャングル」の生活がストレス過剰であり、テクノロジーの奴隷になって悪影響を強く受けていることがわかった。

体の緊急システムは、中枢神経の中にある自律神経系で管理されている。緊急事態の前兆を感じると、内臓神経を刺激し、命令ホルモンを副腎髄質からすぐに分泌する。心臓を刺激し気管支を拡張するエピネフリン（アドレナリン）、血管を収縮するノルエピネリン（ノルアドレナリン）、副腎皮質ホルモンのコルチゾール（ハイドロコルチゾン）は、もっとエネルギーを得るために、脂質、タンパク質、グルコースの乳酸分子からブドウ糖を作るよう促す。視床下部で生産され、下垂体の後葉へ運ばれるバソプレシン（ADH）ホルモンが分泌されると、抗利尿効果と血圧増進影響があるので血圧が高くなる。こうして、体の緊急事態のために今すぐ必要な準備が整えられる（ハーシュフィールドとグリム一九九七）。つまり、心拍数が増え、血圧を上昇させるために血管が収縮し、気管と気管支が広がり、呼吸数が増加し、機敏になり、肝臓や筋肉でグリコーゲンをグルコース（ブドウ糖）に分解するので、ブドウ糖濃度が上昇する。手足へ供給される血液が増え、脳への血流が減少する。消化器が収縮し、汗が増え、瞳孔が広がり、走ったり戦ったり、遠くへ逃げたりできるように体全体が管理される。これらの反応はどれもジャングルでの生活を生き抜くために必要で、状況が厳しくなるほど反応が強くなる。痛みを抑制するペプチドやエンドルフィンも脳で分泌される。エンドルフィンにはモルヒネのような効果があって高揚感が生まれ、現実感がなくなって攻撃的な能力を想起させる。何らかの危険に気づいた場合、攻撃的な身体反応が起きるのは自然なことだ。

仕事に集中していると、無意識のうちにストレスに曝されている。ストレスに対応するために変化した身体の緊急システムは、ジャングルでの生活に合わせて作り上げたシステムと同じ方法で反応する。いくつかのストレスは刺激を与え、システムが処理できる限界を越えると、病理学的変化が起きる。ストレスがひんぱんに発生すると、大昔から変わらない神経とホルモンが反応し、多くの臓器の機能が変化し、病気につながることもある。

この緊急システムは、「現代のジャングル」でも作動し、日常生活で何らかの危険を感じると、過剰反応して活動を開始する。自然界の危機的状況はつかの間だが、現代的なこの危機の大半は長い間続く。現代的な危機とは、戦争、挫折、緊張、興奮、怒り、悲嘆、失敗、絶望、神経質、ストレス、恐怖、危機、法的な問題、不安、うつ病などだ（ちなみにうつ病は、神経伝達物質のセロトニン減少など、ストレス以外の生理的な原因からも起きる）。

ストレスと仕事熱心はよく似ているが、ライバルの嫉妬や低い給料、きついスケジュール、長い残業時間、家へたどり着くまでの長距離通勤のせいで、興味を持って取り組んでいる仕事ややりがいでさえ、悪夢に変わってしまう。ストレス要因には、自分で解決できないものが多い。過酷な役職に新しく就任すると、成功しようとする野心と他の人の思惑が衝突し、新しい環境になじめずに緊張が生まれる。このような精神的緊張は孤独感を生み、職場や家庭でトラブルが起きやすくなる。スケジュールの遅れを取り戻そうとして、仕事中毒（ワーカホリック）になることもある。過剰なストレスを受けているのか、きちんと自己管理できているのか、それともワーカホリックなのか、その境界線を見つけるのは難しい。ストレスを受けた人は、その問題の深刻さを感じていないかもしれない。長時間働くワーカホリックは、無意識に高揚感を求めている。ワーカホリック状態は「良い」ケースで、ストレスが強いと行動中毒になる強い傾向がある。なお、活動傾向には遺伝性や環境的な要素があると考えるべきだ。中毒状態は、過食、喫煙、飲酒、ドラッグ、ギャンブル、買い物中毒など、手軽に高揚感を味わえる行動につながる。ストレスに対抗しようとする人にとって、中毒状態は当たり前のことだ。長い時間をかけて問題を解決する変わりに、原因を無視して短期間だけ楽になろうとする姿勢が、問題をさらに大きくする。なかには根本的な原因に向き合おうとせず、子どもや家族、公的機関などの世話になる人もいるにちがいない。ワーカホリック状態は、ストレスで発生した損傷と同じダメージを与える。身体的メカニズムが同じように働き、長期間続くからだ。

コンピューターースクリーンの前で受けたストレスによる損傷は、他の状況で受けるストレスと同じだ。損傷は普通、前述したような区別できない身体的・精神的な徴候を示すので、そのサインを見逃さないように気をつけなくてはいけない。ストレス損傷によって、眼や関節、背骨、筋肉、腱、骨、手足、内臓でさまざまなトラブルが発生し、胃酸の過剰生産も始まる。

ストレス原因の多くは、パソコンのスクリーンの前で発生し、長時間スクリーンを見ている間ずっと加えられるだろう。緊急システムがすぐに作動し、ストレス原因が続く間ずっと、猛スピードでシステムが働き続ける。そのため心拍数や呼吸数が増え、高血圧、ブドウ糖濃度の上昇が続く。また、血液循環を妨げるような座り方をしていると、緊急システムのせいで起きた症状をいっそう悪くする。

「文明的なジャングル」にあるストレス原因への対応は、いつも抑えられてしまう。職場で失礼なことを言われても、無礼者や加害者の身体的な攻撃（たとえば会社の失敗をあなたのせいにする上司）に逆らわず、ていねいな言葉で応答し、上司の批判を弱々しく否定するか、ただ感謝するだけだ。あなたは自分の反応を抑制し、ストレートに応じることができない。仕事や家庭を失うかもしれないからだ。しかし欲求不満によって呼吸は増加し、脈は跳ね上がり、血圧は天井を突き抜け、肉体的に反応していることを示すだろう。無礼者を攻撃するために、信頼できる人物があなたを助けてくれるまで、緊急システムは高レベルで長期間作動し続ける。

ストレス原因によって緊急状態が続く間は、主に過呼吸のせいでダメージが発生している。過剰な呼吸によって血中の酸素濃度が増え、酸化してダメージを起こすフリーラジカルが生まれる。過呼吸で血中の二酸化炭素濃度が下がって酸性度が増え、代謝経路の多くが狂う。筋肉は疲労と痛みを感じ、めまいや刺すような痛み、虚弱さを感じる。細胞内の抗酸化物質の蓄積、おもにビタミンA、C、Eが使い果たされ、ラジカルによる損傷が持続する。抗酸化物質が不足しがちな喫煙者や肥満者は、神経や心臓に障害が現われ、免疫系が抑制され、ガンなどが関わる老化によってさらに傷つく（カプランとマヌック一九九七）。ストレスで起きた神経過敏や機能不全は、創造的思考力を失わせ、むやみに食べたがり、刺激に敏感になって怒りっぽくなり、職場の同僚や家族の間でトラブルが起きやすくなる。

ストレスへの反応は、栄養状態で変化する。ジャンクフードやカロリーが豊富な食べ物、酸化した揚げ物、油と炭水化物が豊富な食品は、フリーラジカルを生む。このような栄養素はビタミンやミネラル、繊維、サポニン（訳注・植物に含まれる配糖体）が少なく、精神的緊張やストレスを悪化させるが、健康的な食品はストレスを和らげる。コンピューター時代になって、仕事が作り出したストレスは大幅に増え、さまざまな病気を発生させている。不可能な現状を無視して目的を達成しようとするから、ストレスが生まれるのだ。ストレスの原因は、不十分な設備や期間の短さのせいではなく、私たち自身の中で発生している。私たちは弱くなり一連の行動をゆっくりと行うが、現代のコンピューターは私たちよりもはるかに早い。そこで欲求不満が起き、疲労や気分の悪さ、頭痛などが発生する。そのためコンピューターが活躍すると、私たちはスクリーンの前で疲労を感じ始め、まばたきをし、睡眠とリフレッシュが必要になる。

ストレスが発生するのは、失敗を告発されることだけが原因ではない。自分の能力やエネルギーからかけ離れた非現実的な計画、欲求不満や憎しみ、小さな成功でさえも、ストレスの原因になる。自分の怒りによって破壊的な段階に入ると、不眠症、生理的欲求の欠乏、疲労、意欲喪失、倦怠感を含むうつ病の症状がいっそう悪化するだろう。このような場合、ストレスは体内で増え、外部からのストレスがそれに加わる。外的ストレスは、プレッシャー（仕事に対して支払われる報酬など）を通じて、現在のプロジェクトを進める義務感につながる。このような状況で創造的な思考を要求されると、ストレス影響はさらに悪化する。ストレスが繰り返され、持続するとさらに悪化し、深刻な問題がはっきりと現われる。たとえば頭痛、不眠症、疲労感、スクリーンやテレビの前でちくちくとつつかれるような感覚、生理的欲求の減少、うつ病、神経過敏、根気不足、怒りやすい、攻撃的になる、背中の痛み、消化不良、胃痛、潰瘍や他の消化器系の病気の増加、高血圧、緑内障、虚弱、心臓疾患、免疫抑制、ぜん息、自己免疫疾患（皮膚に紅斑ができ、関節炎などを起こす紅斑性狼瘡）、関節炎、月経トラブル、ガンなどだ。

コンピューターはただの道具で、これらの症状を発症させる主な原因ではないが、症状を悪化させることがあるかもしれない。医師は患者の全身的な問題をよく知らないので、特有の症状（たとえば高グルコース症）を診断しがちで、それにだけ対処しようとする。しかしその症状は深刻な全身性機能疾患のごく一部にすぎない。病んだ内臓は体全体の病気を示している。それに気づかなければ、グルコース（ブドウ糖）

レベルをいくら下げても治療できないだろう。

精神的な問題を解決するために他者に助けを求めることに、不安を感じる人が少なくない。そのためストレスを抱えた人の大半は、プロのアドバイスを受けることをためらっている。また、ストレスがあることすら認めない人もいる。ストレス状態だと、ストレスがあることを正確に把握し、きちんと治療することは難しい。ストレスで不安になること自体がストレス要因になるし、余裕のない環境のせいで精神的な緊張が起きる。血圧が上がると不安感はいっそう深刻になり、欲求不満やパニックが起き、ストレス状態になったことがわかる。

コンピューターが起こす精神的損傷には、ストレスが絡んでいる。他の人よりもストレスに敏感になる原因として、性格や教育、経験、環境などの要素が考えられる。これらの要素は、困難な状況に対抗する精神的・身体的能力に影響を与える。自己評価が高い人は、他者への理解力があり、身近な人をサポートし、ストレスを理解して、それに対抗する方法を決めることができる。

オフィスのコンピューター室や、電磁場を発生させる機器、パソコンのスクリーンや周辺機器、ちらちらする蛍光灯、体の近くにある仕切り壁を通る配線、仕切り壁の裏側にある電力設備などから発生する電磁波への被曝によって、ストレスを受ける危険性は格段に増える。この他にも私たちは携帯電話にひんぱんに被曝し（第七章参照）、頭上にある変圧器や高圧電線にも曝されているが、被曝のダメージによって、気づかないうちに精神的緊張とストレスが増えている。コーヒーやアルコールを飲む人や喫煙者などは、栄養素やビタミン、ミネラルの吸収が抑制されがちなので、被曝すると普通の人よりも大量のフリーラジカルが発生し、神経損傷が増える。個人的な嗜好や行動と神経症状が絡み合うと、ストレス原因を診断するのはいっそう難しくなる。たとえば、頭痛やめまい、吐き気も、ストレスと神経損傷に関係がある。安易に鎮痛剤を飲む人が多いが、これは最悪の選択だ。正しい解決策は、ストレス原因を減らし、健康的な食生活に変え、ビタミンやミネラルを補給することだ（第一一章参照）。

体調や栄養状態、肥満などの身体的要因は、ストレスへの反応に影響を与える。高血圧や神経障害、大脳外傷、中枢神経疾患、やけど、急性感染症、手術、長時間の副腎コルチコステロイド治療、ガン治療、消化性潰瘍などを患っている人がストレスを受けると、健康な時よりも病気が早く悪化する。大きな潰瘍がある人は、胃痙攣が起きるようなストレスの多い出来事に、かつて苦しんでいたはずだ。ストレスは徐々に血液供給を抑制し、ペプシン（タンパク質消化酵素）を分泌する胃壁を弱らせ、胃壁を消化し始める。ストレスが多いと、胃潰瘍や十二指腸潰瘍がより早く成長する。塩分（ナトリウム）が過剰な食事と肥満は、緊張している人の血圧を上げ、ストレス過多な状況に対抗する能力を下げる。また、過敏症になりやすい人や消化性潰瘍を患っている人は、食べ物に気をつけていても、ストレスに対抗する能力が低下している。

心臓病学の研究者は、ストレスで病気を起こしやすい性格が二種類あることを発見した（ハギハラら一九九七）。タイプＡの人は、やる事を全て成功させようとし、野心的、攻撃的で頑固な性格だ。タイプＢは、物事をもっとかんたんに捉えている。安定した生活を望み、気楽な人生のために、大金や会社からの利益を諦めることもある。彼らは勝利を、自分自身の長所で、参加し学習を増やす経験の量として考えている。時には仕事を達成する刺激を求めるが、興味のないポジションからは離れていく。

ほとんどの人がＡとＢの間に存在しており、認識や状況評価、個人の世界観に影響を与えるさまざまな性格要因がある。しかしこれらの要因から生まれたタイプＡの性格は、やがて冠状動脈の心臓疾患を悪化させ、心臓の筋肉に血液を供給する三つの冠状動脈のうち、少なくとも一つが働かなくなるだろう。タイプAの人が緊張した職場環境で働くと、コンピューターに関わっていなくても、冠状動脈疾患になるリスクが増え、身体状態しだいでリスクの程度が決まる。タイプAで肥満の人は、どちらかというとコレステロールが高く、肉や油脂、砂糖を多く食べるが、野菜の摂取量は少ないので、ビタミンが不足している。このような状態だと、ふつうより何年も早く心臓発作が発生することは間違いない。さらに職場環境や仕事上の組織で、少しでもストレスを受けると、精神的に緊張した状態になるだろう。

暑すぎたり寒すぎたりする室温や湿気、汚れた空気、不適切な照明、騒音、コーヒールームからのおしゃべり、機械や交通機関、屋外からの騒音などのせいで、オフィスのコンピューター室が不快な状態だと、健康を損なうことになるだろう。オフィスには、現代の機能に合っていないその場しのぎの設備、古い照明、調子の悪いプリンター、旧式のコンピューターやラップトップ式パソコン、古いソフトウェア、抗反射性のフィルターがない不適切なスクリーン、やかましいエアコンなどがあるかもしれない。快適に働けない状態や一時しのぎの改善策は、労働者の精神的緊張を増やすことになる。

職場には、仕事を進めるための手続きや順番があり、コンピューター使用者は精神的な緊張を感じやすい。たとえば、既に行った仕事や日常的な業務を繰り返すことや、プロジェクトの意思決定に関われないこと、休憩がないこと、単調な仕事内容なども精神的緊張の原因になる。コンピューター作業によるダメージの大半は精神的なもので、避けることができるし、回避することで老化による病気の発生を長い間遅らせることができるだろう。問題を認識し、ストレス要因を慎重に避け、抗酸化物質のビタミンやミネラルを摂取すれば、老化に伴う病気の大部分を回避できる。

ストレスへどのように反応したのかを正確に判断することは不可能だ。前述したように、遺伝や性格、何らかの変化、本人や家族の健康、幸せな家庭生活を送っているかどうか、経済的な問題、同僚や家族とのけんかなどの原因が絡み合った結果だ。そして、コンピューターは人生や仕事の全ての段階に関わっている。たとえば、あらゆる段階の仕事や知的職業の生産と活動、物品の準備、プロジェクトの要約と説明、オフィスの管理と運営、消費者とメーカーとの国境を越えたコミュニケーション、あらゆる種類の営業、市場状況の更新、さまざまなサービス、健康教育などだ。このようにコンピューターは、日常生活のさまざまな面で多様な機能を実行し、精神的・感情的にも影響を与えている。

コンピューター使用者のなかには、スクリーンからの放射線に今でも不安を感じている人が多い。そろそろ、この点をはっきりさせよう。腕を伸ばした長さだけ離れれば、有害な放射線はなくなるだろう。スクリーンに鼻がくっつくほど近づいて座っているなら、不要な放射線、たとえば極低周波、超低周波の非電離放射線を吸収している。これらの放射線は健康を損なう。スクリーンに近づいて座るか、他のスクリーンの背面の近くで座っているのなら、発ガンの怖れもある。スクリーン正面から放射するX線は、スクリーンの厚いガラス（一〇ミリ）を通過しないので、被曝量はごくわずかだ（第四章参照）。そのためスクリーンからの電離放射線は、それほど問題ではない。本当のリスクは、長いストレスとフリーラジカルによって作られた心理的な損傷から生じる、取り返すことのできない身体的なダメージにある。

環境ストレスによるダメージ

ジム・ヘンリーに「環境ストレス」と名づけられた環境（ロッシュ一九九七、ミーハムとミーハム一九九七）

で精神的に緊張した状態で過ごすと、心理学的かつ分子論的な影響が発生することを、エィディ（一九九七）はまとめている。西洋文明の複雑なテクノロジーの中でさまざまなアプリケーションが増え続け、私たちの感覚器が受け取る情報を、速く正確に処理するよう要求している。情報は波のように次々と押し寄せ、人間の収容能力を越えている。このような状況では、受け取ったデータへ的確に反応することができなくなるだろう。

宇宙飛行士志願者が受ける脳波測定と適性検査によって、脳波形成にあるパターンが存在することがわかった。

この実験では、被験者の受け入れ能力を超えるまで情報を徐々に増やし、危険な飛行状態をシミュレートした。脳波図の記録は、負担をかけすぎたポイント（四～一七ヘルツ）で一時的にθ（シータ）波が急上昇した。また、一四ヘルツ以上でβ（ベータ）波の前頭部の活性が明らかに増え、八～一二ヘルツで後頭部のα（アルファ）波がはっきりと減少した。この実験のように、コンピューターが作り上げたバーチャルリアリティと現実とでは、人間の能力は変わるのだろうか。スクリーン上のバーチャルリアリティやテレビ、コンピューターゲームで実験したところ、その反応は社会的に本質的な要素で、自然であり、現実的な相互作用だ、と研究者たちは推定した。これは、精神的な緊張刺激に対する感情的反応の尺度として、免疫系反応に利用することができそうだ。

クールハスら（一九九七）が行った環境ストレスの研究は、熱効果は起こさないがフリーラジカルを生成する弱い電磁場に、脳細胞の電気的活性は反応するというジム・ヘンリーの意見に示唆されている。神経内分泌系の活性に関して、社会的失敗は実験ストレス刺激の中でもっとも過酷なストレス要因の一つとして考えられる。ストレス反応は、おもに失敗によって起き、緊急事態に応じて内臓を活性化する交感神経系の精密な制御機能がスタートする。ある社会的失敗で起きたストレス反応は、数日間か数週間続く。このような状態では、小さなストレス要因でも興奮するようになるだろう。ストレスを繰り返す方法が人によって違うことは、たいへん重要だ。

フェンスターら（一九九五）は、妊娠した働く女性の記録三九五三例を調査し、仕事のストレスなどの要因が、流産の原因になるかどうか調べた。仕事で発生するストレスに、自然発生的な流産を起こすと考えられるものはなかった。しかし精神的に緊張した状態で働く事と、三三歳以上の妊婦、喫煙習慣の有無、初めての妊娠の間には関連性があった。精神的に緊張して働くリスクは、三三歳以上の女性で二・四五倍（九五％信頼区間一・〇三〜五・八一）、喫煙者で二・六九倍（九五％信頼区間一・一六〜七・五二）、初めて妊娠した場合で二・二七倍（九五％信頼区間〇・九七〜五・二七）も高かった。

フリーラジカルとして作用する一酸化窒素（NO）は、脳波の形（脳波図）や、酸化ストレスに影響を与え、パーキンソン病やアルツハイマー病など老化に関わる病気を起こす。一酸化窒素はさまざまな電磁場に敏感だ。〇・一ミリテスラ（一ミリガウス）、六〇ヘルツの電磁場にマウスを被曝させると、一酸化窒素の生成が増える（ヨシカワら二〇〇〇）。一酸化窒素は、脳の生化学的反応で作られた生成物の量や割合を調整するために活性化し、電磁場に被曝すると活性が変化する（第二章参照）。一酸化窒素は理論上の存在ではなく、あなたの車のエンジン（水素燃料車も含む）からも大量に発生している。

スンとチェン（一九九八）は、酸化ストレスが、神経退化を通じてどのように神経活性を妨げるのかを明らかにした。酸化で起きた損傷は連鎖反応を始め、アポトーシス（細胞の自然死）や退化的な変化を起こして終わる。トラブルが作るフリーラジカルやヒドロキシル基、ペロオキソ窒素はほとんどが活動的で、タンパク質や脂質（細胞膜、神経ミエリン鞘を含む）、核酸（DNAとRNA）を傷つける。

ファシネッティら（一九九八）は、フリーラジカルが原因となる神経損傷をまとめた。①フリーラジカルは、病んだ状態の中枢神経や組織を直接傷つける。これらの生成物も組織損傷の結果だ。②興奮毒性や代謝機能不全を起こし、カルシウムの細胞間の恒常性（ホメオスタシス）を阻害する複合的なメカニズムで、フリーラジカルは組織の損傷を成長させる。③酸化ストレスは、虚血などの急性障害、筋萎縮性側索硬化症（ALS）やパーキンソン病などの慢性神経変成障害を悪化させる。④慢性的な酸化ストレスは、家族性ALSを成長させる原因になり、この病気は銅や亜鉛の超酸化物不均化酵素（SOD）の影響で、ミスセンス突然変異（訳注：アミノ酸の一つが変異した突然変異）を起こす。⑤そのため、酸化ストレスを制限する治療方法は、いくつかの神経疾患で効果があるだろう。

コンピューターストレスを和らげる方法

ストレスのおもな原因は、コンピューターを使った仕事そのものよりも、仕事に関わる精神的緊張の影響が大きい。ストレス原因を無くするには、本人の積極的な姿勢と家族の支えが役立つだろう。周囲の空気が和らげば、家族のささいな口論による欲求不満や緊張が減るし、楽しいおしゃべりやピクニック、大自然でのトレッキング、釣りなどもストレスを和らげる効果があるだろう。

専門家の監督の下で、ほかの人と体験を共有する支援グループに参加するのもいい。そこでは、瞑想やヨガ、心理療法のバイオフィードバック法（精神的緊張を解消してよりよいセルフコントロールとバランスを発達させる技術）など、リラックスする方法を教えてくれるだろう。近所や病院で、身体障害のある子どもや老人を助けるボランティア活動をしたり、演劇や陶芸、絵画を習うこともできる。毎日行うような基本的で平凡な運動では、過剰なストレスに対処することはできない。自転車やウォーキング、水泳、エクササイズなどが有効だ。ビタミンやミネラル、抗酸化物質のサプリメント、ハーブの抽出物も役にたつだろう（第一一章参照）。

これらの方法が効かない場合は、精神的な治療を受けることもできる。ストレスの削減、不安のコントロール、行動の修正と管理などの認識行動療法を行っている精神科医がたくさんいる。治療エクササイズのなかには、思考を停止すること、感情や意見を表に出すこと、情動洪水法（訳注・恐怖症患者を、計画的に恐怖の原因に向き合わせて治療する方法）などもあるだろう。この認識行動療法の良いところは、短期間ですむので価格が手ごろな上、いくつかの治療を組み合わせられるので主な考えを理解しやすく、問題の解決に焦点を当てるので、患者とセラピストとの間で一定の協力関係が生まれることだ。この治療によって、いつも不安や怖れ、心配を感じる患者は、すでに確立されているセルフ・トレーニング方法を学ぶことができる（フリーマンら一九九二、ベックら一九八五、バーロウ一九九八）。ヨガ、鍼《はり》、ハーブセラピーなどで、体と心を癒す代替療法を試すのもいい。どの治療法も、セラピストなどの専門家から受けたほうがいいだろう。ハーブについては次項で詳しく説明する。

緊張を感じているなら、まず季節毎の健康診断（生化学的検査を含む）を受けることや、適切な食事やサプリメントを摂取するダイエットをお薦めする。食事療法として、新鮮な野菜やオリーブオイル、ハーブ系スパイスを基本に、抗酸化物質やその他のビタミンをたくさん摂取するべきだ（ただし慎重に）。食物やサプリメントから得た抗酸化物質が、ストレスや化学的汚染物質、放射線被曝で生まれたフリーラジカルを無害化する。抗酸化物質は過剰なフリーラジカルから細胞を守るので、神経やその他のシステムの損傷を減らしてくれる。ビタミンA、C、Eなどの抗酸化物質の量や、コエンザイムQ10などの補酵素、セレン、亜鉛、マグネシウムのようなミネラル、他のビタミンやミネラルについては、第一一章で詳しく紹介している。ビタミンB群は神経系にとってたいへん重要で、不足すると感情的な問題として誤診される怖れがある。ビタミンB複合体を毎日摂取すると、あらゆるビタミンB不足を補えるだろう。次に、ビタミンB群のおもな機能を紹介する。

チアミン（ビタミンB_1）は神経伝達物質を活性させ、ストレス抑止に役立ち、神経活性を改善する。ブドウ糖をエネルギーに変え、脂質とRNAを生産するために必要なビタミンで、遺伝子の発現にも関わる。喫煙者や砂糖をたくさん摂る人（おもに砂糖中毒）、コーヒーやアルコールを飲む人はチアミンが不足しがちだ。とくに、手術後など長期間の身体的ストレスや、身近な人の死、試験、仕事のプレッシャー、欲求不満などの感情的ストレスに必要だ。このビタミンは全粒穀物や米糠などの食品から摂取できるが、精白米、製粉した小麦粉などの精製食品には少ししか含まれていない。チアミンは腸で吸収され、機能的に活性化するようにリン酸化し、酵素の補助成分として使われるほか、神経膜組織や信号の電導性を維持するために使用される。精白米が主食だと（とくに東南アジアでは）、チアミン不足が時々発生する。先進国では、一般病院に入院した慢性的なアルコール中毒者の約二五％に、チアミンが不足している。アルコール中毒患者のように、栄養が慢性的に不足していると、潜在的な（症状のない）チアミン不足が明らかな不足症状に変わるので、適量のチアミンを投与しなくてはいけない。不足すると主に末梢神経、心臓、脳が影響を受け、長期間不足すると、特徴的な三つの症候群を連鎖的に起こす。①系統的な多発性神経障害（乾性かっけ）。運動、感覚、反射弓を含む軸索のミエリン変成を起こす非特異性末梢神経障害。②心臓血管症候群（湿性かっけ）。心臓病を起こし、拡張した心臓の四つの室をたるませる末梢血管拡張につながる。③ウェルニッケ・コルサコフ症候群。深刻な不足状態で発生し、慢性アルコール中毒患者によく見られる。眼筋麻痺（眼の運動神経の麻痺）、眼振（不随意性の周期的な眼球運動）、歩行や姿勢の運動失調症（調整不足）、感情の乱れ（つまり、典型的な精神錯乱）が起きる。主症状として、場所や時間がわからない失見当識、作話、新しい情報が覚えられない記憶障害などの悪化がある。このような中枢神経の障害は、視床下部にある乳頭体の出血につながる。

リボフラビン（B_2）。生命維持に必要なフラビン（訳注・エネルギー生産、遺伝子修復に関わる酵素）を含むヌクレオチド（訳注・有機塩基にリン酸基が結合した化合物、生体の重要な構成物質）で、酸加還元反応を起こしやすい。食物成分の消化を助け、細胞が呼吸する過程で脂質と炭水化物をエネルギーに変え、タンパク質の代謝を活発にする。ほかのビタミンB群や腎皮質ホルモン、とくにエピネフリン（アドレナリン）や、身体状態や免疫系に関わるホルモン、けがややけどからの回復に必要なホルモンの生産に関わる。新鮮な野菜が足りない食事を消化するためにも必要だ。リボフラビンは肉、乳製品、野菜に含まれている。リボフラビン不足（リボフラビン欠乏症）は、おもに経済的に貧しい人々の間で発生し、先進国では、アルコール中毒者やガンなどの病気になった患者で見られる。また、次のような病気にも関係がある。①口角症。

または感染してひび割れた口角。②舌炎。または萎縮した紫色の舌。③眼の炎症性反応。角膜の白濁や潰瘍。④皮膚炎。頬に広がる鼻唇ヒダや、脂を含んではげ落ちる皮膚。

ナイアシン（B_3）。ニコチン酸アミドアデミンヌクレオチド（NAD）と、そのリン酸塩（NADP）の重要な構成要素であるニコチン酸。多種脱水酵素の補酵素であるNADは、脂質、炭水化物、アミノ酸の代謝に、NADPは、ブドウ糖を代謝するヘキソース一リン酸経路に関わっている。ナイアシンは、神経系と脳を活性化させる酵素で、コルチコステロイド（副腎皮質ホルモン）やチロキシン（甲状腺ホルモン）、インスリン、性ホルモン（女性らしさ、男性らしさ）の生産にも欠かせない。抗ガン物質で、血管拡張神経薬の効果（体表面への血流を増やす）もある。ナイアシンは穀物から抽出されるほか、トリプトファン（訳注・必須アミノ酸の一種）から体の中で合成される。そのためニコチン酸欠乏症候群は、ナイアシンやトリプトファン不足になる。アルコールやコーヒーを飲む人、断食する人、ガン患者はナイアシンが不足しがちだ。ビタミンB_1、B_2、B_6が体内に十分あれば、ナイアシンの必要量を体内で生産できる。不足すると人格障害を起こしやすいので、精神分裂病の患者、不安や神経過敏、うつ病に苦しむ人に投与される。てんかんの患者にも有効だ。不足しているかどうかは、次の三つの症状でわかる。①被曝した部分にある、左右非対称で、はっきりと分かれる剝離が見られる皮膚炎。②胃腸の上皮が衰弱して起きる下痢。③脳の神経変化で起きる痴呆と、脊髄で起きる同様の変化。

パントテン酸（ビタミンB_5）。他のビタミンの活性を助け、神経系で作用する。ストレスへ効果的に対抗するために必要だ。おもに副腎皮質ホルモンの生産に関わり、緊急状態になると皮質ホルモンを活性化する。性ホルモンとしても働く。免疫系を活性化するために必要な消化活動を活発にし、脂肪やタンパク質でブドウ糖からエネルギーを得る。不足すると、疲労、頭痛、不眠症、吐き気、アレルギー悪化等の症状が起きる。ハチのロイヤルゼリーに豊富に含まれている。

ピリドキシン（ビタミンB_6）。脂質やアミノ酸を代謝する酵素の補助成分として働く。エネルギーを作るために、肝臓にグリコーゲンとして蓄えられたグルコース（ブドウ糖）を放出し、ビタミンB_3の正常な活性を助ける。セロトニンやノルエピネフリンなどの神経伝達物質の生産に関わるので、抗うつ剤としても作用し、気分をよくする効果がある。正常な水分量を保ち、血液や組織の化学的バランスを維持する化合物を活性化する。足がむくんでいる人には絶対に必要で、パソコン使用者に多い手根管症候群（CTS）の悪化も防ぐ。ピルを飲んでいる女性や妊娠女性の間で不足しがちで、乳児用の粉ミルクにも含まれている。イソニアジド（結核治療に使われる）など、ピリドキシン拮抗剤として働く薬剤の影響で不足することがある。リボフラビンとナイアシンが不足すると、口角症や舌炎、皮膚炎、末梢神経障害が発生するという臨床報告もある。

葉酸（ビタミンB_9）。遺伝子の転移やDNA合成に必要。神経系と血液細胞を形成する骨髄で働き、赤血球ではヘモグロビンの生産に関わる。また、遺伝子発現で重要な役割を果たすので、胎児が成長するために不可欠だ。葉酸はアミノ酸の代謝でビタミンB_{12}に作用し、タンパク質を作る。DNAとRNAの生産、ビタミンA、D、E、Kの活性化にも必要だ。全粒小麦粉や豆、ナッツ、緑黄野菜に含まれているが、熱に弱いので調理段階で減少する。アルコールを飲む人や薬（抗けいれん薬など）を服用している人、慢性病（吸収不全症候群など）がある人は、消化吸収能力が低いので葉酸が不足し、代謝が妨げられるだろう。葉酸不足は、巨赤芽性貧血（訳注・大きめの赤血球や、白血球数、血小板数が減少する貧血）や胎児の神経管欠損（訳注・神経管の形成に異常が起き、脳や脊髄の障害が発生する）につながる。葉酸とビタミンB_{12}の両方が不足すると、大腸ガンが発達しやすい。ピルを服用している女性や妊娠中、授乳中の女性にも葉酸はおすすめだ。アメリカでは、葉酸血清が低い成人は一五～二〇％いる。トウモロコシが主食の発展途上国で、葉酸不足は一般的だ。

シアノコバラミン（ビタミンB_{12}）。ミエリン（神経繊維を分離する厚い鞘）の合成に関わるコバルトイオンが、分子の中央にある。ミエリンは動物だけに形成されるので、ベジタリアン、栄養の吸収能力が低い喫煙者やシアン化物を含む化合物で汚染された空気を呼吸する人に不足しがちだ。胃で排出される内性因子に結合し、吸収し使われるために移動する。胃に問題がある人や胃の手術を受けた人も、このビタミンが不足するだろう。不足すると、神経系の損傷や有害な貧血（悪性貧血）が起きやすい。不足によって傷ついた神経で起きる症状は、多種硬化症、痴呆などの神経疾患によく似ている。B_{12}不足でホモシスチン（訳注・血中で増えすぎると動脈硬化の原因になる）が過剰に発生し、より多くのフリーラジカルが生産される。これらはしだいに、血管や心臓などを傷つける。B_{12}に関わる酵素と中間生成物（ラジカル対など）の活性は電磁波にも敏感なので、電磁波に被曝するとB_{12}不足と考えられる障害が悪化する（タオカ一九九七）。

バンガム酸（ビタミンB_{15}）。このビタミンは神経とリンパ腺の活性に不可欠だ。

ストレスを癒す薬とハーブ

ストレス、不安、精神的緊張、うつ病は、精神活動に作用する抗うつ剤で治療できるだろう。抗うつ剤は、神経末端をつなぐ脳のシナプスでセロトニンの吸収を抑制し、セロトニン濃度を低下させる。このように働く医薬品には、プロザックなどの選択的セロトニン再取り込み阻害薬（ＳＳＲＩ）があり、セロトニンの再吸収を選択的に抑制する。ＳＳＲＩは、さまざまな状況で受けるストレスや緊張、不安、怖れを効果的に減らす。しかしこのような治療は、ストレスや怖れが非常に強くて日常生活に影響を与えるような場合にだけ行うべきだ。個人的に試すのではなく、主治医に処方してもらうべきだ。

薬のほかにも有効なハーブがいくつかある。スィートマジョラム（マジョラナシリアカ）やワイルドマジョラム（オリガナムマジョラム）の葉は、頭痛やストレスを和らげ、血圧を下げ、免疫系を高める。

海草のネロシスティスロイテクナ（サルガッサム種）と、アルギン酸塩が豊富なコンブ（ラミナリア種）は、放射線や重金属汚染が引き起こす二〇世紀と二一世紀の病気から体を守ってくれる。アルギン酸塩は、骨に沈殿する同位元素ストロンチウム90を八三％も取り除く。コンブは、「熱い（放射性）」汚染や「冷たい（非放射性だが毒性は強い）」汚染の重金属を、体から取り除くのに最適だ。また、バリウムやカドミウム、プルトニウム、セシウムなど骨に沈殿する重金属も除去してくれる。そのためアルギン酸塩が豊富だと、骨のガン（骨肉腫）や白血病、ホジキン病など放射性の損傷を受けにくい。しかしコンブは、大量のナトリウムやヨウ素を含んでいる。ナトリウムは高血圧症を増やすし、ヨウ素は甲状腺障害のある人にとって危険だ。医師に相談してから慎重に摂取してほしい。藻のフカスヴェシクロサスは、甲状腺のバランスを保ち、甲状腺ホルモンの分泌不足による肥満を防ぐ。

ゼラニウムの一種、ペラルゴニウムグラベオルスは、神経過敏やストレスを和らげ、消化機能を改善し、喉や消化器官の感染症を治す。ゴマノハグサのエウフラシアオフィシナリスやエウフラシアロストコヴィアナは、眼精疲労を回復させ、眼の緊張を減らす。抗炎症作用があり、副鼻腔炎や鼻の充血、眼の炎症を治す。眼をこする前に、医師に相談するべきだ。タンポポ、タラクサカムオフィシナリスの抽出物は、強力で安全な利尿剤で、尿の中に汚染物質をたくさん排出する効果もある。大量のカリウムを含んでおり、イオンのバランスを整え、体重を減らす作用もあるマイルドな下剤で、コレステロールを減らし、血圧を下げる活性成分も含まれている。また脳をはっきりさせて記憶力が良くなる。エキナセア（エキナセアアンガスティフォリアや他の種）の抽出物は免疫反応を高めるので、バクテリア性・ウィルス性感染への抵抗力が増える。ゴッツコーラ（センテラアジアティカ）は感情的な能力を高め、うつ病や不安感を克服するために役立ち、記憶力、生存能力、持久力を改善し、おそらく寿命を長くするだろう。カンゾウ（グリシリーザグラブラ）の根の抽出物は、泌尿器系の治療に有効だ。腎臓や排尿中に焼けるような感じがするなら摂取するべきだ。抽出物には、リウマチの痛み止めなどに使われるグリチルリチンのようなコーチゾン（副腎皮質ホルモンの一つ）が含まれている。この抽出物は血中のカリウムやナトリウムのイオンバランスを整え、副腎やホルモン分泌を活性化させる。他の活性成分は、下剤や抗炎症剤を含んでいる。なお、高血圧症や心臓疾患に苦しんでいる人は、これらのハーブを飲む前に必ず医師に相談する必要がある。

つらくて継続するストレスを癒すハーブ

バーベイン（バーベナ種）の抽出物は抗うつ剤で、症状を緩和し体温を低下させる。慎重に摂取するべきだが、服用中に悪化することはない。イワベンケイ（ローディオラロセア）の抽出物は、ストレスを受けているときに分泌されるエピネフリンの影響をある程度抑え、心臓の筋肉を守る。安全な弛緩剤であり、セロトニンやドーパミンなどの神経伝達物質の低下を抑制し、神経系の活性を安定させる。

カバ（パイパーメシスティカム）は大脳辺縁系を和らげ、不眠症や不安感を軽くする。ジャーマンカモミール（マトリカリアレクチタ）の花は、痛みを止め、熱を下げ、不安感を和らげる。アメリカニンジン（パナックスクインクエフブリウム）の根の抽出物は、ストレスの徴候を減らし、脳への血液供給を増やし、ストレスを受けた時の気分や疲労、ヒステリーを改善する。シサンドラベリー（シサンドラチャイニシス）の抽出物は抗うつ剤で、免疫系を高める。

オーツ麦（アヴェナサティヴァ）のパンは神経の緊張を和らげ、うつ病や不安感、不快感、ヒステリーを軽くするのにおすすめだ。オーツ麦の繊維はコレステロール値を下げるし、食物繊維によってパンの量が増えるので、消化機能が向上する。パッションフラワー（パシフロラインカルナタ）の抽出物は、不安感、不眠症、ヒステリー、痛み、月経前症候群（ＰＭＳ）を軽くする。

プロディギオサ（ブリッケリアグランディフローラ）の抽出物は、肝臓に蓄積したグリコーゲンをグルコース（ブドウ糖）に分解するエピネフリンの刺激が少なくなるので、闘争心が減る。タツナミソウ（スカテラリアラテリノーラ）の抽出物は神経を癒し、緊張を和らげ、月経前の症状を軽くする。セントジョンズワート（ハイペリカムペルフォラタム）の抽出物は抗うつ剤を生産し、神経の緊張や頭痛を軽くし、ＰＭＳを軽くし、ウィルスへの免疫力を上げる。ただし、この抽出物は肝臓に負担をかけるので、一週間以上飲むのはお薦めできない。服用する前に医師に相談するべきだ。

第六章　増加する「電磁波過敏症」

電磁波過敏症という病気

一九七〇年代、大勢のパソコン・ユーザーが、勤務時間後に電磁波過敏症の徴候を経験していることがわかった。電気への過敏性は、電磁場を含むあらゆる状態の電磁波で激しくなる。電磁波過敏症になると、他の人にとっては何でもない弱い電磁場に曝されても症状が現われる。しかし、この過敏性をはっきりと説明できる人がいなかったので、心理的な現象にすぎないと考えられてきた。過敏症の特徴が化学物質への過敏性によく似ていることに気づいた研究者もいたが、電磁波への過敏性に原因があるとは思わなかった。電磁波に過敏だと、たとえ電磁場バックグラウンドが低くても、普通の社会生活を送るのは難しい。かつて携帯電話を開発していたある人物は、発症後、市街地に住めなくなり、森の中の隔離された小屋で電気のない生活を送っている（シルク二〇〇二）。

過敏性は、皮膚や粘膜の表面でアレルギー反応に関わる肥満細胞と、血液の中にある好塩基性細胞の活性に影響を与える。これらの細胞はＩｇ（免疫グロブリン）Ｅ型の抗体と結びつき、花粉などのアレルゲン（訳注・アレルギー反応の原因となる抗原）と結合すると放出されるヒスタミンや、炎症を起こすロイコトリエンなどの化学伝達物質を放出する。時には、呼吸困難を引き起こして数分で死亡することもあるアナフ

図1　抗体とアレルギー

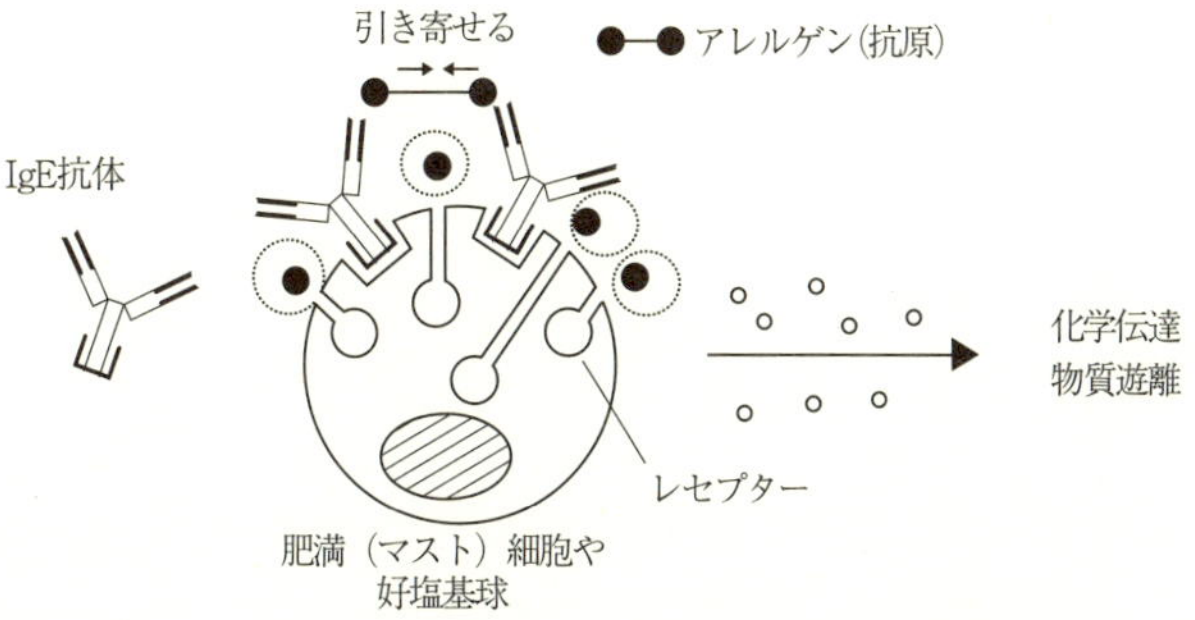

（訳注）アレルゲン（抗体）が体内に侵入するとIgE作られ、肥満細胞の表面にあるレセプターと結合する。これはアレルギー反応の準備段階で、感作（かんさ）という。感作した後でさらにアレルゲンに曝露すると、化学伝達物質が放出され、さまざまなアレルギー反応（アトピー性皮膚炎、花粉症など）の原因になる。IgEレセプターを持っているのは、肥満細胞と好塩基球だけだが、肥満細胞の数の方が圧倒的に多い。

出典『最新　医学大事典』医歯薬出版より

イラキシー・ショックを誘発することもある。また、好塩基性細胞は、抗凝血性のヘパリンや、活性化した血小板の因子なども排出する。ヒスタミンは胃液の排出や皮膚の紅潮、低血圧、呼吸困難につながる気道平滑筋の収縮、頭痛の原因になり、フリーラジカルの影響を受ける。紫外線に曝されると、細胞が酸化する過程でフリーラジカルが生まれるため、肥満細胞がヒスタミンを放出する、とリン（一九八九）は発表している。電磁波に被曝したアレルギー患者は、分泌されたヒスタミンのせいで、息苦しさを感じたり、咳をしたりする。超酸化イオンのフリーラジカルは、ラットの腹膜にある肥満細胞でヒスタミンを放出させることが、アカギら（一九九四）の研究でわかった。ディ・ベロら（一九九八）は、フリーラジカルによって発生した肥満細胞がヒスタミンを放出することを、ラットの実験で明らかにした。ガンジーとジョンソン（二〇〇〇）は、電磁場に被曝すると、被験者の皮膚の肥満細胞が活性化されて、ヒスタミンなどの化学的伝達物質を分泌する脱顆粒反応が起き、ヒスタミンのような炎症性媒介物が放出されることを発見した。この媒介物は、アレルギー的な過敏性、かゆみや痛さの知覚、むくみ、部分的な紅斑、数種類の皮膚病を起こす。また、神経細胞の樹状細胞がソマトスタチン（放出抑制因子。放出されると成長ホルモンの濃度が下がり、細胞の修復が遅れる）を放出するので、炎症や光への過敏性が強くなる。

典型的な電磁波過敏症（ES）の症状

ESの知識や自覚がなくても、たびたび発生する兆候として

① 普通ではない熱さや、日焼けのような熱さを顔に感じたり、炎症が起きたり、顔に赤みが出る
② 顔から始まって体の他の部分へ移る、くすぐったさややかゆみ、刺すような痛みを感じる
③ 呼吸器上部の乾き、呼吸困難
④ 目の乾きと炎症
⑤ 集中力の欠如や、めまい、記憶や方向感覚の喪失
⑥ 粘膜が膨脹し（感染性ではない）、鼻、のど、副鼻腔、耳が腫れる
⑦ インフルエンザに感染していないのに、症状が始まったかのような感覚
⑧ 自己免疫疾患に関係するリウマチ性の反応に似た症状

頻発しないがもっと深刻な症状として

①　頭痛、吐き気、疲労感
②　皮膚の感覚喪失
③　歯や顎の痛み
④　筋肉痛や関節痛
⑤　腹部への圧迫感や痛み
⑥　頻脈や不整脈

さらに深刻な兆候として

①　意識の喪失
②　脳溢血

ＥＳは人によって症状が異なる。症状が一つしかない患者もいれば、複数の症状に苦しむ患者もいる。症状の強さも、軽いものから重いものまでさまざまだ。

ＥＳを起こす要因

家電製品や電気コードを取り巻く電場と磁場は、その周辺の空気を確実にイオン化している。室内には、電子レンジやパソコンのモニター（ＶＤＴ、ＶＤＵ）、テレビ、コピー機、プリンター、ノートブック型パソコン、コードレスや携帯を含む電話器、ファックス、エアコン、扇風機、洗濯機、乾燥機、冷蔵庫、冷凍庫、電気オーブン、掃除機、蛍光灯、電気ひげ剃り器などの電気製品や、電気製品のコード、室内配線などがあり、電磁場を発生させている。

屋外には、頭上や地中に延びる電力線、変電所や鉄塔の側には変圧器、ラジオやテレビのアンテナ、レーダー、携帯電話の中継アンテナがある。自動車内の電場と磁場は足下にあり、ダッシュボードやタクシーの無線設備も電磁場を発生させている。電車やバスの中には、モーターや動力設備があり、乗客は気づかないうちに高いバックグラウンドに曝されている。職場には主に電力線やアンテナ、線路の電線、スイッチボードによる高い電磁場、溶接機械、ミシンなどがあるだろうし、交通レーダーや、空港や海上を監視するレーダー、その他のマイクロ波発生源に囲まれて働く人もいるだろう。

また庭やプールで、消毒剤や漂白剤、洗剤、イモ虫やゴキブリ、ノミを退治するための殺虫剤、じゅうたん用接着剤、木材用接着剤、ニスなどを使用すると、化学物質過敏症や中枢神経機能障害を起こす可能性がある。

私たちは電磁場の海で暮らしている

私たちの周りにある無線周波数の電磁波の強度は、地球で生物が進化する過程で曝されてきた自然光や宇宙線よりも、一～二億倍も大きい。通信会社は認めていないが、人間は電磁放射線へさまざまな方法で反応するという認識が、最近になってようやく高まってきた。ＥＳ患者が、一定の「電磁窓」(訳注・ある特定の周波数や電磁波強度で何らかの影響が現れることを「窓効果」という。電磁窓とは、窓効果を起こすような電磁波のこと）周波数に曝されると、過敏症の初期症状が現われる。人によって影響を受ける「電磁窓」周波数は違うが、被曝後、さまざまな神経疾患やアレルギー症状が起きる。

疫学研究は前章で触れたので省略するが、動物と被験者への被曝研究で、組織が破壊されることが明らかになった。その一部に、「個人的な」ＥＳ症状が現われていると見なされたので、データを適切に把握して統計学的に結果を分析することができなかった。被曝すると、化学的汚染物質や放射線にまみれた「現代的生活」を送る電磁波に鈍感な人はもちろん、過敏症患者や汚染物質に弱い子どもも影響を受ける。汚染物質はフリーラジカルの発生過程に影響を与え、被曝状況によって異なる結果が生まれる。私たちは、さまざまな周波数の電磁波に囲まれているため、放射線量の一般基準とその障害をはっきりさせるのは非常に難しい。私たちにできるのは、電磁発生源からできるだけ遠ざかり、ダメージを最小限に抑えるために抗酸化物質を摂取することだけだ。

ＥＳの兆候はいつ現われるのか

ＥＳの発症率は着実に増え、多くの人が想像もしなかった症状を経験するようになった。新しいパソコン画面や蛍光灯を使ったり、高圧電線の側を通ったり、近所に新しい変電所が建設されるなど、新しい電磁場発生源に曝されると、発症率はさらに増える。患者や医師は、電磁場発生源が変化したから、新しいＥＳ症状が現われたと考えがちだが、発症に関わるのは電磁場だけではない。有害化学物質に曝されるとＥＳの兆候が現われることが、多くの症例でわかっている。今や、数多くの研究者が、ＥＳを伴う神経や免疫システムへの病気を評価するよう求められている。

電磁場に被曝しても、すぐに影響が現われるとは限らない。たとえばＭＲＩ（磁気共鳴画像診断法）に被曝した後、かなり時間がたってからＥＳの症状が現われることもある。アマルガムという水銀を含んだ歯の詰め物をしているＥＳ患者は、水銀が毒を出すので症状を悪化させていることを、スウェーデンのハンセンは発見した。そのためスウェーデンでは、アマルガムの使用が禁止されている。

ＥＳは環境から生まれた病気？

ＥＳは、化学物質や電磁場に曝されると悪化する慢性疾患だ。過敏性やアレルギーの特徴があるので、これらの病気として治療されている。ＥＳの兆候は、多種化学物質過敏症（ＭＣＳ）やガン、慢性疲労症候群、シックビルディング症候群、ぜん息、病原性酵母の白色カンジダが原因で起きる真菌性のカンジダ関連症候群（ＣＲＣ）、繊維筋痛などの環境病の症状に一致する。ＥＳであるということは、身近な場所にある電気製品や高圧電線、その他の電磁場発生源にすぐに反応し、体調が悪くなるということだ。ＥＳの兆候が電磁場周辺ですぐに現われないこともあるが、電磁場に曝され続けるとストレスを感じたり、発症を繰り返したりする。電磁波に被爆すると症状が悪化してすぐに再発するが、発生源から遠ざかると症状がしだいに弱くなり、急に消えてしまうのがＥＳの特徴だ。

たとえば、体の近くで携帯式の小型テープレコーダーを操作するだけでも症状は悪化する。寝室の壁の中に室内配線（とくに頭の側を通る配線）があったり、作動中の電気毛布の上で眠ったり、電気式の目覚まし時計を頭の近くに置いたりするのは危険だ。化学物質へのアレルギーがある人が、ごくわずかな化学物質にも反応するように、ＥＳ患者は、普通の人が全く気づかないような低い電磁場バックグラウンドにも反応するようになる。

アレルギーは軽い過敏症の状態で、シックビルディング症候群（SBS）はもっと重い症状だ、と考えられている。慢性のES患者は、電磁波周波数への過敏性が確かにあり、異なる電磁場に曝露すると症状が悪化する。環境病の連鎖は、症状をいっそう多様化するだろう。ほとんどの人がESを発症する前に、はっきりした兆候を一度だけ経験している。たとえばオフィスで働いている時などに、この病気の兆候が突然現われ、スクリーンの前で働けなくなり、職場にいる事すら耐えられなくなるだろう。ほとんどのオフィスでは、プリンターやスキャナー、コピー機、ファックス、エアコン、換気設備など電磁波を発生させる機器がたくさんあるからだ。「MCSやESの病状は、主に中枢神経系と免疫系に関係がある」とベッカーは言っている。この二つの病気の兆候は、ほとんど同じように見えるので区別するのが難しい。

自分自身もESを患っているレイ（一九九六）が、テキサスのクリニックで約五〇〇人のES患者を診察したところ、約八〇％の患者に化学物質への過敏性が確認された。そこで彼は、ES患者の八〇％はMCSも併発している、と考えた。彼の患者はヨーロッパ諸国へ行くと症状が軽くなるが、ヨーロッパのES患者がアメリカを訪れると症状は重くなった。彼の見解によると、アメリカ（六〇ヘルツ）とヨーロッパ（五〇ヘルツ）の電流の違いに原因があるという。ES患者は、この違いを感じ取るのだ。

ほとんどの患者は、ESとMCSの両方に苦しんでいる可能性がある。このような患者が電磁波と化学物質の両方に曝露すると、非常によく似た症状が現われるだろう。そのため、彼らは何に曝露したのかわからなくなるかもしれない。グラント（一九九七）は、三人のES患者が不眠症に悩まされていることに気がついた。寝室から全ての電気製品を取り除くと、不眠症とそれに関わる問題は解決した。不眠症と頭痛に悩まされていた子どもは、寝室の室内配線を変えたら症状が消えた。枕の下にラジオ付き目覚まし時計を入れて寝ていた少女は、頭痛と体中の筋肉の収縮に苦しんでいたが、ラジオ付き目覚まし時計を取り除くと痛みもなくなった。

ＥＳの症状は永久に続くわけではない。しかし、電磁場発生源に近づくとかなり悪化するだろう。もし、発生源を正確に突き止めて取り除かなければ、症状はもっと重くなり、より長く続くことになる。このようなＥＳの症状は、違う種類のエネルギー源に被爆すると、さらに悪化させる怖れがある。大勢の人が説明できない体調不良に悩まされているが、それらの症状もＥＳによって起きたのかもしれない。ＥＳ患者は職場であろうと家庭であろうと、家電製品や電気設備や機器、コンピューターなどが体の側にある場所ならどこでも苦しむだろう。電磁場に被曝した人は全員、被曝量に応じてＥＳの症状を示す、と私は考えている。なかには非常に過敏な人がいて、ほんのわずかしか被曝しなくても反応してしまう。被曝すると、フリーラジカルの形成によって症状が発生し、症状はラジカルが多いほど重くなり、抗酸化物質の蓄積量が多いほど軽くなる。

ＥＳの治療方法

ＥＳの兆候が現われたら、電磁場被曝を避けなくてはいけない。パソコンのスクリーンの前にいる時間を減らすべきだ。近づき過ぎると、ダメージが増えるので、腕を伸ばした長さだけ離れ、スクリーンを少し横に向けて斜めに見るようにし、正面からの放射を避けよう。スクリーンを適切に設置しないと、顔により多くの放射を浴びることになる。また、低放射性のモニターを買うのもいいだろう（第四章参照）。

抗反射性のスクリーンは全く役にたたないので、安全ガラスの前に銅の格子（安全ガラス）を置くべきだ。かつてスクリーンから出る電磁波放射は、最近の製品より二五〇倍も多かったが、現在は、極低周波と超低周波の強度をガウスメーターで測定しているはずだ。

ＥＳは、抗酸化物質のビタミンA、C、Eなどのビタミン類や、セレニウムなどミネラル類を摂取することで、症状をやわらげ、抑えることができる（詳細は第一一章参照）。抗ヒスタミン剤は症状を楽にするが、あまりお薦めできない。カイロプラティックや鍼、ホメオパシー、運動学的、免疫学的な治療法は、専門家の指導を受けて行うべきだ。これらの治療は、患者によって効果に差があるものの、症状をかなり軽くすると報告されている。イギリスのモンローは自分のクリニックで、ＥＳ患者にアレルギー症状の原因になる抗原を注射する誘発中和療法という免疫学的な治療を実践している。この治療と同時に電磁場を避けることも指導し、その結果患者の症状を大幅に改善した。モンローは、ＥＳと化学物質への過敏性に関係性があることと、全ての症状が消える「ゼロ周波数」をＥＳ患者全員が持っていることを発見した。このような周波数は、電磁波を自在に発生させるオシロスコープで観察できる。「ゼロ周波数」は患者の治療に役立てることができるにちがいない。ちなみにレイ（一九九六）も、誘発中和療法をＥＳ患者に行っている。マリジャ・ヒューズは、新品のスクリーンを使った時、電離放射線へ被曝したときに起きるのとよく似た症状を感じ始め、スクリーンは電離放射線を漏らすと考えた。しかし、このような漏洩は、アメリカで発売された第一世代の初期型コンピューターで報告されたものだ。現在のスクリーンはこのような有害な照射を出していないだろう。

低放射性スクリーンの有効性

自分がＥＳを発症しているかどうかは、簡単に調べることができる。両手を広げてスクリーンの近くに座り、「日焼け」をした時のような感じがするかどうか確かめればいい。喫煙者や油が多いジャンクフードをよく食べる人は、免疫力が低く、抗酸化物質の蓄積も少ないのでとくに注意が必要だ。

ＥＳ患者は、ＶＤＴから放射される電磁波を規制するＭＰＲⅡ基準やＴＣＯ基準（第四章参照）に従った低放射性のスクリーンの前で、仕事中にアレルギーの徴候が現われるかどうか調べた方が良い。自身もＥＳ患者であるテーゲンヘルドは、低放射性モニターでも、ＥＳ患者には周波数帯が高すぎるのではないか、と心配している。パソコン使用者は未だに、高い周波数に対して全く防護していない。ＴＣＯ基準は、健康を害したという多くの事例に基づいて設定されているが、ＭＰＲ基準は、生物学的・医学的効果に基づいていない。いずれにせよ、パソコン使用者にＥＳ症状が現われたら、「慎重なる回避（第一〇章参照）」を目指すことだ。できるだけモニターから離れ、他の電気製品のそばに留まらないようにし、電気製品が適切に設置されていることを確認したほうがいい。あなたの家やオフィスの側にある送信アンテナや携帯電話基地局、電力線など、見える物も隠れている物も含めて、あらゆる電磁場発生源に注意しよう。

第七章　携帯電話は安全か

携帯電話のしくみ

携帯電話（自動車電話や手で持つハンド式）は放送局のようなもので、パルス波を出すエネルギーの信号を出している。携帯電話のサービスは一九五〇年代に、リムジンの送迎サービスとして上流階級の利用者向けに始まり、数種類の周波数を使って、高いビルに設置された基地局アンテナを経由して送信された。このサービスはたいへん好評で、需要に追いつけなくなるほどだった。最初の本格的な携帯電話サービスは、ノルディック・モバイル・テレフォン・システム社が、デンマークやスウェーデン、フィンランド、ノルウェーで一九八一年に開始した。一九八四年になると、遠距離通信法がイギリス議会を通過し、翌年から同国でも携帯電話サービスが始まった。

各携帯電話サービスのエリアは、小さな区域（セル）に分けられている。セルの広さは、密集した都市部で数平方マイル、地方では一二平方マイルだ。基地局には電波の送受信機があり、三つのセルが接する中心地点にある鉄塔や建物の上などに、六角形（訳注・日本では三角形配置が多い）に配置したアンテナが立っている。

携帯電話で通話をすると、まず、携帯電話は信号を送信する。この信号は、利用者にもっとも近いセルの中央部にある基地局アンテナで識別され、利用者の名前を確認する。セル中央部は、各アンテナが受信した信号の強度を比較して、通話者がいる場所を正確に突き止める。携帯電話は通話するために最も近いアンテナを探し出し、アンテナが識別コードを管理（区分）周波数で受信している間、待機する。識別コードを受信すると、接続したことを確認するために、電話は自分のコードと比較し、位置を知らせる信号を利用者へ送信する。こうして、利用者ネットワークにその位置を記録し、送信者がどこにいるのか、ほかの送信者がどこで通話しようとしているのか、をセルが把握できるようにするわけだ。このような信号は、電話がオンになっている間ずっと、定期的に繰り返し送られている。車を運転しながら通話している場合は、そのセルを出るまで近くの基地局が識別している。基地局のコンピューターは、現在空いている周波数を調べ、その周波数を使って通話を送るので、途切れることなく話し続けることができる。通話が長引いて移動距離が増えると、携帯電話の電波は、いくつかのセルを巡ることになる。

携帯電話には、いくつかの通信システムが使われている。その一つが時分割多元接続方式（TDMA）で、同じ周波数を複数の通話者に割り当て、数ミリ秒の単位で通話を分割する。どの通話も中断と再開を繰り返すが、通話者が中断に気づくことはない。符号分割多元接続方式（CDMA）は、通話者に空いている周波数を割り当て、各通話者が同じセルで確認・開始されるコードを手に入れ、他のセルへ入るまでずっと送信される。通話は一つの周波数帯から他の周波数帯へ、通話者が気づかないうちに送られる。グローバル・システム・モバイル方式（GSM、アメリカではPCS）はTDMAを改良したもので、全世界の衛星システムへ接続し、約一三〇カ国の間で一つのネットワークとして機能している。そして、二つのデジタルコードを使ってミリ秒単位で通話を送信する。マイクロ波の集合としていくつかの周波数帯から選ばれた一つの周波数で送られ、一秒ごとに何度もスイッチが入れ替わる。時分割の区分は非常に短く、通話はスムーズに進む。そのため、盗聴されることなく、より効率的に空いている周波数帯を使用できる。このシステムのおかげで、エンハンスト・フル・レート方式（EFR、音声圧縮などによって、一つの周波数帯を数台で利用できるようにした方式）の音質は、有線電話並みに改良された。各電話には、個人用のSIMカード（訳注・GSM方式で利用されているカードで、電話番号などの加入者情報が記録され、違う端末に入れても、その加入者の物として認識される）もついている。

イギリスでほとんどのシステムは、九〇〇メガヘルツ帯か一八〇〇メガヘルツ帯を利用し、アメリカで利用されるPCSシステムは一九〇〇メガヘルツ帯を使っている。二つ、または三つの周波数帯の電話が、同じように使用されている（訳注・日本の場合は八〇〇ギガヘルツ帯か一五〇〇ギガヘルツ帯、または二〇〇〇ギガヘルツ帯を使用している）。

携帯電話は電子レンジと似ている？

携帯電話は新しいタイプでも、〇・二マイクロテスラ（二ミリガウス）以下の弱い超低周波電磁波を待機中も放射している。基地局アンテナに知らせるために信号を送っているからだ。通話中は、〇・六〜一〇ワットの出力でパルス波を出す、もっと強い放射線を頭の近くで発生させるが、受信状態がよければ、出力は〇・二ワット以下に下がる。

ちなみに、強力かつ迅速に調理する（つまり水分に熱変化を起こす）ために作られた家庭用電子レンジは、食品中の水分子を数分間で加熱するために、周波数二四・五億ヘルツ（二・四五ギガヘルツ）、出力四五〇〜

一〇〇〇ワットものマイクロ波を照射する。調理された食べ物が乗っている皿が熱くなるのは、食品から伝わる熱のせいだ。電子レンジの外壁は、電場の漏れを防ぐように設計されている。マイクロ波を照射すると、磁場も放出されるが、磁場はシールドできないので外部へ漏れてしまう。そのため、電子レンジの側にいる人まで加熱し、組織を傷つける。ただし、磁場は距離の二乗で減衰するので（パシュナー一九九六、不明一九九三）、五フィート（約一・五m）離れると、マイクロ波の放射線はバックグラウンド程度に下がるだろう。電子レンジが作動している間は、安全な位置まで離れているべきだ。

ダスダッグら（一九九九）は、携帯電話の照射影響を調べるために、雄のラットの生殖器を、一日当たり二時間のペースで一カ月間被曝させた。被曝させたグループの一つは携帯電話が待機している状態で、もう一方のグループは一分間「通話」した状態で三回被曝させた。被曝時のSAR値（エネルギー吸収比。訳注・生体組織に吸収されたエネルギーを熱量として示す単位）は〇・一四一ワット／kgだった。対照群として、被曝させないグループも用意した。通話グループは、直腸の体温が大幅に上り（ρ値＜〇・〇五）、睾丸に精液を運ぶ管の直径が明らかに狭くなった（ρ値＜〇・〇五）。通話グループの精巣上体の精子数が減少したことと、精子が異常な形をしていたこと（どのρ値も〇・〇五以上）が発見されたが、統計的に有意ではなかった。なお、身体の中で体温変化が観察されるかなり以前から、熱影響が測定されていた。熱に曝されると、体内では体温を一定に維持しようと、体温調節メカニズムが働くので、血管が広がって血流が増える。体温が上がると代謝率が上昇し、ストレス適応疲労症候群につながる。そのため熱上昇が遅れ、無線周波数放射線（RFR）の影響が蓄積する（不明一九八三）。

携帯基地局は、一五～三二ギガヘルツの強くて狭い周波数帯で通信している。理論的には、これらの

図1　典型的な携帯電話基地局の信号（フィリップス2002）
8つの規格化された繰り返し信号を示す

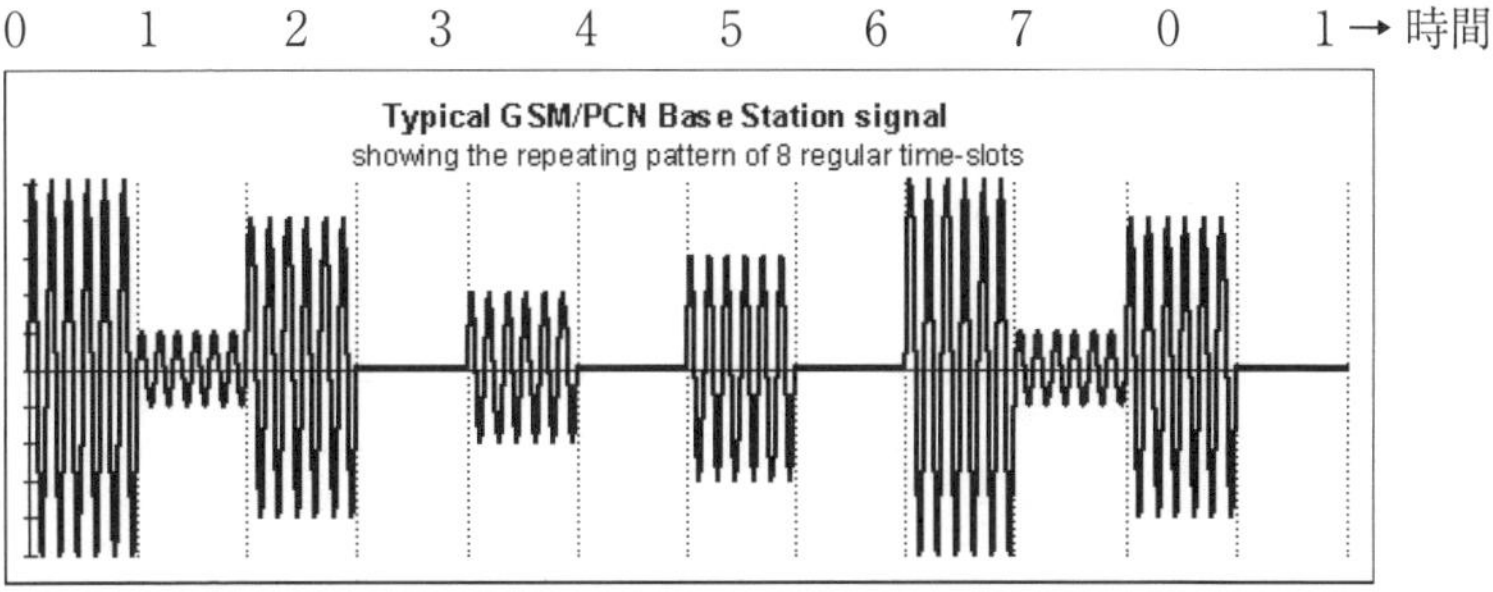
0 1 2 3 4 5 6 7 0 1→時間
Typical GSM/PCN Base Station signal
showing the repeating pattern of 8 regular time-slots

ビームは近くにいる人にだけ、有害だと考えられている。BCCH（訳注・各無線基地局の情報を端末に伝える信号）に割り当てられた信号の周波数で、基地局はいつも最大出力で送信し、唯一の振幅変調（訳注・AM方式のこと。搬送波の振幅を低周波信号波で変える）は、八×二一七ヘルツの割り当て時間の間に、ビット（訳注・符号を構成する最小単位）を放射する。一七三六ヘルツの振幅変調だと、エネルギーとしてはかなり弱い。

通話者に与えられる割り当て時間と送られる信号の強度は、アンテナからどのくらい離れているかで決まる。ほとんどの新しい基地局は、ダウンリンク（訳注・基地局アンテナからユーザーの携帯電話へ電波を送ること）の出力制御機能があり、割り当てた時間毎に違う出力レベルで、図1のグラフで示したように、基地局から送信する。すべてのGSM式携帯電話には、バッテリーのエネルギー消耗を抑える一方で、通話者の頭へのマイクロ波被曝をさらに減らすために、能動的な出力制御機能がついている。侵入する信号を検知した基地局は、通話を持続させるために、最小限の出力で電話機に知らせる。これは二デシベル（一・五八倍）の強度間隔で行われ、ほとんどの場合、二ワットから四ミリワットに送信出力を下げることになる。各基地局は、二一七回／秒のペースでパルス波を出す異なる無線周波数運搬（つまり周波数のジャンプ）によって通話を行なう。これは信号が消えるのを最小限に抑えるだけでなく、信号コードの解読をほぼ不可能にするが、基地局が照射する振幅変調（パルス波を出す）電磁ノイズはいっそう複雑になる。全体的な信号の強度と振幅変調ノイズは、セクター（訳注・基地局を中心に、一つのセルを扇状に分割したエリア）ごとに刻々と大きく変化している。だから、アンテナの正面やその周辺に、どんな時でも絶対に留まってはいけない。その理由を次に述べる。

携帯電話が心配な理由

携帯電話はアンテナを通じて送受信するが、アンテナが伸びていても、耳に当てる部分からエネルギーが発生する。アンテナが縮んでいる場合や、基地局から遠い場合、頭上のケーブルや鉄の建造物（エレベーター、地下駐車場の中）などに遮られて受信状況が悪い場合には、送信出力が増える。すると、より大量（最高で三倍まで）のエネルギーが発生するので、体の細胞に過剰なエネルギーが吸収され、体温が少し上昇する熱効果や、非熱効果が発生する。ガイドライン以下で、非熱効果しか起こさない出力レベルは、この数年無視されてきたが、実際には脳波に影響を与え、生理的活性を狂わせ、フリーラジカルを生み、ストレス遺伝子などの発現を増やす。これらの非熱効果は、イギリス政府の依頼を受けた独立機関の見解にも影響を与え、代表のウィリアム・スチュワート卿は、より多くの有効な研究報告が発表されるまでの間、携帯電話の使用に「予防原則」が必要だ、と勧告した。携帯電話の被曝を最小限にしたいなら、通話時間を短くすることだ。ＳＡＲ値（エネルギー吸収比）が比較的低い、新型の携帯電話を選ぶのもいい。

オスカー（一九七七）は、マイクロ波に被曝すると、血液脳関門（ＢＢＢ）の異物選択機能が変化するかどうかを研究した（訳注・ＢＢＢは脳に必要な水分や酵素などは通すが、有害物質を通過させず脳を守っている。異物を選択する能力が失われると、脳内に有害物質が侵入し、組織がダメージをうける）。彼らは、脳細胞に取り込まれる中性的な神経系物質（目印として放射性同位体を加えておいた）を調べるために、ラットを一・三ギガヘルツのマイクロ波に、平均出力三・〇ミリワット／㎠以下で被曝させた。パルス波か連続したマイクロ波のどちらかに二〇分被曝させると、マンニトールやイヌリンなどの糖類の透過性が、被曝直後と四時間後に増えたが、二四時間後には元に戻った。なお、デキストラン（訳注・粘質性の多糖類の一種）の透過性は増えなかった。実験の初期段階で、脳血管で糖質の透過性が増えたが、マイクロ波が増えると透過性は減少した。透過性の増加は、ほとんどが脊髄で確認され、次いで小脳や視床下部でも増え、海馬状隆起と皮質でもごく僅かな変化が起きた。連続的なマイクロ波や、同じ平均出力のパルス波のエネルギー信号、性質の異なるパルス波を照射すると、摂取量が変化した。熱ショック蛋白質（ｈｓｐ。訳注・温度上昇、重金属などのストレスで合成される蛋白質）であるｈｓｐ27の働きで作られたさまざまなストレスが細胞へ加えられている間中、携帯電話の放射線に誘発されるｈｓｐ27の活性が、脳腫瘍の発達を促進する、と、レズシジンスキーら（二〇〇二）は推定した。アポトーシス（細胞の自然死）経路が抑制されると、内皮細胞ストレス繊維（訳注・細い血管の筋肉線維）が安定し、脳血流関門の透過性が増えることもわかっている。

オームラら（一九九一）は、電磁波被曝によって変化する血液成分を測定するため、家電製品の電気コードから発生する一〇ボルト／ｍの電磁波に、血液成分を五分間曝した。すると、血液を凝固させるトロンボキサンB_2が増え、神経伝達物質のアセチルコリン濃度が被曝後五分間減少し続けた。また、アルミニウムや鉛、水銀などの沈殿物が体内にあると、これらの影響がさらに長く続いた（詳細は第二章）。オームラとロスコ（一九九三）は後の研究で、携帯電話のマイクロ波に三分間被曝させた後に同じような変化が現われ、さらにガン遺伝子（細胞分裂遺伝子）のｃ－ｆｏｓ ａｂｌとｃ－ｆｏｓ ａｂ２が発現し、その蛋白質が血中に発生する一時的なガン異常を確認した。送信が終わると正常に戻ったが、過去の研究と同じように、金属の沈殿物は反応をいくらか長引かせた。

ライら（一九九二）は、不安やストレスを受けた状態で、弱いマイクロ波に被曝すると、どのような影響が起きるのかを研究した。彼らはラットを、二四・五億ヘルツ、一ミリワット／㎠、身体全体のＳＡＲ値が〇・六ワット／kg、二マイクロ秒のパルス幅で五〇〇パルス／秒でパルス波を出すマイクロ波に四五分間被曝させたり、または繰り返し（一回四五分、一日一〇回）被曝させたりした。被曝後に、脳の皮質、海馬状隆起、小脳で、ベンゾジアゼピン（バリウムのような抗不安薬）の受容体の親和性（訳注・特定の薬物への結合しやすさ）と濃度を調べた。一回被曝させた直後に、受容体の濃度が脳皮質でだけ大幅に増えたが、親和性はあまり変化しなかった。繰り返し被曝させたラットは、最後の被曝の後で、受容体の濃度に有意な変化は起きず、被曝への適応性が現われた。脳のベンゾジアゼピン受容体は、不安やストレスに反応するので、弱いマイクロ波を浴びることはストレスの原因になるかもしれない、という仮説をこのデータは示している。

弱い電磁場が、人間の概日リズムに与える影響を調べた実験もある。被験者は外部から完全に遮断された部屋に入れられ、違う刺激を与えられた。人間の概日リズムを変えるきっかけになった最大の刺激は、弱い超低周波の電磁場で、一〇ヘルツ、二・五ボルト／ｍの方形波だった（ちなみにイギリスの認可基準は五〇ヘルツ、一万二〇〇〇ボルト／mだ《訳注・日本の基準は三〇〇〇ボルト／m》。ほとんどの寝室で、五〇ヘルツの電場は五～一〇〇ボルト／mもある。害の少ない一〇ボルト／m以下の電場にするには、慎重に配線しなくてはいけない。

モリッシーら（一九九九）は、マウスを一・六億ヘルツの無線周波数に被曝させ、ガン遺伝子c‐fosが脳細胞で発現するかどうかを調べた。被曝させた電磁波は、連続的な電磁波か、パルスを出す変調波（衛星を経由する携帯電話通信「イリジウム」方式の電磁波）のどちらかだ。被曝レベルが最大線量の六倍を越えるか、身体全体で平均して携帯線量被曝限界の三〇倍以上を被曝すると、c‐fos遺伝子が大幅に増えた。連続的な電磁波かイリジウム信号に高レベルで被曝すると、c‐fos遺伝子発現が同じくらい増えたが、パルス変調に特有の影響は、はっきりと現われなかった。高レベルで被曝した、大脳辺縁形皮質や皮質下のc‐fos遺伝子が増えるパターンは、熱認識が温度調節部位の近くにあるニューロン（神経細胞）の活性化または抑制と結びつくのでストレス反応にほぼ一致するが、脳の組織とイリジウム信号のエネルギーは一致しなかった。

ヴェンチュラら（二〇〇〇）は、パルスを出す磁場が、心筋のプロダイノルフィン（モルヒネ様作用ペプチド）の遺伝子発現（DNAにあるメッセンジャーRNAの転写が増える）を、絶縁した細胞核の中で、無傷な心筋細胞と同じように増やすことを発見した。増加した遺伝子発現は、核蛋白質キナーゼC（PKC。訳注・細胞内情報伝達に関わる）活性の影響を受け、PKC同位酵素（訳注・基質や特異性の違う酵素で、人間の場合は一一種類ある）の発現と、酵素転座（訳注・染色体の一部が位置を変える染色体異常が酵素で起きること）の変化から独自に発生する。筋細胞核と核を固定するPKCは、パルス波を出す磁場にとって格好の標的だ。心筋細胞の恒常性（ホメオスタシス）でモルヒネ様作用が広く変化するので、パルス波を出す磁場が、心臓血管系に生物学的な影響を与えている可能性がある。

携帯電話の通話者はふだん何も感じないが、長い間電話を使うと、熱感や刺すような感じ、疲労、錯乱状態、集中力の欠如、視覚障害、眼がけいれんするような頭痛、夜間に頭がざわつくような感覚、短期間の記憶力低下、皮膚がヒリヒリするか火傷をしたような感覚、つねられるような感じなどを経験する。最初に起きる症状は、頭痛か皮膚影響で、両方の症状が同時に起きることもある。集中力と短期間の記憶力も衰えやすい。ふつうはまず、痴呆の初期症状のように、新しいことを学んで記憶する能力が影響を受ける。電気聴覚効果（訳注・聴覚領域の神経で起きる電気的な反応）のせいで、後頭部でカチッという音が聞こえる通話者もいる。この音は、二～三億ヘルツのパルス波を出すマイクロ波放射線が脳に吸収される部位で発生し、強度が〇・一ミリワット／㎠以下でも影響が現われる。このように弱いエネルギーを吸収しても体温は上がらないが、脳の神経組織は熱の影響で膨脹する。それは同じように音の圧力を生み、蝸牛（訳注・耳の中にある組織の一つ）の中の皮質器官にある内耳有毛細胞で感知される。このような音はストレス反応に苦しむ人を悩ませ、パルス波を出す音が聞こえると、心臓の心拍数と代謝率が変化する（ヴェルヒら一九七〇）。

一般の人の不安

携帯電話の放射エネルギーは、頭部の敏感な器官に近距離で作用する。延髄（鼓動と呼吸を管理する）や小脳（バランスと快適な運動性を制御する）、側頭葉（音を認識し記憶を蓄積する）、視覚系と聴覚やバランス器官、脳の真下にある視床下部（血圧の調整、空腹、満腹、怒り、神経内分泌の管理、食事の反射行動、オキシトシン分泌、水分管理、脳の収縮、心拍数減少、血圧低下、パソプレシン分泌、体温、息切れ、発汗、甲状腺刺激ホルモンの抑制を調整する）、下垂体腺（体全体のホルモン活性を管理する）、松果体（メラトニンを排出し、性的欲求や生殖に関わる）は、どれも携帯電話のアンテナのちょうど正面にあるし、周辺には重要な神経中枢と伝達腺、血管、腺なども存在する。

デ・セーぜら（一九九八）は、二〇人の健康な男性被験者を、二一七ヘルツの衝撃パルスを出すGSM方式の携帯電話に被曝させた。衝撃計数（ピーク電力に対する平均電力の日）が八分の一、最高出力二ワットの電磁波を、一日当たり二時間のペースで、一週間のうち五日間被曝させる実験を一カ月間続けた。なお、被験者は被曝前に自己管理をしていた。実験のポイントは、副腎皮質刺激ホルモン、甲状腺刺激ホルモン、成長ホルモン、卵胞刺激ホルモン、黄体ホルモン、卵胞刺激ホルモンの濃度変化だ。実験後、六種類のホルモンのうち五つの濃度が変わった。有意な変化は、甲状腺刺激ホルモン濃度が二一％減少したことだけだったが、被曝期間後に充分な濃度まで回復した。そのためこの実験では、携帯電話放射線に被曝しても、人間の下垂体前葉腺（訳注・実験した六種類のホルモンを分泌する）のホルモン分泌率に、長期間続いて蓄積するような影響は与えない、という結論が出た。

ドライブ中の不安

クーパーら（二〇〇二）は、三九人の被験者を対象に、車を運転する実験をした。テストコースは円周状で、路面に一〇〇個ほどの割れ目があり、実験時間のうち半分が水で濡れるようになっている。変則的に設けられた割れ目を半分ほど越えると、各被験者は、電話から言葉によるメッセージを聞いて、その通りに反応するよう要求された。集中力がある場合、被験者の判断は、年齢や割れ目の大きさ、スピード、「優柔不断さ」の程度、コース表面の状況に明らかに左右された。注意がそれると、道路状況を考えずに判断するようになった。濡れた舗装道路を走行中に、メッセージのせいで集中力が散漫になった場合、衝突する可能性のあるミスが二倍になった。そのメッセージは、注意力があった場合には、その被験者が実行できたものだった。言葉のメッセージは、安全に運転するために必要な情報を的確に処理するドライバーの能力を減らすといえるだろう。路面状態の悪い道路を運転する場合、メッセージの影響は、割れ目の大きさやスピード情報について、被験者に誤った判断をさせるようだ。

現在のデジタル電話

デジタル式の携帯電話は五四六マイクロ秒の無線周波数を、二一七ヘルツの繰り返し率で放射している。これは同じ周波数と出力レベルでも、生物学的にいっそう活性化させるレベルだ。中波ラジオの近くでデジタルGSM方式の携帯電話を使うと、ザーザーとうるさい音が聞こえるだろう。これらのパルス波は脳細胞へ毎秒二一七回ぶつかり、GSM使用者の細胞内や近くにいる人の頭でも検出される。日常的に携帯電話を使うユーザーは、頭痛や皮膚がひりひりする感覚、またはつねるような感覚、眼のけいれん、記憶力の低下、夜にやかましさを感じるなどさまざまな症状を報告している。

リンデとマイルド（一九九七）は、GSM方式の携帯電話から照射されるマイクロ波のパルスが、磁束密度を一・八マイクロテスラ（一八ミリガウス）まで発生させることを発見した。それは私が測定した結果

（約二〇ミリガウス）とも一致する。上記の携帯電話の発生電場である最大一〇〇〇ボルト／mの強度は、非管理環境の標準的な許容基準や、三分以内に有害な影響が観察される一〇ボルト／m（オームラとロスコ一九九三）、または二ミリガウスの磁場を認めたガイドラインと比較されるべき値だ。

サンティーニら（一九九八）は、受信状態が悪い地域で携帯電話を使うと、通話時の被曝量が最大になることを明らかにした。マイルドら（一九九八）とサンドストロームら（一九九八）は、スウェーデンとノルウェーで、旧式のアナログ電話の使用者の方が、新型のGSM式携帯電話の使用者よりも頭痛をひんぱんに起こすと報告した。ただし、被曝していない対照群を見つけることはできなかった。携帯電話の使用者の間で発生する脳腫瘍について研究を始めたのは、スウェーデンのハーデルら（一九九九）だった。この研究では、組織病理学的に証明された脳腫瘍の症例と、それらに合うように選ばれた対照群を分析した。彼らは、電話に関するアンケート調査を行って、使用者の被曝状況を評価した。その結果、アナログ式携帯電話の使用者は、携帯電話を当てていた側の側頭部や後頭部に、脳腫瘍が多いことがわかったが、統計的に有意な差は無かった。また、GSM式携帯電話の場合は、被曝に関する結論を出すには使用期間が短すぎた。

後の研究で、サンティーニら（二〇〇一）は、一六一人の工学科の学生を対象に、携帯電話を使っている間に起きた症状についてアンケート調査を行った。すると、九億ヘルツより、一八億ヘルツの周波数帯を使う携帯電話の使用者の間で、集中力不足が大幅に増加（ρ値＜〇・〇五）していた。また、女性（ρ値＜〇・〇五）は男性よりも多く睡眠障害を訴えたが、携帯電話を使わない人にはこのような症状は現われなかった。携帯電話とＶＤＴコンピューターの両方を使っている人は、集中力不足が大幅に増加（ρ値＜〇・

〇五）した。デジタル電話使用者は、一日の通話回数や通話時間が増えるほど、通話中に不快感や耳の周りの温かさ、耳を刺すような感覚をより多く訴えた（ρ値＜〇・〇五）。耳が温かくなる症状は、「携帯電話で話すのを止めろ」という警告かもしれない。

携帯電話のマイクロ波照射は、〇～一〇〇ボルト／mの電場の集団信号を示し、通話中は受信状況に応じて、一〇〇～一〇〇〇ボルト／mの電場の集団信号を、声に応じて放射する。通話中の電場は約五〇ボルト／mで、超低周波磁場は二〇ミリガウスまで増加し、極低周波磁場は五〇～一〇〇ミリガウスの集団値になる。極低周波電磁場は、六〇センチ離れると約二五ミリガウスに減衰し、携帯電話が待機中の時には、磁場は二ミリガウス以下になる。しかし、ムスタファら（二〇〇一）の研究によると、待機中の携帯電話を一時間ほど被験者のポケットに入れただけで、血中脂質の過剰酸化が大幅に増えた。カタラーゼ（訳注・フリーラジカルの元になる過酸化水素を排除する抗酸化物質）の活性が少し低くなった場合以外、赤血球、超酸化物不均化酵素（SOD）、グルタチオンペルオキシダーゼ（GSH‐Px）などの抗酸化物質の活性がかなり低下した。フリーラジカルの生成によって起きたこのような損傷が、化学的汚染物質やストレスで生まれたフリーラジカルのダメージに加わって、損傷をいっそう大きくすることがわかっている。携帯電話を送信する周波数への被曝許容基準を表1にまとめた（フィリップス二〇〇二）。これは電磁波問題の市民団体「パワーウォッチ」のサイト（www.powerwatch.org.uk）から入手したものだ。

現在の安全基準

増え続ける裁判や科学的な団体の論争の中で、今、安全基準の正当性が問われている。NRPB（英国

表１　無線周波数被曝レベルの一般人用許容基準（フィリップス 2002、ほか）

９億ヘルツと18億ヘルツは、イギリスの携帯電話帯でおもに使われている周波数帯だ。多種類の信号は、個別信号の平方の総計の平方根として一緒に加えられる。作動するハンド式携帯電話に近い場所でのレベルは、アンテナのデザインで大きく変わり、電場と電力密度は一般被曝基準をしばしば上回る。

一般人用許容レベル	周波数 MHz	電場 V/m	電力密度	
			W/㎡	μW/㎠
NRPB、1993年（2000年7月より古いイギリスの調査水準）	400	100	26.4	2640
今のICNIRP　900MHzと1800MHZ（ほとんどのTETRAは400MHz周辺）	900	112	33	3300
	1800	194	100	10000
FCCOET 65:1997年1月（アメリカ）NCRP報告No.86に基づく	900	47	6	600
	1800	61	10	1000
カナダの安全基準６（ＳＣ６）1993	900	47	6	600
	1800	61	10	1000
ICNIRP、1998（WHOに認められた）	900	41	4.5	450
CENELEC、1995（ＥＵ）	1800	58	9	900
オーストラリア1998（再検討の結果）	900/1800	27	2	200
アメリカの二つの報告に準拠（1995）	30-100000	19	1	100
ベルギー（2001AELVOETレベル）	900	20.6	1.125	112.5
	1800	29.1	2.25	225
ポーランド（中間的な職業地域）	300-300000	19	1	100
〃（安全地域）		6	0.1	10
ロシア1998（一般市民）	300-300000	6	0.1	10
イタリア行政命令381（1998）	30-30000	6	0.1	10
日本の基準	900	47	6	600
トロント健康委員会	900	5	0.06	6
SC6/100に基づく提案、2000	1800	6	0.1	10
スイス法令ＯＲＮＩ（基地局用）2000年２月１日から施行	900	4	0.04	4
	1800	6	0.09	9
リヒテンシュタイン（2001年、NISVレベル）	900	4	0.04	4
	1800	6	0.1	10
ルクセンブルグ（2001）	900	3	0.1	10
(6V/mの環境で働いている４人のオペレーターのため）	1800	6	0.1	10
イタリア、ジェノバ市（2000）	900、1800	3	0.1	10
EUとイギリス　EMC調整設備推測試験レベル（家庭と地域）	30-2000	3	未指定 未指定	未指定 未指定
基地局アンテナ周辺の典型的な最大レベル	900、1800	2	0.01	1
オーストリア　ザルツブルグ市1998	300-300000	0. 62	0.001	0.1
ニュージーランドのチェリー博士が提案中	300-300000	0. 28	0.0002	0.02
アメリカの平均的な被曝見積もり（ＥＰＡ 1980）	概算	<0.13	<0.00005	<0.005
典型的な都市の生活（FCC1999）	30-300000	<2	<0.01	<1
ブロードバンドの「自然」なバックグラウンド	300-3000	<0.00003	<0.00000001	<0.000001
** 携帯電話アンテナそばの典型	900、1800	50-300	2-50	200-5000

** ハンド式電話の照射は、受信状態が悪いと1000V/mになる。標準的な照射と比べると、一般被曝許容量よりもはるかに高い。

放射線防護局）の「ドールレポート（ドールら二〇〇一）」の結論部分では、非電離放射線の影響について「約一〇〇キロヘルツの周波数に被曝させた動物実験で、脳腫瘍発症の証拠がいくつか出てきた」と書かれている。アメリカの二つの軍事研究は、高周波放射線の生物学的非熱効果の証拠を認め、無線周波数（三〇メガヘルツ〜一〇〇ギガヘルツ）の被曝許容レベルを一〇ミリワット／㎠から〇・一ミリワット／㎠へ引き下げた（表1参照）。

私が測定したところ、家庭用のハンド式ワイヤレス電話の強度は、五〇〜一〇〇ボルト／mで一ミリガウス以下の磁場を発生させ、基部では二ミリガウス以下の磁場を出している。このような電話は、携帯電話よりもガンの発症率を増やすだろう（ハーデルら二〇〇一）。

携帯電話のダメージを避けるには

イヤホンとマイクのセットを買うと、簡単に避けられるだろう。イヤホンは、わずか五％のマイクロ波しか通さない。携帯電話が基地局から離れた場所にあると、一〇〇〇ボルト／mの電場で送信されるので、五％だと五〇ボルト／mになる。これはまだ危険な数値だ。一〇ボルト／mでも数分で影響が現われるからだ。最新型（二〇〇二）のイヤホン「ラドフリー」はイヤホンにつながるチューブに小さなマイク「エアウェイブ」がついている。そのため、放射線は実質的に耳へ届かないだろう。車の中では、外側にアンテナが付いたハンドフリー装置を使うことで、電話からの被曝はごくわずかになる。イヤホンが使えないなら、内蔵スピーカーを使い、携帯電話を頭から離すことだ。スピーカーが内蔵された携帯電話もいくつかあり、頭から離して使うことができる。

双極子電話アンテナ（訳注・使用周波数の波長の半分の長さを持つアンテナで、携帯電話で最も一般的に使われているタイプ）の出力の一部（二〇～八〇％）は、現在の国際的熱電磁場ガイドライン、例えばＡＮＳＩ（米国規格協会）基準に近いレベルで頭部組織に吸収される。デジタル式携帯電話は、旧式のアナログ式携帯電話よりもっと身体に悪い。エネルギーの送信集団信号の影響で、周波数の標的となる器官、組織、細胞、酵素などが共振するからだ。

携帯電話のエネルギーを示す単位に、エネルギー吸収比（ＳＡＲ値）がある。ＳＡＲ値は身体の一部、または全体に吸収されたエネルギーを質量単位で表している（ベルナルディら一九九五）。ある密度の容量（ｄｖ）に含まれる質量増加（ｄｍ）に、吸収されたエネルギーが増えた時間（ｄＷ）の関数で得られる量として、ＩＥＥＥ（米国電気電子技術者協会）によって定義されている。ＡＮＳＩ基準は、無線周波数から出る電磁エネルギーが、身体に質量や要素を与える時間率として、ＳＡＲ値を定義している。実際の通話では、ＳＡＲ値は一定の単位のエネルギーの流れであり、Ｗ／kg（ワット／キログラム）という単位で表わす。つまり重さ一キログラムにつき熱出力が何ワットあるか、を示している。人体にとってＳＡＲ値は、組織に吸収される熱の量を意味する。それはとても複雑なので、スウェーデンのＴＣＯ基準は、電話が通信用に使うことができる電話通信出力（ＴＣＰ）、つまり通信に使うことができる携帯電話の最高出力を使用して計算するように規定した。高品質の電話には、その出力の大部分を通話するために使うように仕向ける一方、頭や身体に吸収される電磁場を低くするために、過剰な出力を抑える機能がある。

米国連邦通信委員会（ＦＣＣ）は、最大許容被曝（ＭＰＥ）を定めるために、電力強度（ミリワット／㎠）、電場の強さ（ボルト／ｍ、出力で決まる）、磁場の強さ（アンペア／ｍ、電流で決まる）を定義したガイドラインを作った（ヘーレ一九九八）。送信アンテナから遠い場所で、電場（E）や磁場（H）とそれらの広がりが平面波の状態では、相互に垂直であり、電力強度（S）は次の方程式で計算できる。

$$S = \frac{E^2}{3770} = 37.7H^2$$

アンテナから遠い「遠方場」では、電力強度がミリワット／cm²単位で表わされ、Eは電場（ボルト／m）、Hは磁場（アンペア／m）の大きさを示す。しかし携帯電話の被曝は「近傍場」で起きるので、距離の二乗に反比例するという法則は当てはまらない。エネルギーの大半は放射線ではなく誘導によって頭へ運ばれ、四倍に増幅する。金属フレームのメガネをかけていると、眼へ誘導されるエネルギーは一・三倍に増える。

そのため、MPE基準（訳注・最大許容被爆の基準）の単位として使われるSAR値は、もっぱら電磁放射線の熱効果を表わすために利用されている。送信アンテナからのエネルギーの照射は、一・一ワット／kg（一・一ミリワット／g）以下にすることになっている。ANSI／IEEEガイドラインに代わって、一九九六年八月一日からFCCガイドラインが実施された。最も大きく変わったのは最大許容被曝量で、SAR値は、アンテナが伸びた状態で一・六ワット／kg、アンテナが縮んだ状態で一・八ワット／kg以下になった（訳注・この値は「組織一グラム当たり」である）。全ヨーロッパのCENELEC基準は、頭部のSAR値を二・〇ワット／kgまで認めている（訳注・この値は「組織一〇グラム当たり」で、日本の基準もこの値だ）。この数値はデリケートな器官（眼、耳、脳、神経）にとって、とくに有害だ。脳や他の器官でも腫瘍が成長するだろう。

　メディアン（一九九五）が、持ち運びできるトランシーバーと、NCRP―86基準とANSI―C95基準（一九九二年一月制定）に従った古い携帯電話を比較したところ一～二インチの距離、または頭にぴったりと付けた状態でのSAR値の最大値は、許容量の一・六ワット／kgを越えてしまった（ただし送信は受信の半分。モトローラー社の機種「マイクロタック」を除く）。

SAR値一・六ワット／kgの基準値は安全か？

ANSI基準（一九八二年版）は、SAR値を八・〇ワット／kgまで認めていたが、後に四・〇ワット／kgへ、その後さらに一・六ワット／kgへ減らした（訳注・SAR値には「局所」と「全身」があるが、ここでの値は「局所SAR値」である）。前述したようにガイドラインは、「遠方場」から来るエネルギーについて考えているが、「近傍場」で照射する携帯電話は、距離の二乗に反比例しないので妥当ではない。

　スタングら（二〇〇一）は、眼のブドウ膜黒色腫患者一一八人と、健康な対照群四七五人を問診した。無線周波数送信装置（ラジオ）に被曝すると、ブドウ膜黒色種のリスクが三倍（九五％信頼区間一・四～六・三）になり、携帯電話の被曝でリスクが四・二倍（九五％信頼区間一・二～一四・五）になった。しかし、高圧送電線やレーダー部品、家電製品（VDUスクリーンや電気製品）など複雑な電気環境への被曝と、ブドウ膜黒色種の関連性は発見できなかった。方法論が制限されているせいで、関連性の仮説を立てるための明確な証拠が揃わなかったのだ。

携帯電話で脳腫瘍が増加する

ハーデルはスウェーデンで、一九九七〜二〇〇〇年に脳腫瘍と診断された二五六一人の患者の症例を研究した（二〇〇二）。そのうち一六一七人は、研究時にまだ生存していた。携帯電話を使っていない人と比べると、使用期間が三年以下の場合は差がなかったが、一日に二時間以上のペースで五年間使った場合は全ての腫瘍の発症率が一・五倍に、一〇年間使った場合は二倍になった。側頭部の腫瘍は、五年間の使用で一・九倍に増えたが、一〇年以上だと二・六倍になった。また、髄膜腫（末梢神経で始まる腫瘍）は四・五倍に増えた。このことから、携帯電話を使う時間が長いほど発症率が増える、用量反応の関係があることがわかった。なお、携帯電話使用者の間で聴神経腫（訳注・聴神経から発生する脳腫瘍）が三・五倍に増えた、というデータをカーロが提出し（二〇〇一）、同年行われた症例研究で、データの関連性がいっそう強くなった。コードレス電話使用者の間では、使用期間が五年と一〇年の場合、腫瘍発症率が同じように増加し、そのほとんどは仕事中に使用（一日あたり八時間以内）している。この悪影響は、明らかに「非熱効果」だ。

多くの企業が、コードレス電話や携帯電話、コンピューターを結ぶ無線LANを使って、オフィスのワイヤレス化を進めている。そのため大勢の人が、仕事中にマイクロ波放射線に被曝し始めている。このような企業は、健康被害の補償を求める賠償請求の種を、自ら撒いていると言えるだろう。

脳腫瘍をめぐる裁判

フロリダ州のデビット・レイノルドは、一九九三年に携帯電話メーカーを告訴した。彼は、妻が職場で携帯電話を習慣的に使った後で、脳腫瘍になったと主張している。裁判では医師も証言したが、彼の弁護士は携帯電話の健康被害について法廷を納得させることができなかったので、一九九五年に敗訴した。その後数多くの訴訟が起き、携帯電話メーカー数社を屈服させ、電磁波被曝量の少ない商品を開発させる圧力になった。

最近の無線周波数訴訟は、メリーランド州で起きている。次のガン訴訟は、九〇年代にモトローラー社で携帯電話のテストをしていたマイケル・ムーレイによって、コロンビア特別区で提訴されるだろう。携帯電話を使った数多くの労働者が補償要求をしており、そのうちのいくつかは既に提訴されている。少なくとも四件の携帯電話ガン訴訟がこの数カ月のうちに、さまざまな輸送会社やメーカーに対して提訴されるだろう。詳細は、イギリスの市民団体「パワーウォッチ」のホームページ（www.powerwatch.org.uk）に紹介されている。

ＦＣＣ基準は、携帯電話周波数の電力密度を四ミリワット／㎠（何と高いことか！）という数値まで認めた。ただしこの基準は、ＳＡＲ値一・六ミリワット／g（一・六ワット／㎏）が認められている人体から二〇センチ離れた位置で、「遠方場」としての電力密度を測定するよう定義している。一九八〇年代に行われた、接近した位置（つまり「近傍場」）での測定は間違いだったのだ。近くで照射されると、放射線そのものよりも誘導によってエネルギーが運ばれるので、エネルギーの移動が約四倍になるだろう。現在の測定器（例えば、ＮＡＲＤＡ無線周波数安全製品）は、「近傍場」の特徴のない場（方向性、周波数、変調が不明の場合）でも、電磁波を正確に測定できる。

電磁エネルギーの大部分が頭に吸収され、脳の温度を上昇させる「近傍場」で被曝する携帯電話使用者のリスクを、サンティーニら（二〇〇〇）は研究した。通常、人は「遠方場」にいる状態なので、携帯電話を使用する度に、基地局アンテナからの距離や、基地局で続く大量の通信の受容的な復元、アンテナの位置によって決まる電磁強度に被曝している。被曝した人間や動物には、「無線周波数病（訳注・無線周波数に被爆すると、頭痛などの身体症状が発生すること）」や脳波図（EEG）障害、血圧障害、ガンのリスクを含む膨大な生物学的影響が観察されている。イタリアやフランス、ベルギー各国の政府は、国民の健康を守るために測定をし、許容被曝基準を引き下げた（表1参照）。

コンピューターに接続した熱センサーが内蔵された「ファントムヘッド（頭部モデル）」に、三億ヘルツ（H場電流）の周波数を照射するとSAR値が測定される製品が、3DMMPソフトウェア付で商品化された。空間に存在するSARのピークは、H場（アンテナの電流）、電導率、生体組織の移動を基にした公式で計算された。異なる組織と身体全体、そして三億ヘルツ以上の周波数を検討した結果、SAR値は、H場の電力の二乗に比例すると言う方程式ができた。つまり、このように接近した場では、SAR値のピークは設備の出力よりも、アンテナの照射に影響されるのだ（クスターとバルザーノ一九九二）。

メディアン（一九九五）は、携帯電話SAR値の曲線が、ファントムヘッドで測定されたデータに基づいていることに気づいた。そのデータは、携帯電話を頭から〇・五センチ離し、頭の表面から一・〇センチの深さで測定したもので、SAR値は一・〇ミリワット／gになる。携帯電話を皮膚に押しつけた状態で電磁波が照射されると、同じ深さでもSAR値は一・三ミリワット／gになった。また、非管理環境でSAR値曲線が計算された数値は、一・六ミリワット／gだ。通話者の顔の側で折り畳むタイプの携帯電話のSAR値（空間的な音量を平均化せずに〇・四センチ貫通する）は、アンテナが伸びていない場合、耳たぶ周辺と電話の正面で、最大で一・八ミリワット／gのエネルギーが吸収される。アンテナが伸びていれば最大被曝部位は非常に小さく、ピークでも一・一ミリワット／gにしかならない。〇・二ワットの「ダイナテック（訳注：モトローラー社が開発した機種）」と、アンテナが伸びていない〇・三ワットの「マイクロタック」と、アンテナが伸びている〇・二五ワットの「マイクロタック」を使って、出力〇・六ワットの携帯電話から頭に吸収されるエネルギーを測定したデータがある。眼の組織から二センチの位置で、周波数一五億ヘルツ、七ワットの電流が、特定の場所では三五〇ミリアンペアまで増幅し、その結果、その場所での最大値が四〇ワット／gになるが、緩和現象（後で消えてしまう）によって、完全にうち消されていることをこれらのデータは示している。前述したように「近傍場」では、SAR値は出力に直接関係せず、アンテナから誘導、または散乱される電流の影響を受ける。

アンダーソンとジョイナー（一九九五）は、オーストラリアのテレコム社製の三つの携帯電話の磁場を「ファントムヘッド」で測定するために、メガネのフレームに最も近い部分、つまり眼と、脳の中央と横から側頭部にかけてをスキャン（走査）した。携帯電話を普段話す位置に置き、最大出力〇・六ワットになるように調整し、測定器の表示でSAR値を読みとったところ、電話の機種やアンテナの形によって、数値が大きく変わることがわかった。眼のSAR値は〇・〇〇七〜〇・二一ワット／kgだったが、金属フレームのメガネをしていると九〜二九％増加した。メガネのつるに近い脳のSAR値は〇・一二〜〇・八三ワット／kgで、アメリカの基準（IEEEの協同委員会二八、一九九一年）、オーストラリア基準（AS二七七二一一九九〇年一月）、IRPA一九九八無線周波数の電磁場被曝に関するIRPA安全ガイドライン（ヘルス・フィジックス五四巻：一一五〜一二三ページ参照）の空間的なピーク制限値よりも低い。さらに眼の詳細な熱分析によって、〇・二一ワット／kgの負荷が〇・〇二一度の安定した熱上昇を起こすことと、局部的な〇・八三ワット／kgのＳＡＲ負荷で、脳の温度が最高で〇・〇三四度上がることがわかった。

マイクロ波が起こす損傷のなかで、予測することができる主な害は眼への損傷だ。とくに八億ヘルツの周波数で大きなダメージを受ける。眼の水晶体で熱交換をする血管系が不足すると、少し熱が上っただけでも蛋白質が固まり、水晶体を不透明にする。この状態は白内障と説明されるかもしれないが、臨床的には白内障という言葉はふつう、はっきりと物が見えなくなるほど進行した場合以外は使わない。動物実験の場合、白内障は一〇〇ミリワット／㎝以上の電力密度に被曝した後で生まれたフリーラジカルのせいで悪化する。短いパルス波で繰り返し水晶体を被曝させると、たとえ放射線量が低くても、損傷が蓄積すると考えられている（不明一九八三）。しかも、人間の場合は携帯電話の照射だけでなく、紫外線や電離放射線、レーダーやコンピューターの初期型モニターから漏れる放射線にも曝されているのだ。

天然蛋白質を守るストレス蛋白質シャペロン

わたしたちの身体には、外部刺激から天然蛋白質を守るシャペロンというストレス蛋白質がある。温度の急上昇や紫外線、アルコール、重金属、酸化物、蛋白質を変性させる薬剤などの刺激が、私たちが暮らす環境に突然加えられると、蛋白質の変成、感染による炎症やその他の組織的なダメージ、虚血と再灌流、遺伝病に関わる突然変異蛋白質が起きやすくなる。これらの環境変化は、熱ショック蛋白質（ｈｓｐ）を刺激し、ｈｓｐのファミリーに暗号を指定する遺伝子の転写を増やす（トラウティンガー二〇〇一）。驚いたことに、携帯電話周波数と同じような通信用の電磁場への被曝すると、このような現象が促進される（ディ・カルロら二〇〇二）。ｈｓｐ蛋白質は、間違った細胞の増加を防ぐ一方で、他の蛋白質が増えるのを助けるために働く。また、傷ついた蛋白質も分解するので、恒常性が回復して促進細胞が生き残る（ジョリーとモリモト二〇〇一）。悪化するに従って遺伝子情報が変化するので、遺伝子発現が変化したことがわかるガンなどのさまざまな病気の影響を、これらの分子シャペロンは受ける（サルトーら二〇〇〇）。hsp27は他の熱ショック蛋白質のように、短期間の高熱の後に高濃度で蓄積し、一時的な熱抵抗の一因になる。試験官内の実験でこの蛋白質は、筋蛋白質の一つであるアクチンがキャップ結合（訳注・細胞表面にある抗原が一部に集まり、特殊な構造を作ること）をして、多数のアクチンが結合するアクチン重合を起こすのを抑制する。生体内では、hsp27を保護する機能は細胞微少線維にあり、蛋白質の正常な機能の拡張として現われる。それは、新たに特徴づけられたp38MAPキナーゼ（下記参照）に影響を与えるストレスに敏感な信号経路と、分裂促進因子のリン酸化によって調節される（訳注・細胞の形態、分泌など細胞機能の調整は、蛋白質のリン酸化や脱リン酸化によって行われる）。リン酸化変更機能は、細胞アクチン骨格細胞を新しい環境に適応させる作用物質誘導の一因になり、ストレスが活性すると、新しい環境に反応するアクチンに基づいて適応する（ランドリーとヒュオット一九九五）。

ロクティオノヴァら（一九九六）は、培養した人間の内皮細胞を四五度で五～三〇分加熱すると、アクチン微少線維（ストレス線維）の細胞の厚い束と、hsp27蛋白質の間に意外な関係が生まれることを発見した。三〇～一二〇分以内でATP（訳注・アデノシンリン酸、細胞のエネルギー源になる）を消耗すると、hsp27を含んだ顆粒が核に現われる。hsp27の非溶解（訳注・リン酸化による活性化）と再配列（訳注・染色体上の遺伝子の配列変化）は可逆的だ。hsp27のアイソホーム・スペクトル（訳注・アミノ酸配列の違いなどで、分子構造の違う蛋白質や酵素が属する部位）でストレスが誘導する転換は、熱ショック細胞でhsp

27のリン酸化と、ATPを使い果たした細胞での脱リン酸化を増やす。これらの多様なストレスは、内皮hsp27のリン酸化状態に影響を与え、その配置や超分子組織、アクチンへの機能的な活性を変える。

レスジンスキーら（二〇〇二）は、九億ヘルツのGSM式携帯電話放射線によって活性化したhsp27蛋白質の非熱効果と、脳血液関門やガンの分子メカニズムの関係を研究した。人間の内皮細胞を一時間被曝させると、hsp27のリン酸化が増え、hsp27や他の蛋白質の発現レベルが一時的に変化した。また、hsp27のストレス反応経路や細胞信号の伝達経路が活性化した。hsp27の働きによって、チトクロムC（訳注・ミトコンドリアにある電子伝達系）や、カスパーゼ3（訳注・特殊な蛋白質分解酵素）が壊死するアポトーシス経路が亢進され、内皮細胞ストレス繊維を通る脳血液関門（BBB）の浸透性が増えるので脳腫瘍が成長する。そのため、携帯電話の放射線に繰り返し被曝すると、脳組織のダメージが蓄積し、放射線が起こす影響で脳にダメージを与える要因がさらに増えることになる。

ディ・カルロら（二〇〇二）が、ヒヨコの胚を六〇ヘルツの超低周波か、九・一五億ヘルツの無線周波数電磁場のどちらかに短期間被曝させたところ、低酸素症（訳注・生体組織内の酸素が不足し、細胞死に至る）に対する防護機能が現われた。長期間（四日間）、超低周波電磁場へ継続的に被曝させると、紫外線に対するヒヨコの防護機能が減少した。再現実験で、胚を八マイクロテスラ（八〇ミリガウス）の超低周波電磁場に連続して四日間被曝させ、別の胚を超低周波か無線周波数（三・五ミリワット／cm²の出力）の電磁場に毎日繰り返し被曝させた。被曝期間は、一回につき二〇分間、三〇分間、六〇分間のどれかで、一日に一度か二度のペースで四日間続けた。その結果、継続的な被曝と、超低周波電磁場を一日に二度（三〇分間または六〇分間）被曝させた場合と、無線周波数を一日に一度（三〇分間または六〇分間）被曝させた場合に、低酸素症ストレスに対する防護機能が統計上有意に減少した。これは、継続的に四日間超低周波電磁場へ被曝させると、hsp70の濃度が、対照群よりも二七％減ったという彼らの発見に一致する。また、日常的に携帯電話へ被曝することで、、ガンや他の病気の発症率が増えるメカニズムをこの結果は示唆している。

フリッツら（一九九七）は、GSM式携帯電話へ継続的に被曝すると、ガン遺伝子と中枢神経のストレス遺伝子の発現が影響を受けるかどうかをラットで調べた。ラットは、〇・三ワット／kg、一・五ワット／kg、継続出力七・五ワット／kgのSAR値に曝された。最も高いSAR値でだけ、一時的な熱ストレス反応が加えられた。RNA配列といくつかの蛋白質が、小脳と脳の底にある海馬で現われた。この蛋白質は、ストレスhsp70遺伝子（神経細胞で働く）、遺伝子c－fos，c－jun（DNAからRNAへの転写で働く）、gfap（神経細胞で働く）によって、遺伝子暗号を指定されている。これらの遺伝子は、携帯電話の電磁波で活性化するが、二四時間後、遺伝子生成物の濃度は正常値に戻った。神経系で活性化した遺伝子は、神経の正常な機能を狂わせるので有害だろう。

ダニエルズら（一九九八）は、通常、熱ショックや化学的汚染物質のせいで発生する動物のストレス遺伝子が、マイクロ波に被曝しても現われるかどうかを確認しようとした。宿主のhsp16遺伝子プロモーター（遺伝性促進物質）の管理下で、ストレスを誘導するレポーター遺伝子（大腸菌βガラクトシダーゼ）を、線虫（カエノルハブデティス・エレガンス）に導入した。この遺伝子導入線虫は、βガラクトシドを分解するバクテリア性酵素を合成し、熱と有害化学物質に反応する。分解された二つの生成物のうち一つは青くなり、宿主促進物質、つまり陽性反応を示した。虫の色が変わるので、判定は簡単だ（訳注・色が変化するということは、ストレスを受けたということを示している）。この実験は、線虫を入れた容器を一列に並べて、七・五億ヘルツ、二七dBmの強度、管理温度二五度で被曝させて行った。対照群は、被曝しないようにシールドしてから同じ二五度の保温器に並べ、補足的な指標となる対照群は一五度（虫が育つ温度）に保った。ストレス反応（つまり、青く染まる）は、β-ガラクトシターゼ（レポーター遺伝子）誘導の長さで測定された。二五度で被曝させた虫は、同じように並んだ対照群と比べると、非常に大きく反応した。もっとも強く影響を受けた容器は、放射線発生源に一番近い列だった。ところが、もっとも離れた列は、上記対照レベルに達しなかった。おそらく、他の容器の影になったせいだろう。周波数と出力設定で実験結果は変わり、二七dBmより二一dBmで、七・五億ヘルツと三億ヘルツで大きな反応が現われた。非常に変化しやすい反応が現われたのは、二四dBmと七・五億ヘルツだった。出力レベルが低い方が、単純な熱効果に予測された傾向に逆らう、大きな反応を起こしやすい（ただし、前述した条件を除く）。これらの結果は再現できるし、データを得るのは簡単で時間もかからない。この実験結果から、マイクロ波放射線によって、遺伝子導入した線虫に測定可能なストレスが現われ、その反応は、おそらく細胞内蛋白質のダメージの増加を反映していることがわかった。観察された反応レベルは、細胞内にある亜鉛イオンや銅イオンなど金属イオンの一般的な濃度（ppm）に匹敵する。この研究方法は、hsp遺伝子が誘導する細胞のストレス反応活性期間中に、マイクロ波が明らかに生物学的な影響を与えることを証明し、マイクロ波や他の電磁場によって起きるストレス反応（熱効果や非熱効果）を調べるために有効な予備検査をもたらした。

リンら（二〇〇一）は、DNA配列が電磁場照射に反応することを明らかにした。8nCTCTn配列（訳注・DNAの配列の一部）を含む904塩基対（bp）分節（ガン遺伝子c-mycを促進する遺伝子353塩基対bpと

１２５７bpの間にある）は、電磁波被曝で発現するｃ‐ｍｙｃが発生するため必要だ。同じように、ｈｓｐ70プロモーター（促進物質）の70 bpは、３ｎＣＴＣＴｎ配列を含み、電磁波によって発現するｈｓｐが発生するため必要だ。ｃ‐ｍｙｃプロモーターの９００bp分節を除去すると、ｃ‐ｍｙｃ発現を促す電磁場の能力が消えた。同様に、ｈｓｐ70プロモーターの70 bp分節を３ｎＣＴＣＴｎ配列と一緒に取り除くと、電磁場への反応が消える。ｎＣＴＣＴｎ配列は、電磁場反応要素（ＥＭＲＥ）として作用するようだ。導入したＥＭＲＥが電磁場に反応する能力を調べるため、ｃ‐ｍｙｃプロモーターの９００bp分節（八つのＥＭＲＥを含む）を、ｃａｔ（フリーリジカルを分解する酵素であるカタラーゼの遺伝子暗号を指定する）か、ｌｕｃ（発光酵素の遺伝子暗号を指定、細胞を照らす）のレポーター遺伝子（訳注・ある遺伝子のプロモーター活性を調べる）の電磁場に反応しない構造体の上流に配置した。ＥＭＲＥレポーター遺伝子の構造体は、ヒーラ細胞（訳注・増殖能力が高いヒト細胞株の一つ）の中に核酸を入れられてから、八マイクロテスラ（八〇ミリガウス）、六〇ヘルツの電磁場に曝された。被曝した核酸挿入細胞から抽出した蛋白質は、対照群と比べて、ｃａｔとｌｕｃの活性が大幅に増えた。ＥＭＲＥがないｃａｔやｌｕｃ構造体と核酸挿入細胞は、電磁場に鈍感なままだった。つまり、ｃａｔとｌｕｃのどちらも増えなかった。そのためＥＭＲＥは、遺伝子治療の際に、外因性の誘導遺伝子を調節するスイッチとして使われている。

ミヤカワら（二〇〇一）は、遺伝子導入した線虫が〇・五テスラ（五〇〇〇ガウス）、六〇ヘルツ以下の磁場に反応すると、ｈｓｐ16ｌａｃＺ遺伝子の発現が増えることを発見した。ｈｓｐ16プロモーターは、被曝に関係なく、出生後よりも胚の段階でより効果的に現われる。プロモーターの活性は、出生後の腸の刺激に対してもっと敏感だ。その誘導はｈｓｐ16遺伝子の転写段階で発生する。

レパチョリら（一九九七）は、携帯電話の照射に発ガン性があるかどうか確認しようとした。彼らは、遺伝子導入した一〇〇匹のマウス（免疫発ガン遺伝子や、リンパ腫遺伝子をクローンとして発生させたもの）を、二・一七億ヘルツで繰り返しパルス波を出すGSM式携帯電話のような周波数と、九億ヘルツ、〇・六ミリ秒幅、〇・二六〜一・三ミリワット／㎠の電力密度に、一回三〇分、一日二回のペースで一八カ月間被曝させた。電磁波発生源はふつう電話を持つ位置よりも離し、平均SAR値が〇・一三〜一・四ワット／kgの「遠方場」になるようにした。また、被曝以外の全ての条件を同じにしたマウスを対照群として用意した。被曝したマウスのリンパ腫発症率は早い段階で増加し、ふつう腫瘍が増えるT細胞よりもB細胞で多く現われ、発症率は約八五％に達した。被曝したマウスの間で、リンパ腫になるリスクは、被曝していないマウスより二・四倍（ρ値＝〇・〇〇六、九五％信頼区間一・八〜四・九）に増えた。しかし、確実な他の要因が排除されたので、リスクは二・〇倍に修正された。この実験から、無線周波数電磁場に長期間被曝すると、リスクが大幅に増えるという結論が出た。この実験の場合は、「遠方場」での被曝だったので、ほとんどのエネルギーは放射線によって照射された。もし「近傍場」で被曝したら、エネルギー誘導によって、約四倍に増幅しただろう。この結果は、弱い無線周波数放射線（非電離放射線）が、細胞の発現を変えてガンを起こす明らかな証拠になる。しかし、この素晴らしい研究は、著名な二つの研究雑誌に、掲載を認められなかった。一誌は掲載する前にほかの研究機関による再現実験を要求し、もう一誌はこの結果がパニックを引き起こすにちがいないと考えた。この研究グループのメンバーは新聞社をなだめるため、実験結果はモデル実験でのみ有効で、結論は一般の人々の興味を引かないだろうし、携帯電話の使用を止める理由はない、と説明しなければならなかった。

イギリス防衛軍研究機関のホールドらは、ＭＲＩシミュレーター（模擬装置）の中で、携帯電話の電磁波にラットを被曝させた。数分間の被曝で、記憶や学習、一時的記憶喪失、突発性意識障害に関わる脳の部分で損傷が確認された。被曝後、ダメージを受けた部分はだいたい正常に戻った。この結果は、携帯電話の安全レベルに疑いを向けることになった。この研究者たちも、前述した研究者と同じように、穏便な意見を慎重に表明した。ジェームス・クラークやデビッド・ダービシャーは、弱い無線周波数が脳に影響を与えるという初めての証拠として論文をまとめ、『デイリー・ニュース』紙の一九九八年七月一六日号に掲載した。携帯電話の危険性を宣伝する活動で有名なコギール博士は、二〇分以上連続して携帯電話を使う人は全員、頭の検査をするべきだと提案した。携帯電話への過剰被曝が健康を損なうことを五つの研究所が証明した、と彼は主張している。

ヴェルシェーヴとメイス（一九九八）は、携帯電話被曝で遺伝子損傷が起きる可能性を研究した。その結論は、染色体の損傷が現われることも、培養細胞や実験動物の遺伝子発現が発生することもなく、被曝で奇形やガンは発生しないというものだった。しかしいくつかの発見から、別な損傷や、発ガン性物質、その他の要因との複合的な影響が懸念されている。

ブラウネら（一九九八）が、被験者を高出力（二ワット）のＧＳＭ式携帯電話に三五分間被曝させたところ、血圧がわずかに上昇（五〜一〇ｍｍＨｇ）し、やがて正常に戻った。これは、血を凝固させるトロンボキサンが血流に現われ（オームラとロスコ一九九三）、血液循環を阻害しているせいだ、と説明できるだろう。

エイディら（一九九六）は、妊娠したマウスとその子どもが乳離れするまで、連続的にパルス波を出す携帯電話に被曝させた。周波数は八・三七億ヘルツ、ＳＡＲ値は〇・一〜〇・八ワット／kgだった。あるグループの乳児には化学的発ガン性物質を与え、他のグループは七分三〇秒ごとにオンとオフが入れ替わる送信器に、一日当たり二時間のペースで、二二カ月被曝させて脳腫瘍の発症率を調べた。発ガン性物質を与えたかどうかに関わらず、被曝グループのほうが発症率は低かった。彼らは後日、再現実験を行ったが、有意な結果は得られなかった（エイディら二〇〇〇）。

レパチョリ（一九九八）は、一・〇三億ヘルツから三億ヘルツの周波数で生まれる電磁場による損傷の結果をまとめた。強い無線周波数電磁場にだけ被曝すると、熱効果を受けることがわかったが、弱い電磁場の場合はそうではない。低レベルの無線周波数被曝によって、生物学的影響が現れることが確認されたので、再現実験を行う必要がある。

子どもは大人よりエネルギーを吸収しやすい？

ショーンボーンら（一九九八）は、八・三五～一九億ヘルツの携帯電話周波数を、大人サイズと子どもサイズのファントムヘッド（頭部モデル）に照射し、熱に対するSAR値を調べた。すると周波数が低くても、子どもサイズのファントムヘッドは、より多く熱を受けるという結果が出た。つまりこれらの周波数帯の場合、子どもの頭が吸収するエネルギー量は、大人よりもはるかに多い。九億ヘルツ以上に周波数を上げると、子どもと大人のSAR値に差はなくなった。八・三五億ヘルツの周波数は、子どもの頭が非常に共振しやすい約七億ヘルツに近く、約四億ヘルツで共振する大人の頭は、八・三五億ヘルツでは共振しない。

子どもは共振だけでなく、携帯電話の放射線にも傷つきやすい。成長期なので分裂する細胞が多く、神経系や感覚器官が発達している最中だからだ。分裂している細胞のDNAは非常にもろい。

電磁放射線が脳の電気的活性を変える

ベルら（一九九二）は、二〇人の被験者を、七八〇ミリガウス、六〇ヘルツ、二秒間隔でパルス波を出す電磁場に被曝させ、被曝させない対照群と脳波図を比較した。一～一八・五ヘルツ帯の二種類以上の周波数で被曝した二〇人のうち一九人は、後頭部よりも、主に中央部や側頭部で脳波の活性が増えた。カルシウムイオンの相互作用でイオン共鳴のメカニズムが強くなるような被曝状態が選ばれて研究されたが、静電磁場と交流電磁場が結びついた場合の反応が増えることはなく、それぞれ個別のイオン共鳴による強度と変わらなかった。この結果は、磁場に敏感な神経系の部位を示している。

マリノら（一九九六）は、周波数が低い電磁場に被曝すると、光のような外部からの刺激にも、似たような反応を起こすかどうかを研究した。彼らは光への曝露を正確に測定することができたので、あるグループを二秒間の短い光刺激に曝し、他の二つのグループを一・五ヘルツまたは一〇ヘルツの周波数で八〇ミリガウスの磁場に被曝させ、それぞれの脳波図を記録した。その結果、光と電磁場は、被曝後に同じような変化を起こすことがわかった。

スピーレら（一九九六）は、生物が継続的に「空間電位（大気の電磁場）」に被曝している事実に注目した。空間電位とは、稲妻として見え、雷鳴のように聞こえる大気中の電気放電によって、弱い電磁衝撃が生まれる現象で、実験室でも再現できる。彼らは、再現した「空間電位」に、五二人の被験者を一〇分間被曝させた。被曝していない対照群と比べると、アルファ波（α波。八～一三ヘルツの脳波）が、側頭部下部と後頭部でだけ（局部的に）現われた。身体状態と実験に対する精神的な緊張が、空間電位の影響を変えたのだ。空間電位のシミュレーションを行う前でさえ、被験者は、精神的な不安感だけでなく、身体的な問題を訴えていた。変化した大気的要因（電磁場）に反応しなかったのは、このような精神的・身体的緊張のせいで適応的順応（訳注・生体が外部環境の変化に適応するために生理的機能などを調整すること）が欠けていたからだ、と説明された。

ハウゼーら（一九九七）は、人間が低周波の電磁場に被曝すると、脳の活性が変化するかどうかを調べた。彼らは六二人の被験者の頭にヘルムホルツコイル（訳注・磁場発生器）を垂直に向け、〇・一ミリテスラ（一ガウス）、三ヘルツの交流電磁場に二〇分間曝させた。これは被験者が本当に被曝しているかどうかを知るための実験ではなく、左の耳たぶに対して発生した後頭部の脳波図（O1とO2。訳注・どちらも第一次視覚野で発生する脳波）を分析するための実験だ。疑似被曝と本当の被曝の間で、スペクトルの増幅に二つの大きな違いが現われた。シータ波（三・五〜七・五ヘルツ。眠りが浅い時に出る脳波）と、ベータ波（一二・五〜二五ヘルツ。疲労時に現われる脳波）が測定されたのだ。これらの結果は、対象群と比べて、磁場で警戒心が減少したせいだ、と説明できるだろう。

レイザーら（一九九五）は、三六人の被験者を左記の二種類の電磁場に被曝させた。

①脳波と同じような周波数の電磁波を放射する治療用機器「メディリン・メガ・ウェーブ一五〇／一型」を使用する。

②デジタル式携帯電話からの照射。対照群は被曝させせない。

①のメガウェーブ機器への被曝は、被曝中と被曝後に、α_2波と、β_1波、β_2波を増やすことが脳波図でわかった。②の携帯電話電磁波への被曝は、同じ周波数でβ波を増やすが、被曝から一五分後に遅れて現

われる。これらの科学的な結論は、私たちの限定されたテーマからかけ離れている。しかし携帯電話の使用者は、脳の電気的活性を変える同じような電磁波を、気づいていてもいなくても、毎日浴びていることに不安を感じるだろう。しかも、このダメージはすぐに現われない。数年にわたって蓄積した時か、他の損傷が増えた時、または深刻な病気として現われた時に、初めて診断される。

ロシックとマン（一九九七）は、睡眠中に送信される携帯電話GSM波の影響が、脳波図に現われる（ワグナーら一九九八参照）ことを研究したグループの一員だ。照射されると、眼球急速運動（レム）が止まり、八～一三ヘルツの周波数帯で、レム睡眠中に脳波の強さが変化した。最近の研究で、ロシックとマンは、三四人の起きている被験者の脳波を対象に、送信された携帯電話マイクロ波の影響を調べた。携帯電話のイヤホン部分は、C_3とC_4（訳注・どちらも運動野で発生する脳波）の位置に置かれ、〇・〇五ミリワット／㎠の照射と、電源オフの条件で実験された。照射したのは九億ヘルツの搬送周波数で二一七ヘルツのパルス周波数、五八〇マイクロ秒のパルス幅で、被曝時間は三分三〇秒だった。出力密度を測定したところ、起きている状態では脳波図に変化は現われなかった。

ヴォロヴォヨフら（一九九七）は、対照的な位置に電極を埋めたラットで脳波図を調べた。一分ごとにオン・オフが入れ替わる四ヘルツの超低周波で増幅を調整する九・四五億ヘルツ、〇・一～〇・二ミリワット／㎠の弱いマイクロ波に一〇分間被曝させた。一〇分間または一分間の被曝データを平均したところ、大脳半球の脳波が非対称に現われることがわかった。脳の左半球では一・五～三ヘルツ、右半球では一〇～一四ヘルツ、二〇～三〇ヘルツの低さで特徴が現われた。一〇～一四ヘルツ帯で非対称性が大幅に増えるのは、オンとオフを計五回繰り返したうちの四回目を行った後、いずれも最初の二〇秒間に起きた。一方、脳波のスペクトル平均はオンとオフの切り替えをしてから一〇秒以内に現われた。被曝していない対照群や、被曝前や被曝後の被験者では、このような影響は確認されなかった。この実験結果は、マイクロ波の相互作用と記録された脳波の間には、関連性があることを示している。

ベイルスキーとシコルスキー（一九九六）は、無線周波数に被曝した場合に、体内にあるブドウ糖の働きが悪くなり、脳波に影響を与えるかどうかを実験した。彼らは五〇人の電気作業員を強い無線周波数に被曝させた。被験者には、七五グラムのブドウ糖を飲物に入れて与え、彼らのブドウ糖耐性を調べ、血液からブドウ糖が正常に取り除かれたかどうかを確認した。同時に行った脳波図記録は、被曝者のうち三一人（六二%）で、ブドウ糖排出が危険な水準にあり、ブドウ糖濃度を正常に戻すのが難しいことを示した。一〇人（二〇%）には、異常な脳波が記録され、脳波の活性阻害が確認された。血中ブドウ糖が過剰だと、免疫系を抑制するフリーラジカルが生まれ、ガンが成長する一方、バクテリアやウィルスに感染しやすくなる。

ユーリッツら（一九九八）は、命じられた作業を被験者に行わせる間、高周波数でパルス波を出す信号に被曝させた。その結果、電磁刺激が脳波図のパターンを大きく変えることを発見した。電磁波刺激がない場合、同じように作業をしても脳波図にこのような変化は現われなかった。

コイヴィストーら（二〇〇〇）は、九・〇二億ヘルツの携帯電話電磁場が、人間の認識機能に与える影響を、四八人の健康な被験者を対象に調べた。一二種類の反応時間作業を調べるバッテリーテスト（訳注・知性、適正能力などの総合テスト）を、一回目は電磁場に被曝させ、二回目は被曝させずに二回ずつ行った。電磁場被曝によって、簡単な反応時間と注意が必要な作業がスピードアップし、知的な計算作業が必要な認識時間は減少した。携帯電話の電磁場照射に被曝すると、とくに作業記憶の分野で脳機能が促進し、情報操作と注意力が必要な作業が加速した。その後の研究で、コイヴィストーら（二〇〇〇）は、健康な被験者を対象に、デジタルＧＳＭ式携帯電話のパルス波を出す無線周波数電磁場が、作業記憶に与える影響を調べた。また、記憶に負荷を加えるために、〇〜三項目の記憶作業をさせた。各被験者は、無線周波数（九・〇二億ヘルツで二一七ヘルツに変調）に被曝した状態と被曝しない状態で、二回ずつテストを受けた。記憶負荷が三項目の時、この無線周波数電磁場は反応時間をスピードアップさせるが、負荷が低い場合、無線周波数の影響は確認されなかった。この結果から、無線周波数電磁場が人間の認識実行に対して、測定可能な影響を持っていることがわかる。

バーベリーら（一九九九）は、被験者をパルス波に一五分間被曝させた。夜間に起きている時間を減らすと、脳波図は一五％変化した。フォン・クリッツィング（一九九五）が、携帯電話と無線ラジオに被験者を五分間被曝させると、脳波図パターンと血流に影響が現われた。おそらくトロンボキサン（訳注・血管収縮作用や血小板凝集作用がある生理活性物質）が増えたせいだろう。

フロイドら（一九九八）は、男性被験者が作業中に携帯電話のマイクロ波に被曝すると、脳の電気的活性が影響を受けるかどうかテストした。第一グループは実験中に、指を動かすという動作を続けることによって脳の電位を一定レベルに上げるよう指示された。第二グループは、コンピューターで複雑な作業を行わなければならなかった。各グループはこれらの作業を、被曝した状態と被曝しない状態の両方で実行した。作業そのものに差は出なかったが、「コンピューター作業」は、脳の電位が後頭部、側頭部、中央部で低下し、前頭部では下がらなかった。また、「指作業」の電位は変わらなかった。複雑な思考をしている最中にマイクロ波へ被曝すると、たとえ作業量が減っていなかったとしても、脳の電気的活性は、簡単な作業をしている時より大きな影響を受けているようだ。

タッターシャール（一九九九）は、熱効果を発生させるような強度の電磁波よりずっと低い七億ヘルツの放射線が、ラットの神経系に影響を与え、記憶、学習、てんかんのトラブルを起こす可能性があることを発見した。

クラウゼら（二〇〇〇）は、脳波と同じ周波数帯（四～六ヘルツ、六～八ヘルツ、一〇～一二ヘルツ）の電磁波によるERD／ERS現象（訳注・外部の影響で脳波などが同期したり、非同期したりする現象）を使って、聴覚の記憶作業を行う一六人の被験者を対象に、電磁場照射の影響を研究した。電磁場影響を相殺するために、被験者は全員、九・〇二億ヘルツのデジタル携帯電話の電磁波に被曝した状態と、被曝しない状態の両方で記憶作業をした。すると、八～一〇ヘルツ周波数帯の電磁場に被曝した時だけ、脳波が大幅に増えたが、時間と記憶作業の機能を研究した全周波数帯で、電磁場の存在はERD／ERSへの反応を変えた。この結果から、電磁場被曝は一秒あたりの休止している脳波を変えないが、記憶作業中の脳の反応を大きく変えることがわかる。プリース（二〇〇〇）は、二〇分間の被曝で反応時間が減ることも明らかにした。血管が拡張し、頭への血流が増えたからだ。

クロフトら（二〇〇二）は、交差実験を完全に補う単純盲検法を使って、携帯電話電磁波への被曝と脳波の関連性を、二四人の被験者を対照に研究した。携帯電話が操作されている状態か、切られている状態のどちらかで、休息中の脳波と聴覚刺激に対する特有の神経反応が測定された。実験結果から、被曝によって休息中の脳波が変わり、被曝継続時間の影響で、一～四ヘルツ帯で脳の右半球の活性が減り、八

～一二ヘルツで中央部後方の活性が増えることがわかった。被曝は速い段階の固定された神経反応も変え、四～八ヘルツ帯で被曝時間が多くなると正常な反応がしだいに弱くなり、一二～三〇ヘルツ帯で被曝時間が長くなるほど全体的な反応が減り、三〇～四五ヘルツ帯で前頭部中央と側頭部後方の反応が増えた。被曝は人間の神経機能に、継続時間の作用として影響を与えることをこの結果は証明している。この影響の一時的な性質は、他の研究者の報告結果が一致しにくい一因になっているにちがいない。

マイクロ波エネルギーはＤＮＡを傷つけ、ガンの原因に？

ライとシン（一九九五）は、弱いマイクロ波放射線が脳細胞を傷つけるかどうか実験した、彼らはラットを、二四・五億ヘルツ、五〇〇パルス／秒の間隔で二マイクロ秒のパルス波を出すマイクロ波に二時間被曝させた。ラットの行動は変化したが、脳細胞にＤＮＡの破損個所は発見できなかった。身体全体へのＳＡＲ値を〇・六～一・二ワット／kgに増やし、四時間被曝させると、脳細胞のＤＮＡに単鎖破壊が起きた。また、ＳＡＲ値一・二ワット／kgの連続的なマイクロ波が身体全体に加えられると、ＤＮＡ単鎖破壊が被曝直後と被曝から四時間後に確認された。ほかの研究で彼ら（ライとシン一九九六）は、パルス波と連続的な照射の両方をもう一度テストし、前回の研究のように、ＳＡＲ値一・二ワット／kgを生じる二ミリワット／㎠の空間平均電力密度（訳注・実験に使用される空間での平均した電力密度）で照射した。被曝開始から四時間後、パルス波を浴びたグループと継続的に照射されたグループは、どちらも脳細胞のＤＮＡで単鎖と二重鎖破壊が起き、二つのグループの間に大きな差は見られなかった。ＤＮＡの破壊は、ＤＮＡ分子に照射エネルギーが直接衝突したためか、ＤＮＡ修復メカニズムが阻害されたために起きた、と彼らは結論を出した。

メイスら（一九九六）は、人間の白血球を九・四五億ヘルツ、ＳＡＲ値一・五ワット／kgのマイクロ波に被曝させた。ちなみに、許容基準はＳＡＲ値一・六ワット／kg以下だ。被曝後、染色体のダメージは見られなかった。次に、細胞にマイトマイシンＣ（化学的分裂促進剤、細胞分裂を増やす）を与えてから、同じ周波数のマイクロ波に同じ期間被曝させると、細胞の染色体にダメージが現われた。

シミジェルスキー（一九九六）はポーランドで、一九七一～一九八五年の一五年間に軍隊にいた人のガン死亡率を研究した。被験者は、無線周波数とマイクロ波に職業被曝し、従軍記録と従軍した地位で被曝が証明されている集団から選んだ。このような人々は年間に一二万八〇〇〇人おり、そのうち約三七〇〇人（二・九八％）は、被曝していない軍人よりガンが多くても、携帯電話の送信より低いレベルの無線周波数・マイクロ波に職業被曝していたと考えられる。この研究の第一段階の結果は、被曝していない対照群から予想された死亡率に対する、確認された死亡率（ＯＥＲ）のオッズ比として示された。全ての年齢層（二〇～五九歳）で、無線周波数・マイクロ波に被曝した人のガン死亡率は、年間で一〇万人中一一九・一人に達する。ちなみに被曝していない場合は五七・六人だ。ＯＥＲは二・〇七で、ρ値＜〇・〇五で有意だった。消化器官の腫瘍のＯＥＲは三・一九～三・二四、脳腫瘍は一・九一、造血系とリンパ系の悪性腫瘍は六・三一、慢性骨髄性白血病は一三・九、骨髄芽球性白血病は八・六二、非ホジキンリンパ腫は五・八二だ。さらに、死亡リスクが七倍に増えることもわかった。この研究は現在も進行中で、最終的な結果は二〇〇五年に発表される予定だ。この研究によって、イヤホンやマイクを使わずに携帯電話を利用すると、リスクが高くなることが明らかになった。

ヴィジャヤラクスミら（一九九七）は、抹消血管から採取した人間のリンパ球のＤＮＡが、マイクロ波被曝でダメージを受けるかどうかを調べた。彼らは細胞を、二四・五億ヘルツ、ＳＡＲ値一二・四六ワット／kgのマイクロ波に九〇分間被曝させる一方、細胞サンプルのうち一つを継続的に被曝させ、他の細胞は三〇分照射するごとに三〇分間の休みを挟みながら、九〇分間被曝させた。各々の被曝細胞を三日間培養し、ＤＮＡダメージを調査した。後日、培養細胞に他のダメージがあるかどうかも調べた。細胞分裂やダメージを受けた染色体の発生、染色体の相互分節の変化、染色体の異常破損は増えず、リンパ球の核分離や小核（訳注・染色体に異常があり、正常な核を形成できない核）も現われなかった。そのため、被曝細胞に悪性腫瘍は発見できなかった。

ライとシン（一九九七）は、被曝が誘発したＤＮＡダメージに対して、メラトニンが細胞を守るかどうかも実験した。彼らは前回の研究のように、ラットを二四・五億ヘルツのマイクロ波のパルス波か継続的な照射に被曝させた。ただし今回は、被曝前か直後に、一mg／kgのメラトニンか、一〇〇mg／kgの第三ブチル基アルファフェニルニトロン（ＰＢＮ）のどちらかを、ラットへ注入した。この二つの化合物は、どちらもフリーラジカルを排出するスカベンジャーだ。これらの薬剤を注入すると、どちらのマイクロ波に被曝した後でも、ＤＮＡ損傷が抑制されることがわかった。ちなみに、薬剤を注射しなかったラットはＤＮＡが傷ついた。フリーラジカル・スカベンジャーがＤＮＡを守るのなら、マイクロ波がラットの脳細胞で起こすＤＮＡ損傷は、フリーラジカルの損傷を通じて発生する、と結論を出すことができるだろう。ＤＮＡ鎖で蓄積した破損は、神経的な変成疾患やガンを誘発することがわかっている。

ライとシン（一九九七）はさらに、強い電磁場（六〇ヘルツ）もＤＮＡを破壊するかどうか実験した。ラットを〇・一ミリテスラ（一ミリガウス）、〇・二五ミリテスラ（二・五ミリガウス）、〇・五ミリテスラ（五ミリガウス）の電磁場に被曝させたところ、磁束密度の強さに応じてDNAの単鎖破壊が増えることがわかった。〇・二五ミリテスラ（二・五ミリガウス）と〇・五ミリテスラ（五ミリガウス）の強い磁場は、二重鎖破壊を増やした。彼ら（一九九七）は補足的な研究を行い、メラトニンかPBNを被曝前か後に注入すると、単鎖破壊と二重鎖破壊を抑制することを発見した。つまり、フリーラジカル・スカベンジャーは、電磁場によって起きたDNAダメージを抑制する。被曝ダメージと防護を理解するために重要なので、彼らの結果は再現されるべきだ。電磁波から身を守るために、大量の抗酸化物質を摂取するのもいい方法だろう（詳細は第一一章）。

ヨウビシエールシーモら（一九九八）は高出力の携帯電話への被曝が有害かどうか調べた。一般的な通話レベルの〇・四〜〇・六ワットよりもかなり高い二ワットの出力で通話する携帯電話から一センチの位置で、ニワトリの受精卵を二一日間被曝させた。その結果、奇形の発症率と胚の死亡率が大幅に増えた。一方、SAR値を下げる補償型のアンテナを付けた携帯電話は、一般的な通話で発生する「ふつう」のダメージから胚を保護した。

フィリップスら（一九九八）が、哺乳動物の培養細胞を八・一四億ヘルツまたは八・二七億ヘルツ、SAR値〇・〇〇〇二ワット／kgか〇・〇〇二ワット／kgのマイクロ波に被曝させたところ、複合的な結果が出た。細胞核のDNAがいくつかの被曝培養細胞で増え、ほかの細胞では減少し、それ以外には異常なパターンは発見できなかった。

ガラヤヴロホヴァック（一九九九）は、無線周波数のマイクロ波に職業被曝した一二人の被験者を対照に、末梢血リンパ球でゲノム（訳注・生体機能を維持するために最小限必要な遺伝子群を含む染色体）が傷つく可能性と細胞の運動性を研究した。全ての段階で小核が増え、さらに細胞の有糸分裂が妨げられることがわかった。

携帯電話中継基地局は危険か？

最新の基地局にある典型的な直線の無線周波数の出力増幅器は四〇ワット（最大三二〇ワット）で、複数の通話者へ、大量の周波数電磁波を絶えず送信する（フィリップス二〇〇〇）。地表で最大の電磁場はふつう、基地局から三〇～一〇〇メートルの地点で発生する。基地局基部の地面より高い部分で、約一五〇メートル以内の信号レベルは通常、一二〇デシベルミリボルト（一V／m）以下だ。これは三ミリワット／㎡（〇・三マイクロワット／㎠）と同じで、すでに私たちを取り巻いているラジオやテレビの送信信号に匹敵する。このようなレベルはあまりにも過剰で、屋根の上にアンテナが設置された教室では、「熱に基づく」ガイドラインの約六分の一に相当する、〇・六五ミリワット／㎠が測定されている。

現在の送信は範囲の広いセル局（二二マイル以下のマクロセル）が基本で、その隙間は範囲の狭いミクロセルで埋められている。このセルは大勢の通話者が希望する場所、たとえば駅やバス・ステーション、ショッピング・モール、空港などにある。さらに小さいセル（ピコセル）は、数ワット程度の低出力で送信する大きなビルにある。これらの基地局はユーザーを結び、互いに通信しあい、広範囲で通信すると出力が高くなる。密集した住宅地で電磁波をまき散らすのだから、住民や通行人の安全を確保しなくてはいけない。そのため基地局は、人々から離れたタワーや高いビルの上に設けたアンテナを通じて送信し、許容基準に従って運用している。理論上、基地局は一〇メートル以上離れれば安全だと考えられ、アンテナの照射は四〇ミリワット／cm^2（四〇〇ワット／m^2）まで基準で認められている。ディアンドレアら（一九九四）は、このような照射（軍事用レーダー）に被曝したサルに損傷が見られなかったと報告した（詳細は第八章）。しかし実験用のサルは、私たちのように通勤のたびに満員電車に乗ることも、スモッグを吸うこともないので、陰性の結果が出たからといって喜ぶのは早すぎるだろう。

子どもが通う幼稚園や自宅の窓の近くにアンテナを見つけたら、独立した専門機関に無線周波数を調べてもらうために料金を払うか、測定器を買うなり、借りるなりして自分で測定するべきだ。許容基準以下の放射線でも子どもや大人が継続的に被曝したり、放射線に近づいたりすると、ほかの薬剤や化学的・物理的汚染物質による損傷を増やすので危険だ。とくに、子どもや電磁場にアレルギーのある人は影響を受けやすい。

一つの送信チャンネルに対する一般市民の最大許容電力密度は、一〇〇マイクロワット／m^2（一〇ナノワット／cm^2）以下だ。基地局アンテナの送信は、被曝許容限界を超えてはいけない。アンテナから七〇センチの位置で専門家が測定したところ、放射中心部のビームの電力密度が三〇ワット／m^2（三ミリワット／cm^2）もあることがわかった。この数値は、一六個のチャンネル（送信の最大許容数）で標準化され、七〇メートル離れると三マイクロワット／m^2以下になる。測定された全てのケースで、半波長の双極子アンテナに関する各チャンネルの実効放射電力（ERP）は一〇〇ワットだった。一方、非管理環境では、NCRP（米国放射線防護測定委員会）基準とIEEE（米国電気電子学会）基準の被曝許容限界はおよそ六ワット／m^2だ。一〇〇ワットのEPRが認可されている上記の数値と比べると、このようなアンテナの強度は、距離が基準よりも三メートル以上短い場合にだけ、一般市民の被曝限界を超えると計算される。一〇〇ワットで九六の送信を同時に行うAT&Tベル社の基地局アンテナで、交差する電力密度の典型的なレベルを測定したところ、約一〇ミリワット／㎥（一マイクロワット／㎠）だった。この電力密度は、非管理環境の基準限界よりもはるかに低い（ピーターソンとテスタグロッサ一九九二）。

イスラエルのモトローラー社に勤めるメイディアン（一九九五）は、約一〇〇ワットで一基あたり一六機の送信機で送受信する基地局アンテナは、一〇メートル以上離れると基準値以下になることを明らかにした。この距離以内なら、その電力密度は基準値以下で減少する。電力密度は基地が影響する実効放射電力（ERP）として計算される。たとえば、EPR＝一〇〇ワットで、一六機の送信機（GP）で放射され、一〇メートル幅（R）で衝突するエネルギーの電力密度（PD）は、下記のように計算できる。

$$PD = \frac{P \times GXK}{4\pi R^2} = \frac{100 \times 16 \times 1}{400\pi} = 1.3\mathrm{W/m^2}$$

（反射係数K＝1として）

八億ヘルツの場合、一般市民の被曝限界は二ワット／㎡（〇・二ミリワット／㎠）なので、このような距離ではリスクは予想されていないのだ。しかし、アンテナから照射されるエネルギーの突出面へ接近すれば、過剰に被曝するだろう。

イギリスの基地局（いくつかの学校を含む）で測定された信号レベル（フィリップス二〇〇二）は、ビルの間でとくに大きく変化した。放射アンテナの軸がある方向には突出するような強い波がある。突出波の測定値は、アンテナ板の中央線の中程に置かれた軸に沿って変わりやすい。これらの測定のピークはふつう、アンテナから一〇メートルの距離でも二・五ボルト／m以下だ。測定値は数多くのピークや谷の値を見過している。ゼロ・レベルからピーク・レベルまでの送信を必要とするような波長（一九〇〇メガヘルツでは四センチメートル）よりも長く、平均で五〇センチメートル以上になるような大きな対数周期アンテナ（訳注・三〇〇メガヘルツ〜一ギガヘルツの広帯域アンテナの一つ）や双対数アンテナ（訳注・三〇〇メガヘルツ〜一ギガヘルツの超広帯アンテナの一つ）を使っているからだ。信号レベルの変化は、建物が立ち並ぶ複雑に入り組んだ壁面で急激に増えるようだ。また、これらの変化は時間にも比例しない。たとえば、大勢の人々があるエリアを動き回ると、人体にマイクロ波が吸収される。そのため、ビルや地表からは反射せず、窓のある建物内部の被曝レベルは大幅に変化する。また、屋内の被曝レベルは、室内に何人の人がどこにいるのかで変わる。人間は吸収能力がある素材として作用するからだ。人体が有害な放射線を吸収する代わりに、そのエリアの被曝レベルは大きく減少する。

マイクロ波アンテナの近くにある家は売るのが難しいし、大幅に値下げしなくてはいけないだろう。しかし、携帯電話の使用者は大勢いる（訳注・二〇〇三年九月末現在で、PHSを含む日本の携帯電話台数は八三九二万台。普及率は六五・九％）ので、携帯電話会社には、都市部のいたるところで数百メートルごとにアンテナが必要だ。ほとんどの人々が携帯電話基地局アンテナの近くに住まざるをえない。

タワーからの搬送波は、低い周波数で振動しているわけではないが、実際には割り当て時間パルスがあり、活発なダウンリンク（訳注・アンテナからユーザーへ送信すること）出力管理の証拠がいくつかある。各割り当て時間で送られる出力は、携帯電話の需要に応じて変化する。これは一七・六ヘルツの電磁波を発生させており、アルファ波（八〜一三ヘルツ）や、ベーター波（一四〜二五ヘルツ）のような正常な脳波に干渉するだろう。活発なダウンリンク出力管理は、出力を保ち、多重周波数帯の干渉を最小限にするために、全ての最新携帯電話基地局で使われている。

人々の主な不安は、タワーの近くにいることよりも、日常的に使うハンド式携帯電話にあるようだ。その中には、レーダーガンの安全性を追求し、健康を望んでいる「モルモット」警官の不安も含まれている。健康を損なう慢性的な影響はいつも、何年もたってから暴かれることを思い出してほしい。携帯電話の使用によって発生する脳腫瘍は、正常に使用していれば一〇年間、ヘビーユーザーの場合は五年間までは発症しない。発ガン作用が始まってから二〇年以上かけて、充実性腫瘍（訳注・粘液や分泌液を含まない硬い腫瘍）がゆっくり成長するのだ。

警察の新しいハンド式携帯電話は強いパルス波を出し、マニュアル通りに頭へ近づけて使っていると、長い期間の間に健康を損なうリスクが生まれると考えられる。『エイボン&サマーセット警察連邦マガジン』の二〇〇一年夏号では「彼もまた、携帯電話に危険性があるとは思わなかった」と報告されている。その中で、コリン・ブレイクモア教授は「業務上、携帯電話を使わなくてはいけない警察官は、送信機をベルトにつけ、頭に近づけて使わないようにし、無線周波数から身を守るために、送信機と体の間に入れる金属メッシュ製の防護材が与えられるべきだ」と述べている。この忠告は賢明なアドバイスだ。熱効果レベルより低い非電離放射線のリスクを考えて、予防的なアドバイスを受け入れる時が来たのだ。

イギリスで二〇〇〇年五月に発表されたスチュワート報告は「総合的に見てこれらの証拠は、ガイドライン以下の微量しか被曝していない基地局周辺住民の健康に、一般的なリスクは存在しないことを示している」と締めくくっているが、この報告が指しているのは、ガンなどの深刻な病気のことだろう。WH

Oは「健康を損なう影響」を、人々の「健康な状態」に影響を与えることや、頭痛、普通ではない疲労感、睡眠障害を含むと定義している。

サンティーニら（二〇〇二）は、携帯基地局周辺や基地局のない地域に住む二七〇人の男性と二六〇人の女性を対象に、アンケート調査を行い、一八種類のありふれた健康症状を研究した。すると、基地局から三〇〇メートル以上離れている人、または被曝していない人と比べて、基地局に近い人の間で、健康問題を抱えている人が大幅に（p値<〇・〇五）多いことがわかった。基地局から三〇〇メートル以内で疲労が、二〇〇メートル以内で頭痛、睡眠障害、不快感などが、一〇〇メートル以内で怒りっぽい、うつ病、記憶障害、めまい、性的欲求の減少などが見られた。女性は男性よりも、頭痛、吐き気、食欲不振、睡眠障害、うつ病、不快感、視覚混乱を多く訴えた（p値<〇・〇五）。この結果から、携帯電話基地局からの安全距離は、最低でも三〇〇メートル以上にするべきだと言えるだろう。

第八章　レーダー被爆と健康被害

レーダーは、おもに飛行機や船、スピードを出している車両を発見するためのシステムだ。物体に当たると跳ね返ってくる短いパルス波を、マイクロ波周波数でアンテナから照射している。物体から反射したパルス波をアンテナが受信し、送受信の時間差から物体の距離、高さ、方向、スピードを割り出し、これらの情報をＣＲＴ－ＶＤＴ（陰極線管式コンピューター用ビデオディスプレイ）やＬＣＤ（液晶）スクリーンに表示する。

レーダーは戦術上の目的で第二次世界大戦中に導入された。軍人がマイクロ波や高周波放射線をほぼ自由に使うことを認める安全基準が戦時中に設定され、オペレーターは、屋外のアンテナや室内のスクリーンから発生する有害な放射線に囲まれたレーダー室に取り残されることになった。

一九四八年になると、マイクロ波と白内障やイヌの睾丸退化との間に関連性があるかもしれない、という報告がアメリカで発表された。他の研究者も、マイクロ波の電磁放射線が引き起こす白血病、白内障、脳腫瘍や心臓の健康問題が無視されていると訴えた。また、ヒューズ航空会社のレーダー作業員が内出血や白血病、白内障、脳腫瘍、心臓のトラブルなどに苦しんでいることが、一九五三年の研究でわかった。

このように熱効果はさまざまな反応を引き起こす（フィリップス二〇〇二）ので、身体に加えられたダメージの目安になっている。

危険なポリスレーダー

スピード違反車を監視する計器が約五〇年前から使われ始め、今ではレーザーガンと同じように利用されている（ティーンとルンド一九九三）。このような計器のアンテナを操作すると、スピードを出している車に向けて、マイクロ波の弱いビームが照射され、送受信の時間差で、車両のスピードが計算される。たいていのポリスレーダーは、割り当てられた三つの周波数、つまり一万五二五ギガヘルツのX帯、二万四一五〇ギガヘルツのK帯、三万三四〇〇〜三万六〇〇〇ギガヘルツのKa帯のうちの一つを使っている。

一九七〇年代半ばにX波からK波の周波数へ変わり、一九九〇年代になるとレーダーの性能は大幅に改善された。アメリカだけで現在、約一〇万個の製品が使われている。そのうちのいくつかは、手で握るハンドヘルド・レーダーガンだが、大半は車のパネルに取り付けるタイプで、アンテナは別な場所に固定されている。

ポリスレーダーから発生する放射線量

ポリスレーダーの放射線は、平均すると相対的に電力密度が低く一ミリワット／㎠以内で、ふつうは〇・三〜〇・四ミリワット／㎠だ。過去二五年間に作られたレーダー製品のほとんどは、一五〜五〇ミリワット／㎠の電力密度でビームを照射している。軍事用、民間用、航空産業用、海運用のレーダーと比べると、ポリスレーダーの電力密度は約一〇分の一以下と規模自体が小さく、ガレージのドアを開閉するリモコンや携帯電話などの機器よりも電力密度が低い。

マイクロ波の被曝量制限基準

一九六六年にANSI（米国規格協会）は、ANSIV九一・五基準で、マイクロ波の安全被曝限界基準を一〇ミリワット／cm²に定めた。この基準は、ベル社の科学者によって一九五〇年代に推奨され、やがてマイクロ波への職業被曝と一般被曝に対して、もっとも影響を与える基準になった。この基準値は一九九一年に五ミリワット／cm²まで減ったものの、後にIEEE（米国電気電子学会）によって一〇ミリワット／cm²へ戻された。職業の安全性や健康を管理するFDA（米国食品医薬品局）は、この基準に基づいてガイドラインを発行した。九六年八月六日、FCC（米国連邦通信委員会）は、マイクロ波放射線の被曝基準を、体への透過性に基づいて限界値を計算し、〇・三〜一・五ギガヘルツ帯でも、一・五〜一〇〇ギガヘルツ帯でも、同じ一ミリワット／cm²に定めた。以前認められていた一〇ミリワット／cm²に比べると、ずいぶん改善されたと言える。

ここで注意しておきたいのは、一〇ミリワット／cm²まで認められていた時でも、許容SAR値（訳注・電磁場に被曝した人体組織に吸収される単位重量当たりのエネルギー吸収の許容量）は、熱効果の実験によって四ワット／kgに定められていた、ということだ。安全要因が一〇倍も厳しくなったため、最大許容被曝（MPE）は体全体の平均SAR値で〇・四ワット／kgになった。体を動かさない状態で発生している体内の熱はだいたい一ワット／kgで、運動すると約一〇ワット／kgの熱が発生すると考えられている。〇・四ワット／kgの電磁波に被曝しても、体温への影響はごくわずかだろう。

ポリスレーダーのオペレーターが被爆する放射線

レーダービームは、発生源から離れるほど、正面と側面で対数的かつ急激に減衰する。チョウら（一九九二）が、ラットをマイクロ波の放射線に長期間被曝させたところ、悪性腫瘍がより多く見つかった。しかしほかの実験、たとえばベルサー・クビツェックとハンシオン（一九八九）、バイユら（一九八八、一九九〇）、シミジェルスキーとショージンスキー（一九八二）の研究では、はっきりした影響は現われなかった。クリアリー（一九九〇）は、培養組織をふつうのマイクロ波に被曝させると、細胞の成長が進むことを発見した。クロトコフスカら（一九九三）は、ヌードマウス（訳注・免疫に関わる胸腺が欠けている無毛のマウス）を二〇マイクロワット／㎠と電力密度の低いK周波数のマイクロ波に長期間被曝させた。すると血中リンパ球が少なくなり、眼の角膜でDNA合成が減少した。これらの結果からは、明確な答えが出ていないし、最終的な段階でも被曝させていない対照群との差が現われなかった。そのためこれらの結果は、交通レーダーが健康を損なうかもしれないという影響をはっきりと示してはいない。

フィッシャー・モデル（一九九三）は、開いたアンテナの外角が三〇度になる円錐状アンテナ（訳注・VHF、UHFの広帯域アンテナ）が元になっている。円錐の外側の電力密度は、開いた部分から五センチの位置で、アパーチャ電力密度（APD、訳注・円錐状アンテナの開口部の照射方向での電力密度。電磁波エネルギーの通過量が一番多い）のたった一％しかない。つまり、もし一ミリワット／㎠のAPDが測定されたとすると、この外側の部分の被曝量は〇・〇一ミリワット／㎠以下になる。

マイクロ波がダメージを与えるしくみ

生体組織を貫通するエネルギーは限られていて、K波の場合はおそらく数ミリメートル以下であり、X波の場合では一センチメートル以下しか確認されなかった（シュワン一九八六、ダーニー一九九二）。したがって、アンテナが体のすぐそばで開いている場合にだけ、最大被曝が発生する。このような被曝では、レーダービームが当たった部分に、エネルギーが集中するだろう。

クエスら（一九八五）は、一〇ミリワット／㎠（SAR値二・六ワット／kgに相当する）の継続的な電磁波か、二・四五ギガヘルツのマイクロ波かパルス波に、サル（マカカファンクラリス）の眼を被曝させた。血液房水関門（訳注・眼房と血液間の物質交換を阻止する器官）が壊れて角膜内皮病変が起き、サルの眼は出血した。二〇〜三〇ミリワット／㎠（SAR値五・三〜七・八ワット／kgに相当する）の継続的な電磁波に曝した場合も、同じような変化が起きた。一六〜四八時間曝した後、角膜内皮（訳注・角膜の内側の皮）が傷ついていることが鏡面顕微鏡検査で確認された。また、クエスら（一九九二）は眼球の損傷も研究した。彼らは、被曝直前に片目、または両目にチモロール・リンゴ酸塩かピロカルピンという薬剤を加え、二・四五ギガヘルツで一〇マイクロ秒の幅で一秒間に一〇〇回放射する、それぞれ電力密度〇・二ミリワット／㎠、一ミリワット／㎠、五ミリワット／㎠、一〇ミリワット／㎠、一五ミリワット／㎠（SAR値はそれぞれ〇・〇五二ワット／kg、〇・二六ワット／kg、一・三ワット／kg、二・六ワット／kg、三・九ワット／kg）のパルス状マイクロ波に、一日当たり四時間のペースで三日間連続して被曝させた。薬品の影響で、虹彩《こうさい》の中に導磁性血管（訳注・磁場を誘導しやすい血管）が増え、角膜内皮が傷ついたので、電力密度のしきい値が大幅に（一〇ミリワット／cm^2から一ミリワット／cm^2に）下がった。しかし、実験動物の眼球内温度は測定されなかった。つまり、この実験結果は、眼の加熱効果以外のメカニズムが存在することを示している。目薬を前処理した後にSAR値〇・二六ワット／kgの電磁波を照射すると、霊長類（麻酔で麻痺させた）の眼球へのダメージが大きくなるといえる。

リムら（一九九三）は、高エネルギーのマイクロ波に誤って被曝した四四歳の男性を対象に、眼球のダメージを研究した。顔の内側の皮と虹彩を調べた後、左右両側にある小さくて硬いドルーゼン（訳注・視神経乳頭に生じる斑点）によって、網膜の錐体（訳注・日中の視力や色覚に関係する組織）に異常が起き、眼のかすみと体の違和感が起きていることに気がついた。検査をすると、網膜電位図のちらつきが大幅に減り、色検査で異常な結果が出た。二年後、この患者の視覚の鋭敏さは、両眼とも二〇／二五で安定したが、網膜電位図のちらつきは大きく減少した。

アメリカ海軍空中行動実験室のディアンドレアら（一九九四）は、五・六二ギガヘルツのパルス波を出す強いレーダービームにサルを被曝させ、霊長類の行動様式を調べた。連続した二段階の動作で装置を操作するように雄のアカゲザルを訓練し、決められたスピードで、三色の中から一色を識別させた。正しい方法と正確な早さで操作すると、サルはご褒美として餌をもらえる。この実験中にサルは、二つのレーダーのうち一方から、パルス波を出すマイクロ波ビームに曝される。一つは、周波数五・六二ギガヘルツの軍用モデルEPS‐二六Aで、もう一つも同じモデルだが、パルス波を出す直線複式スタンフォード（SLED）型ITT‐二九七二に接続しており、強いパルス波を加えることでピーク時の電力密度を九倍に増幅することができる。対照群のサルは、被曝以外は全く同じ条件でテストされた。軍用モデルから照射されるパルス波の電力密度のピークはそれぞれ、五六ワット／㎠、一一八ワット／㎠、二七七ワット／㎠で、SLED複式型は五一八ワット／㎠、一二七〇ワット／㎠、二五二〇ワット／㎠だった。二つの装置は、一〇〇パルス／秒のペースで二〇分間サルを被曝させた。軍用モデルのパルス波の継続幅は二・八マイクロ秒、複式タイプの場合は五〇ナノ秒で、計算されたSAR値はそれぞれ、二ワット／kg、四ワット／kg、六ワット／kgだった。正しいレバー動作や反応時間、手に入れた餌の数に大きな差が現われたのは、SAR値が四ワット／kgと六ワット／kgの時だった。また、一般的なモデルと改造モデルの間に差はなかった。この結果から、レーダービームが人間に有害で、近づくと危険なことが証明された。

連続して三六〇度回転するアンテナは、近くにいる人を危険に曝すが、被曝する可能性のある場所でも、「慎重なる回避」によって被曝量を大幅に減らすことができる。物陰やシェルターに隠れるか、できるだけ離れることだ。このような回避行動はいつでも簡単にできるわけではないが、常に意識し常識を働かせるべきだ（詳細は第一〇章）。また、被曝した人やその可能性がある人は、大量の抗酸化物質やサプリメントを摂ると良いだろう（詳細は第一一章）。

バロード（一九九六）は、レーダーアンテナの近くに放牧されているウシと、アンテナから離れているウシを比較してレーダービームの影響を調べた。被曝したウシを血液検査したところ、被曝していないウシには現われなかった赤血球（RBC）の顆粒化が大量に現われた。このような赤血球は血流から排出されるので、被曝した人間もウシと同じように貧血を起こすことが過去の研究で確認されている（バディンスカックら一九九一）。

ヴェナとヴィオランティ（一九八六）は、ニューヨーク州バッファローの警察官二三七六人の罹患率を研究した。一九五〇〜一九七九年に警察隊にいた二〇〜二九歳のベテラン警官は、脳腫瘍の死亡率がアメリカの一般男性より三・六四倍も高いことがわかった。このようにガンの発症率が高いのは、交通レーダーや無線装置からの放射線に被曝したせいかもしれない。

オハイオ州の高速警備隊に一一年間勤務した警察官のゲイリー・ポインターは、ポリスレーダーで発生した損傷に関して、一連の報告書を一九九〇年に発表した。この報告で彼は、レーダーとガンの関連性を疑っている。彼は、レーダーを使ってガンになった八九人の交通警官がいることを重視し、レーダーの操作と病状変化との関連性を示した。睾丸ガンになった二二人の警察官のうち、二〇人はレーダーガンを手に持って操作し、パトカーの計器盤の上に設置していなかった。頭の横でレーダーガンを操作すると脳腫瘍になるのはわかるが、睾丸ガンになるのはなぜだろう。スピード違反車をレーダーガンで撃つと、待機中の警官が持っているレーダーガンを目指してビームは戻ってくる。そのため、次のスピード違反車を見つけるまで、膝の上にレーダーガンを載せたままだと、腰から膝にかけての一帯を被曝することになる。「スピードは殺すが、レーダーはどうだ」という謳い文句もある。ポインターをはじめ交通パトロールでガンになった彼の同僚五人は、CBSのテレビ番組「六〇分」のインタビューで、数多くのリスクと死亡例を伝えた。それによると、ほとんどの損傷（ガン）は、スピード違反車に狙いをつける警官の側頭部で発生していた。レーダーのマイクロ波を浴びた警官の被曝問題が、一九九二年四月に米国議会の公聴会（リーバーマン議員が代表）で議論されたのを受けて、NIOSH（国立職業安全健康研究所）のロッツは一九九五年六月に、レーダーが引き起こすダメージに関する総合的な報告書を発表した。

ミシガンシ州立大学（MSU）は、照射されたビームから一〜二メートル離れた最大強度のエリアで、電力密度が最大許容量の一％を越えることを具体的に説明するモデルを発表した。レーダーから少し離れた位置とレーダーの裏側は、低電力密度（ＬＰＤ）エリアにあたり、許容量は一％だ。固定レーダーの被曝はふつう二〇マイクロワット／㎠以下だが、ＬＰＤエリアにいるオペレーターは、ＡＮＳＩ（米国規格協会）許容限界基準（一〇ミリワット／㎠）の一％以下に被曝していることになる。

ＮＩＯＳＨ１９９５報告（フィンケルステイン一九九八）によると、睾丸ガン、白血病、脳や眼、皮膚のガンの発症率が、ポリスレーダーを使って働いている警官の間で増えている。フィンケルステイン（一九九八）は、オンタリオ警察区内の八三カ所で二万二一九七人の警官を対象に、ガン発症率のコホート研究を行った。全ての腫瘍に関する標準発症率（ＳＩＲ）は〇・九倍（九五％信頼区間〇・八三〜〇・九八）で、睾丸ガンの発症は一・三倍（九〇％信頼区間〇・九〜一・八）、悪性黒色種皮膚ガンの発症は一・四五倍（九〇％信頼区間一・一〜一・九）に増えた。おそらく、睾丸や皮膚はレーダーからのエネルギーを吸収するのだろう。しかし私は、レーダー照射に被曝した人に関する情報をこれ以上持っていないので、病因の結論を出すことはできない。

フィンクら（一九九九）は、警察官が被曝した交通レーダー照射を、パトカーに乗った時の眼や睾丸の位置で測定した。五四機種のレーダー装置の仕様書に書かれた電力密度と実際に測定した電力密度は、ＩＲＰＡ（国際放射線防護学会）やＮＣＲＰ（米国放射線防護・測定委員会）が認めた限界の五ミリワット／㎠以下で、アメリカのＣＧＩＨ（米国産業衛生専門家会議）、ＡＮＳＩ（全米規格協会）、ＩＥＥＥ（米国電気電子学会）、ＯＳＨＡ（職業安全衛生管理局）の基準である一〇ミリワット／㎠よりもずっと低かった。眼と睾丸の位置では〇・〇四ミリワット／㎠以下であり、最高値（〇・〇三四ミリワット／㎠）でも電気安全基準の一％以下だった。この結果だけをみると、警官の被曝量は大変低いようだ。しかし、非電離放射線の問題に詳しい医学界や科学者の間でも、被曝影響は確定していないのだから、「慎重なる回避」をするほうがいいだろう。

デイビスとモストフィー（一九九三）は、交通レーダーを操作する騎馬警官に、ガンが多発していると発表した。彼らはミシガン警察区内で三四〇人の警官を対象にコホート研究を行い、睾丸ガンの症例を調べた。一九七九〜一九九一年の間に睾丸ガンの発症例が六件あり、O／E比（観察数／予測数）は六・九倍で、ρ値＜〇・〇〇一だった。ハンドヘルド・レーダーを使用することは、六人の警官に共通するリスク要因で、全員が習慣的に睾丸の側で使っていた。職業上レーダーを使った場合の健康影響はあまり研究されていなかったので、睾丸ガンとの関連性について、後日、より研究を進めることになった。

ＦＤＡ（米国食品医薬品局）は、報告されたポリスレーダーのオペレーターのガンの症例と、一般人の発ガン率を比較した。ポリスレーダーに関する報道が増えるにつれて、ＦＤＡは高レベルのマイクロ波の有害性が知られていることを明言するようになった。実験に基づく確かな証拠はまだないが、交通レーダーから照射される低レベルのマイクロ波は危険にちがいない。いくつかの実験動物も、低レベルのレーダー照射で生化学的な変化をおこしているのだ。そして、このような放射線が人間に何を起こすのかは、誰にもわからない。

プラーネンとジョケーラ（一九九六）は、レーダーによって発生したダメージに関する報告を再研究した。そして、マイクロ波が聴覚に与える影響は、実質的な被曝状況で十分に確立された具体的な影響だと発表した。損傷のしきい値は、パルス波を出すビームの電力密度で決まり、聴覚しきい値が低い人は二〇ミリジュール／㎡（二×一〇の二〇乗エレクトンボルト／㎡）のような低い電力密度でも影響が現われる。彼らはオペレーターに警告するために、スキャン（走査）するレーダーアンテナ周辺の電力密度を、ポータブル式検出器で測定することを勧めている。アンテナのそばで検出された数値は、計算された数値と二〜三デシベル程度違うが、ビームからできるだけ離れているよう指示されて、その通りにしていたオペレーターは損傷を何も受けていなかった。

コロディンスキーとコロディンスカ（一九九六）は、ラトビア共和国スクルンダのそばにあるレーダー基地を「無線周波数・マイクロ波に常時低レベルで被曝する生体実験室」と表現した。彼らは九六六人の子どもたちを研究し、被曝した子どもたちの運動能力、記憶力、注意力がかなり低下し、神経筋の持久力が減少することを発見した。子どもたちの家の電磁場レベルは低く、ほとんどが一ボルト／mで、最高でも六ボルト／mだった。彼らは、被曝した雌ウシの染色体損傷が、六倍に増えることも確認している。

ゴールドスミス（一九九五）は、電磁波に対する防護訓練が行われることを期待して、職場環境にある軍事用、放送用のマイクロ波やレーダーへの被曝で発生する健康影響を再調査した。彼の情報源は次の通りだ。①生育歴、②ポーランドの軍人、③朝鮮戦争でレーダーを使ったアメリカ海軍の軍人、④ラトビア共和国スクルンダにある送信機からの被曝、⑤ハワイの放送施設周辺、⑥ラジオのオペレーターを含む、電子と電気に関わる労働者の疫学研究、⑦理学療法士が使う短波とマイクロ波の透熱療法に関する生殖結果、⑧東ヨーロッパ諸国にあるアメリカ大使館の職員の被曝である。これらの中で、信頼できる見解があるデータはごくわずかで、正確な被曝量は一つもないし、組織加熱や短期影響の証拠もない。被曝によって発生した可能性がある結果として、①血球数の変化、②体細胞突然変異、③生殖結果の損傷、おもに自然発生的な流産、④造血系、脳、胸部でのガン発症率増加と発ガン時期の低年齢化、死亡率増加が示された。これら四つの結果全てに、マイクロ波による被曝が関わっていることを示す証拠が存在する。また、被曝した可能性のある影響とタイミングは、電離放射線の影響やタイミングとも性質が似ているという結論が出た。被曝から身を守るために、最も新しい規制を求めるよりも、「慎重なる回避」をした方がいい。一連の研究には否定的な結果が含まれていないので、この再調査は肯定的に報告された可能性がある。後日の再調査で、ゴールドスミス（一九九七）は、マイクロ波レーダー（軍事用、民間用）と、人々を傷つける携帯電話を含むいくつかの送信機の職業被曝に注目している。自然発生的な流産を増やすダメージが発見され、男女とも赤血球と白血球の数が変化し、リンパ球の体細胞突然変異が増加した。小児ガン発症率が増え、睾丸ガンを含む成人のガン発症率も増えた。身体障害やアレルギーの率も同様に増加した。ある研究によると、被曝によって白内障が悪化するという。これらの結果は、無線周波数への被曝が、ガンやほかの健康上のトラブルを起こす可能性があることを示している。そのためゴールドスミスは、不必要な被曝を慎重に避けることを勧めている。

ネシェフキリロヴァ（一九九六）によると、パルス波の繰り返し時間がある一定の値になるマイクロ波は、非常に低い電力レベルの振動を生み、その振動と一致した酵素分子とうまく同調し、しだいに細胞内での大きな振動へ結びつくという。そのため、被曝時間が短い場合には利益があるかもしれないが、長期間被曝すると、細胞の生化学的過程にストレス過剰な影響を与える。

ハーデル（一九九八）は、睾丸ガンの症例一四八例（九一％）と対照群三一四例（八七％）を調査し、一〇一人がセミノーマ（精巣腫瘍）に、四七人が胎芽性睾丸ガン（訳注・胎児の時に何らかの異常が起きて発生した睾丸ガン）になっていることを発見した。リスクが増えたのは、化学産業の労働者で無線周波数電磁場に被爆している人々（アマチュア無線をしている人を含む）で、オペレーターのオッズ比は二・二倍（九五％信頼区間〇・七〜六・六）、レーダー施設労働者は二・〇倍（九五％信頼区間〇・三〜一四・二）、いくつかの被曝物件に基づく電気技術者は二・三倍（九五％信頼区間〇・八〜六・七）だ。VDT（コンピューター用ビデオディスプレイ）に被曝している人は一・五倍（九五％信頼区間〇・九八〜二・三）で、就業日数のうち四八〇日間（平均的な日数）を被曝している人は一・八倍（九五％信頼区間一・一〜三・二）だった。この調査では、被曝者数があまりにも少ないので信頼性が低いかもしれない。

アフロメーフとタカチェンコ（一九九九）は、レーダー（波長が三cm）に被曝したラットの六つの睾丸を調べて、乳酸脱水素酵素（訳注・乳酸を分解する酵素）が変化を起こすことを証明した。ルーら（一九九九）は、ラットをSAR七〇〜一二一ミリワット／kgの超広域帯（UWB）のパルスレーダービームに六分間被曝させた。被曝後四五分から四週間の間、動脈の血圧が大きく下がり（低血圧）、その状態は強く安定して継続し、心拍数は変わらなかった。

リヒターら（二〇〇〇）は、高レベルの無線周波数・マイクロ波放射線に被曝した見張り役の兵士とその同僚の被曝影響を報告している。腫瘍患者六人を含む二五人の問診結果や医療記録、技術的な資料を基に、コホート研究が行われた。このグループのガンに関わるリスクは、自己申告した患者グループの潜伏期間と同じように計算された。眼の黒色肉腫、睾丸ガン、鼻咽頭炎、非ホジキンリンパ腫、乳ガンの指標患者（訳注・重要な病気は指標として登録されている）が、二〇〜三七歳のグループに見られた。職場環境の情報は、身体全体にリスクを生む高レベルの無線周波数・マイクロ波へ、長期間被曝したことを示している。また、ガンになったグループには、さまざまな腫瘍が見つかった。この研究から、予防対策が不十分な状態で、高レベルの無線周波数・マイクロ波放射線に若い人が長期間被曝すると、ガンのリスクが増えることがわかった。指標患者と自己申告グループの大半は、潜伏期間が非常に短く、高レベル被曝のリスクが高いことが伺える。用量反応の直線モデルから行った計算で、一〇～一〇〇マイクロワット／cm²程度での被曝を予防する必要性が明らかになった。

レーダー被曝を減らすためのアドバイス

・作動していない機器のスイッチをすぐにオフにする「デッドマンスイッチ（安全機能付きスイッチ）」が内蔵された手動式の装置や、レーダービームの照射を抑える機器を購入すること。継続して安全に装置を使うために役立つだろう。

・このような安全スイッチがない古いハンドヘルド式の機器を、自分の体や他人に向けてはいけないし、待機状態や作動中に体の側に置くべきではない。

・二つのパーツに分かれている場合は、車に乗っている人に向けて照射しないように、アンテナを設置するべきだ。このような装置は、車の外側に付けることをお勧めする。操作中に運ぶことができない古い製品は、使わないほうがいい。アンテナをオペレーターや通行人に向けずに、計器盤の上に装置を組み立てることはできるだろう。サイドウィンドウにアンテナを取り付けるのも止めた方がいい。

・これらのレーダーアンテナは一年間使用した後、または何らかの技術的な不調があった場合に、放射線漏れやアンテナが別の方向へ反射していないか確認しよう。
・実際に使用する前、オペレーター全員に、適切なレーダー操作の訓練を義務づけるべきだ。この訓練では、マイクロ波被曝による健康リスクを説明し、被曝を最小限にする情報も教えること。
・積極的な防護策として、大量の抗酸化物質とビタミン、ミネラルを摂取しよう（第一一章参照）。ただし、服用量の制限を守り、医師の同意を得てから摂取すること。これらのサプリメントは、化学物質への曝露で発生するダメージも同様に最小限にし、体の外に汚染物質を排出する効果があり神経系や免疫系を機能不全から守ってくれる。

海上でのレーダー被曝

オーストラリアの基準では、海上での被曝を〇・二ミリワット／㎠、ピーク時で一ワット／㎠に、最大ピーク時にはアンテナから一メートル離れた位置の同じ高さで〇・五ワット／㎠に制限している。固定アンテナの平均電力密度を、〇・五〜〇・八ミリワット／㎠に仮定すると、数メートル離れれば、安全レベルの〇・二ミリワット／㎠以下に下がる。アンテナから一・五メートルの距離で、〇・五メートル低い場所では、放射線の電力密度はまだ〇・二ミリワット／㎠以上あるだろう。回転するアンテナの近くに立っている人は、放射線の二〇％しか吸収しない。

一九八〇年七月にアメリカ海軍は、強力なレーダーに被曝した二万人の水兵は、最小限しか被曝していない水兵やほかの二万人の水兵より、ガンになるリスクが増えるという研究結果を発表した。しかし、レーダーへの被曝とガン発症率の関係は立証できなかった。カリアダら（一九九五）は、パルス波を出す一般的な海上レーダーに実験動物を被曝させ、動物の行動、血液組織、赤血球や白血球の濃度を検査した。被曝による反応がはっきりと現われ、それぞれの実験動物で典型的な影響が観察された。しかし、それ以上の詳細は明らかにされなかった。

レーダー被曝と砲兵の鉛中毒

ウェイアンドら（一九九六）は、大砲に装填する際に鉛に被曝した砲兵（第二章参照）を、いくつかのグループに分類した。レーダーに被曝していない対照群三〇人、被曝したグループ二〇人、電磁波にも鉛汚染にも曝露していない対照群三一人の三グループだ。鉛に汚染された被験者は、精液の量と細胞の濃度が同じくらい大きく変化したが、レーダービームに被曝した被験者の方が、より損傷が激しいことがわかった。

航空管制官も放射線を浴びている？

三九〇メガヘルツ～一〇・九六ギガヘルツ、五〇〇キロワット～一・五メガワットのレーダー装置からの放射線に、七二〇時間以上被曝している二〇～二二歳のオペレーターを対象に、ベルジャーら（一九九〇）は調査を行った。被曝していないマッチンググループ（訳注・比較される一群と共通の特性を持つグループ）と比べると、被曝者の血液検査でリンパ球T8がはっきりと減少したので障害が現われ、免疫グロブリンM（IgM。訳注・免疫反応で最初に現われる疫性抗体）の濃度が明らかに増えていた。

ブディンスカら（一九九一）は、航空管制塔のレーダーオペレーターを対象に、四年間実験を行った。

オペレーターは、弱いマイクロ波や、「軟」X線（訳注・エネルギーがきわめて低いX線のこと）、騒音に許容限界まで毎日曝されている。血液は明らかに変化し、赤血球数とリンパ球が減少していた。リンパ球の減少は、完全な病気とは言えないレベルだが、ほとんど病的な状態だ。

ゴルドニーら（一九九三）は、航空管制塔のレーダーオペレーター四九人とラジオ中継局の労働者四六人を、対照群の空港労働者四六人と比較した。被験者は一八カ月の間に二度検査を受けた。はっきりとした違いがレーダーオペレーター群に現われ、ラジオ局労働者と対照群の間にも大きな差が現われた。レーダーオペレーターの間で、血液学的指標、生化学的指標、電気的な脳活性、毛細管顕微鏡検査、眼科的所見、健康状態が変化した。この結果から、マイクロ波や無線周波数への長期職業被曝は、敏感な生体システムを傷つけるといえるだろう。

第九章　ラジオやテレビ送信機の危険性

テレビ塔周辺は発ガン率と死亡率が高い？

イギリスのサットン・コールドフィールドのテレビアンテナと、同国中西部にあるFM（周波数変調）ラジオアンテナの周辺に、白血病とリンパ腫の「ガン多発地帯」があるという報告書（ただし、裏付けはない）が発表された。ドルクら（一九九七）は、一九七四～一九八六年にかけて記録された一二種類のガンの死亡記録調査に注目した。その死亡記録には、アンテナから半径一〇キロメートルの住人を中心に、アンテナから離れて暮らす住民一〇人や、半径二キロメートル以内でランダムに選ばれた住民も含まれている。半径二キロメートル以内で白血病になるリスクは一・八三倍（九五％信頼区間一・二二～二・七四）で、アンテナから離れるほどリスクは減少した（ρ値＝〇・〇〇二）。この発見は、一九七四～一九八〇年間や一九八一～一九八六年間の記録と一致したが、それ以前に報告されていたガン多発地帯とはおそらく一致しないだろう。サットン・コールドフィールドの白血病リスクは異常に高い。皮膚ガンや膀胱ガンのリスク、そして説明のつかない社会的、経済的混乱も、アンテナから離れるほど明らかに急減した。なお、この多発地帯の研究からは、電磁波以外の要因を発見することはできなかった。

後に、ドルクら（一九九七）は、強力な送信基地周辺にある二〇カ所の住宅地で、一九八一年以降の記録を対象に、小児白血病や脳腫瘍、成人の罹患率を調べた。これらの住宅地は、サットン・コールドフィールドのケースと同じくらい離れている場所を選んだ。四つの送信施設の影響が重複する地域と、各送信施設の単独の影響をまとめるために、彼らはデータを調整した。半径一〇キロメートル以内で、白血病と診断された患者三三〇五人のリスクは一・〇三倍（九五％信頼区間一・〇〇～一・〇七）で、成人白血病のリスクは、各送信施設ではそれぞれ減少した。全送信施設をまとめても、送信施設から一〇キロメートル以内はどこでも、リスク増加率は一五％以下にすぎない。送信機から二キロメートル以内のリスクは〇・九七倍（九五％信頼区間〇・七八～一・二一）だ。小児白血病、脳腫瘍、成人の黒色肉腫、膀胱ガンを発症するのは、送信施設からの距離に原因があると考えられている発症リスクが減らないことを示している。この比率とパターンを、再現することはできないだろう。しかし、それでもこの研究結果は、サットン・コールドフィールドの研究結果をいくらか裏付けている。

ホッキングら（一九九六）は、オーストラリアの九つの町で、一九七二～一九九〇年のガンの発症率と死亡率を調査した。これらの町のうち三つの町はテレビの送信アンテナに囲まれ、六つの町は送信施設から離れている。研究者たちは、ノースシドニーにあるこの三つの送信施設の、一九五六年以降の送信強度記録も調べた。送信タワー近くの無線周波数の電力密度は八・〇マイクロワット／㎠だが、タワーから四キロメートル離れると〇・二マイクロワット／㎠に、一二キロメートルの地点で〇・〇二マイクロワット／㎠に減衰する。白血病の発症リスクは一・二四倍（九五％信頼区間一・〇九～一・四〇）、小児白血病は一・五八倍（九五％信頼区間一・〇七～二・三四）、死亡リスクは二・三二倍（九五％信頼区間一・三五～四・〇一）だった。もっとも一般的な白血病のタイプである小児リンパ性白血病のリスクは、一・五五倍（九五％信頼区間一・

〇〇～二・四二）、死亡リスクは二・七四（九五％信頼区間一・四二～五・二七）だった。脳腫瘍の罹病率と死亡率は、全人口の平均以下だった。テレビ送信タワーの近くに住むことと、白血病発症率・死亡率の間には関連性がある、と彼らは発表した。後にこの結果に間違いがあることが指摘されたが、適切な研究素材を得るのは不可能だ。そのため、この研究結果の正否が明らかになるまでの間は、疑われながらも引用されている（訳注・ホッキング博士らは、二〇〇〇年に再調査した論文を発表している。それらによると、被曝の一番高いレイン・コーブ郡の増加率は三・三倍《九五％信頼区間一・九～五・七》になっている）。送信強度は、許容基準値や高圧電線の電磁場、住宅地や他の地域にある電気設備からの強度よりも低い。しかし、交通機関や工場から発生する化学的汚染物質の有害性は、送信エリア内ではさらに増してリスクが高くなるようだ。送信施設の影響だけが重視されがちだが、実際には、あらゆる環境汚染要因がフリーラジカルの生成を通じて体を傷つけ、いくつものガンが発生している。

ハワイで起きた放射線問題

ハワイでは、テレビアンテナもあるルアルアレイ・ラジオ局と、オメガ・ラジオの誘導電波信号所が、一般市民にとって安全かどうかが調査された。ルアルアレイ送信基地は住宅地から離れて設置された。一方、ホノルル中心部では送信施設が密集しているのに、危険ではないと考えられている。オメガ・ラジオの一〇キロワットの信号所（タブラーとバトキン一九九二）は、ANSI（米国規格協会）の基準に従って、H3高速道路の真下にあるハイコ渓谷に建設された。この信号所は一〇・二～一三・六キロヘルツで送信し、〇・九～一・二秒の八つのパルス波で構成された一〇秒間の誘導電波信号を、〇・二秒間隔で繰り返す。

この高速道路は、ドライバーやメンテナンス作業員を保護するために、適切な金属を建造物に混ぜてシールドし、きちんとアースされている（訳注・波長の短い高周波電磁波は金属で遮断できる）。

しかし、高速道路を利用するドライバーは本当に安全なのか、という疑問が浮上した（キャノン一九八五、タブラーとバトキン一九九二）。一九八四年にＥＰＡ（米国環境保護庁）がこの高速道路を検査し、二一基中二基の送信機の電力密度が、許容基準の一〇〇〇マイクロワット／㎠を越えていることがわかった。短くて定期的に発生するパルス波だが、このようにけた外れの電力密度は送信基地のメンテナンス作業員を危険にさらすし、一般市民にも何らかの影響があるだろう。しかし、市民向けの電磁場被曝の安全限界に関する確かな情報が無いので、この検査の有効性を疑う研究者もいた。そこで、一般市民のパニックを避けるため、被曝の生理学的影響と安全被曝量に関する最新情報を入手するまでは、この結果を公表しないことになった。ドライバーなどへの短期被曝だけでなく、発信される周波数変調（ＦＭ）波によっては、長期間のうちに蓄積するダメージもあるのではないだろうか。しかし、高いアンテナと周辺の山脈やハイコ渓谷の間には電場の大きな勾配があるので、単純なショック以外危険はない、と専門家は考えている。全ての飛行機や船は、おもにＧＰＳ（全地球測位システム）で誘導されるので、このような誘導電波信号所を検査した数値は、今のところ正しいようだ。

電磁場が起こす損傷は、他の環境要因で生まれたフリーラジカルが生んだ損傷に加わって、さらに悪影響を与えることを忘れてはいけない。しかし、一般市民の電磁波被曝に関して、不正確で間違った情報があふれている。例えば、ガンや神経疾患、心臓や血管の病気、糖尿病、関節の病気などを起こすようなエネルギーレベルを認可している「安全」基準が未だに存在している。もっと危険で、電磁波に過敏な人を大量に増やす「電磁窓」周波数があるので、このような「安全レベル」をすぐに見つけることはできないだろう。だが、現在の送信施設に合わせて、最新版の基準はずいぶん低く設定されている。これらの最新基準では、市民を電磁波被曝から守るために、三～六ボルト／mにするよう条件づけている（詳細は第七章）。

イスラエルでのテレビとラジオの放射線調査

ネツェルとハータル（一九九五）は、電磁波がIRPA（国際放射線防護学会）の基準に従って照射されているかどうかを確認するために、イスラエルで、送信タワー近くの住宅地を調査した。彼らは、ラジオ中継局（RRS）一六局と、自治体関連の七つのラジオ局のアンテナの放射線量を測定した。ラジオ中継局周辺の許容被曝レベル（PEL）は、一般被曝の基準レベル以下で、代表的なアンテナの強度は、IRPA基準の五〇％以下だった。

彼らは、ハイファ市パーノルド放送局の東にある採石場のくぼみに置かれたマイクロ波送信アンテナに、特徴的な位相現象を発見した。無線周波数照射の電力密度は、アンテナの正面では、反射帯に誘導されたかのように大きく増幅したが、アンテナを他のタイプに取り替えると許容レベルまで下がった。マイクロ波と短波の放射測定は、アンテナに近いフレネル近傍場帯（訳注・送信アンテナに近いところで電場の波と磁場の波が交差する領域）で、磁場と電場を別々に測定した。なお、これらの電磁場の大半は、地上から約二・五メートルの高さで測定された。そのため、マイクロ波送信アンテナの長いケーブルを除いて、HF（高周波）、VHF（超短波）やUHF（極超短波）レベルの記録は、これらのアンテナの側面ローブや背面ローブ（訳注・アンテナの正面方向には、「主ローブ」という一番強い電波束が放射されるが、同時に側面や背面方向にも電波束が放

表1-1　イスラエルのベゼック社のラジオ中継局（RRS）近くの最大無線周波数放射線（ネツェルとハータル1995）

中継局の所在地	送信施設のタイプ	IRPAの一般許容被曝量に対する％ 電力密度	電場	磁場
エルサレム、バイト・ベガン	MW、VHF-FM	16.5	44	38
ヤブネ	MW、HF	7	50	11
アコ、東部	MW、HF、UHF-TV	9	30	30
エイラス、ホテル・ディストリクト	MW、VHF-FN、UHF-TV	5.5	20	27
ハイファ、ハール・ハカルメル	VHF-FM、VHF UHF-TV	0.2		
エルサレム、エイサニン	VHF-FM、VHF UHF-TV	0.6		
エルサレム、ホリデーイン	UHF-TV	0.4		
ハダッサ医療センター	UHF-TV	1.6		
ベールシエバ、エセル	VHF-FM、VHF UHF-TV	3		
テルアビブ、シャロンタワー	VHF UHF-TV	8		
ネゲブ、アラド	VHF-TV	2		
テルモンド、ヒレル	MW、HF	17	40	43
ギバタイン、テルハイム	MW（バックアップ）	7.5	30	25
ギバタイン、ハイム駅	VHF-FM	1.5		
ハイファ、ステラマリス	UHF-TV、LW	0.1		
セイフド、カナン山脈	MW、VHF-FM、UHF-TV	1.4	12	12

表1-2　イスラエルの自治体用ラジオ中継局（RRS）近くの最大無線周波数放射線（ネツェルとハータル1995）

中継局の所在地	送信機のタイプ	IRPAの一般許容被曝に対する％ 電力密度	電場	磁場
ロシュピナ、フィロン	MW		18	21
ハイファ、パーノルド	MW		68	
ラムレ、ショーラ	MW		17	
エルサレム、ラーマ	MW		10	
ミシュマルハネゲブ	MW、VHF-FM		25	6
アブ・ゴッシュ	MW		22	
ツズケィオブダフ、ハヨン	MW		40	3

射されている。それぞれを側面ローブ、背面ローブという）から発生する波も受信するかもしれない。住宅地での電磁場測定は、テラスや庭、玄関ポーチで行われ、中継基地近くの高層ビルでは、屋根の上や上の階で行われる。主ローブ波によって起きる被曝は、地面よりもより高いところで発生すると考えられるからだ。ベゼック社のRRSの結果を表1-1で、自治体のRRSを表1-2で紹介する。

イスラエルでの調査は、電磁場バックグラウンドがIRPAの許容被曝レベル（PEL）を越えるか、数値がPELの五〇％以上あると確認された地域を中心に行われた。測定値の大半は、IRPA基準で定めたPELの五〇％以下だった。しかし送信周波数の電場の基準レベルは約六〇ボルト／mなので、その五〇％の三〇ボルト／mだったとしてもまだ高いだろう。ちなみに、一〇ボルト／mに三分間被曝すると、血中のトロンボキサン（訳注・血管を収縮させる生理活性物質）が増え、アセチルコリン濃度（訳注・主に副交感神経に関わる神経伝達物質）が低下し、一時的なガン遺伝子異常として、ガン遺伝子の発現が始まる（第四章参照）。

一般被曝に関するIRPAガイドライン

IRPAガイドラインには、二つのタイプがある。無線周波数送信機の近くで働く労働者のための職業許容被曝レベル（PEL）と、無線周波数電磁場に二四時間被曝する住民のための一般PELだ。一般PELは、身体全体の被曝（SAR値）が最大で〇・〇八ワット／kg以下になるSAR制限値を目指している。この制限値は、大人も子供も同じだとした生体組織の加熱効果に、五〇分の一の安全余裕（訳注・加熱効果の下限値に五〇の安全係数をかけて、安全余裕としている）を与えたものだ。

表1-3　イスラエルの主な無線周波数測定（ネツェルとハータル1995）

中継局所在地	送信機のタイプ	出力KW	放射レベル 電力密度 mW／㎠	電場 V/m	アンテナからの距離（m）
エルサレム、バイト・ベガン	MW	10		35	210
ヤブネ	MW	200		32	460
アコ、東部	MW	50		20	350
エイラス、ホテル・ディストリクト	MW	10		44	150
ハイファ、ハール・ハカルメル	MW	10	0.5	40	180
エルサレム、エイラス	VHF-TV	300		2	420
テルアビブ、シャロンタワー	UHF-TV	30	0.02		20
テルモンド、ヒレル	MW	1200		32	500
ギバタイン、ハイム駅	VHF-FM	1	0.003	2	80
ハイファ、パーノルド	MW	10		60	300

表1－1、1－3で紹介したヒレル（イスラエル、テルモンド近郊）にあるラジオ中継基地（RRS）からの照射に関して、すぐ側にあるゾラン小学校が、専門家によって調査された。アンテナに近いポラス村の住民は、四〇年間、ヒレル・アンテナからの照射によって被曝を受け、ガン発症率が高いといううわさが流れた。住民の名前と診断されたガンの病名、死亡者の写真、死亡日が新聞で詳しく紹介され、そのうわさをはっきりと裏付けることになった。二〇〇〇年四月六日にゾラン小学校で、ガウスメーターを使ってAM波を測定すると、四〇ボルト／m以上の安定した測定値が検出された。この数値は、七五〇キロヘルツの周波数の許容基準の約五〇％に当たる。しかし、その後に測定したところ、その数値は突然、二八ボルト／mに下がった。おそらく、検査結果を知った放送局の管理者が、密かに出力を変えたのだろう。アンテナの出力を下げろ、というベゼック社に対する住民の主張は、無視されている。住民はヒレルRRS局の管理者に、死亡者を明らかにするよう頼んだ。ゾランの住民を助けるよう頼まれた私の仲間の一人は、学校で

測定されたアンテナ強度が一〇ボルト／m以下に下がるよう、同社を監視するために活動した。

表2は、ＩＲＰＡの一般ＰＥＬだ。公表された放射レベルは、一〇分間でランダムに始まるため六分間で平均されている。安全レベルのためのＡＮＳＩ／ＩＥＥＥ基準（一九九二）は、実質的にＩＲＰＡ一般ＰＥＬと同じものだ。

ハイファのパーノルド政府局近くで観察された放射線

この奇妙な位相電磁現象は、その基部にある窪みで、反射波とアンテナ照射波の振幅が重なり、アンテナの正面位置で影響が現われる。有線の円錐形アンテナは、六〜七デシベルで直進する主ローブ波を持つ指向性アンテナとして働く。採石場のくぼみの正面を延びる街路に沿って、高レベルの強度が検出され、ＩＲＰＡのＰＥＬを越えていた。一カ月後、そのアンテナは全く見当違いの理由によって取り替えられ、照射はＩＲＰＡ・ＰＥＬの七〇％以下に下がった。

最終結論：家や会社の近くにあるアンテナに注意しよう。その強度は、三軸広域帯のガウスメーターを使うと測定できるだろう（訳注・高周波も測定できるガウスメーターかどうか確認してから測定すること）。パーノルド局の近くを除いて、ＲＲＳ局に近い町の住民は、正当な基準を超える電磁放射線に曝されてはいないが、許容基準そのものがあまりにも高すぎる。弱い電磁場でも周波数の『窓』として働き、生体組織を傷つけるだろう。許容基準よりも低い電磁場に長期間被曝しても、化学的、物理的損傷や生理学的要因を増やし、健康に深刻なダメージを与える。もしアンテナの近くに住んでいるか、アンテナの近くに家を

表2　IRPA一般PEL（ネツェルとハータル1995）

周波数 MHz	電場 V/m	磁場 A/m	磁場 μT	電力密度 W/㎠	mW/㎠
0.1-1	87	0.73/f	0.92/f		
1-10	$87/f^{0.5}$	0.73/f	0.92/f		
10-400	27.5	0.073	0.092	2	0.2
400-2000	$1375/f^{0.5}$	$0.0037f^{0.5}$	$0.0046f^{0.5}$	f/200	f/2000
2000-300000	61	0.16	0.20	10	1

買うつもりなら、許容基準以下の照射でも絶対に浴びてはいけない。アンテナの出力は刻々と変化し、気づいていない有害な照射に曝されるかもしれないので、定期的に測定することが大切だ。これらのアンテナの放射線照射に気をつけ、できるだけ遠ざかるようにするべきだ。さらに、放射線のダメージを最小限に抑えるために、抗酸化物質のビタミンやミネラルを摂取すると良いだろう（第一一章参照）。

アマチュア無線愛好家はラジオ周波数に被曝している？

アマチュア無線愛好家は家庭内で放送設備を操作し、世界各地の愛好家と交信している。彼らが送信している間中、無線周波数の強いエネルギーが照射されている。アマチュア無線愛好家は、安全基準を守り、自らの体へのダメージを避けるためにも、アマチュア無線に関わるリスクの全てを知っているべきだ。米国ラジオ中継協会（ARRL）は、あらゆる種類のラジオを安全に送信できるよう、放射線が生体に与える生物学的影響に関する最新情報を会員に提供している。同会スタッフは、この本のためにも資料を提供し、私を勇気づけてくれた。

エド・ハーレーの著書『RF Exposure and You』（一九九八）には、興味深い結果が書かれている。エドはARRL研究所の責任者で、アンテナから放射される電磁波エネルギーが生物学的に結びつく物理的現象を全て説明し、生体組織がどのように傷つくかを解説している。この本を読むことを心からお勧めする。とても明快な方法で誰にでもわかるように、エネルギーの送信を中心に全ての電磁場の結果を紹介している。

心臓ペースメーカーと無線周波数

電磁場へ被曝すると、心臓ペースメーカーが悪い影響をうけるにちがいないという考えが広まっている。ペースメーカーを使うアマチュア無線愛好家は、無線操作によって、自分自身やペースメーカーをしている来客を危険にさらさないかどうか心配しているかもしれない。このような心配と、他の電磁場発生源への不安に応えるため、ペースメーカーの製造会社は、ペースメーカーの電気回路を高い電磁場からシールドできるように設計している。ペースメーカー使用者や、今後入れる予定がある愛好家は、主治医に相談することをお勧めする。医師は、製造会社が提示する技術を紹介してくれるにちがいない。一般的に、商品見本は優秀な情報供給源だ。また、実験室や具体的なモデルを使った現場での研究データも紹介してもらえるだろう。

アマチュア無線局周辺で、最新のペースメーカー（二心室）の機能を実験した研究者がいる。そのペースメーカーの発電器は、心臓で生まれる電気信号を処理して受信する回路があり、心臓を刺激する電気信号も作り出す。この一連の実験では、ペースメーカーを心臓模擬装置に接続し、ＳＳＢ（訳注・単側波帯）とＣＷ（訳注・持続波）を操作する間ずっと、一キロワットの高周波線形増幅器の回路の上に置いた。別の実験では、このシステムを一〜五ワットのハンドヘルド式トランシーバーの近くに置いた。実験対象になったペースメーカーを、三回目のテストで心臓の模擬装置に接触させ、次に九メートル下の地面に起き、

表3-1　アマチュア無線機の近くの典型的な60ヘルツの磁場と家電製品の交流磁場（出典：ＡＲＲＬ無線周波数安全委員会のメンバーによる測定）

電気製品	磁場（mG）	距　離
電気毛布	30～90	表面
電子レンジ	10～100 1～10	表面 12インチ
IBMパソコン	5～10 0～1	モニターの上 15インチ
電気ドリル	500～2000	ハンドル部分
ヘアドライヤー	200～2000	ハンドル部分
HFトランシーバー	10～100 1～5	キャビネットの上 正面から15インチ
1kWの無線周波数増幅器	80～1000 1～25	キャビネットの上 正面から15インチ

さらに三軸の八木式高周波アンテナの正面から五メートルの位置に置いた。これらの実験で、ペースメーカー機能は干渉を受けなかった。干渉の可能性は、これらの観察で完全に排除された。これらの実験は、無線愛好家が常識的な平均範囲で送信する通常の電磁場よりも、もっと強い電磁場に被曝させている。

もちろん、高周波のハンドヘルド式トランシーバーを使うペースメーカーをした愛好家は、アンテナを内蔵したペースメーカー発電器がある側面から、できるだけ離れるべきだ。また、適切な通信のために定められた最低出力の送信機を使い、高出力の高周波送信機用のアンテナは、操作する場所からできるだけ離し、すべての電気設備をきちんとアースすべきだ。

身近な低周波電磁場の測定

ＦＣＣ（連邦通信委員会）は六〇ヘルツの電磁波を規制していないが、電磁波に関する最近のいくつかの研究は、無線周波数よりも低周波に注目している。アマチュア無線の装置は低周波磁場の重大な発生源になるが、一般的な家庭でこの種のエネルギーの発生源は他にもいくつかあるだろう。磁場は、低価格の60‐HI（いくつかのメーカーが作っている測定器）で精密に測定できる。表3‐1はアマチュア無線装置とさまざまな家電製品の特徴的な磁場の強さを示している。これらの磁場は離れると減衰する。「慎重なる回避」として、アマチュア無線機器からだいたい一二〜一八インチ離れよう。一キロワットで電力を供給する無選周波数増幅機からは二四インチ離れるべきだ。

無線周波数電力密度の取り決め

残念ながら、アマチュア無線で発生する無線周波数場の電力密度を決めるのは、低周波磁場の測定ほど単純ではない。測定には、電力密度をきわめて正確に測定するRIという機械が使われるが、s非常に高価で再調整がひんぱんに必要だ。ほとんどの愛好者はこのような器具を入手する方法を知らないし、無線周波数の電力密度を測定するのにふさわしい、手頃な価格の電界強度メーターを持っていない。このテーマは、エド・ハーレーの著書『RF Exposure and Yon』第五章でくわしく説明されている。表3‐2はFCCとEPA（米国環境保護庁）によって測定したサンプルだ。

この表で示したように、良いアンテナはIEEE／ANSIガイドラインに従って、危険ではない場所に置けるよう、居住空間から移動させることができる。しかし、屋内や屋根裏部屋に乗せたアンテナ、移動式アンテナ、指向性（訳注・電波が特定の方向へ放射される）の低いアンテナ配列、居住空間の近くのアンテナ、高出力で使うアンテナなどが居住空間の近くにある場合、アマチュア無線愛好家はとくに気をつけ

表3-2　アマチュア無線アンテナ近くの典型的な無線周波数電磁場の強さ
FCCとEPAの測定値からサンプリング（1990）

アンテナのタイプ	周波数（MHz）	電圧（W）	電場（V/m）	場所
屋根裏の双極子アンテナ	14.15	100	7～100	家庭
屋根裏のジスコンアンテナ	146.5	250	10～27	家庭
半傾斜	21.5	1000	50	基地から1m
7～13フィートの双極子	7.14	120	8～150	地表から1～2m
垂直	3.8	800	180	基地から0.5m
50フィートの5軸の八木式アンテナ	21.2	1000	10～20 14	シャーシで 基地から12m
25フィート3軸の八木式アンテナ	28.5	425	8～12	基地から12m
22～46フィート逆回転電圧	7.23	1400	5～27	アンテナのそば
屋根の垂直面	14.11	140	6～9 35～100	家庭 アンテナチューナーで
自動車のホイップアンテナ	146.5	100	22～75 15～30 90	アンテナから2m 車内 リアシート
20フィート5軸の八木式アンテナ	50.1	500	37～50	アンテナから10m

なくてはいけない、とFCC／EPAの調査は示している。

原則的には、居住空間の近くにあるアンテナを使う前に、無線周波数の電力密度を測るべきだ。もし測定できないなら、表3・3に書かれた安全提言に従って、できるだけ安全に取り付けよう。アンテナの近くで発生しそうな電力密度は、簡単な方程式で計算することができる。しかし、このような計算にはたくさんの落とし穴がある。たとえば、電力密度が心配なほど高い状況というのは、ほとんどがアンテナに近い「近傍場」で発生している。「近傍場」では、アースの相互作用と他の変化要因が絡んで、簡単な計算ではわからない電力密度が発生するからだ。アンテナから離れた「遠方場」になると、簡単な計算でも予測しやすくなる。「近傍場」と「遠方場」の境界は、送信信号波の波長と、アンテナの大きさと形で決まる。

電磁場の強度は急激に増えるが、その範囲は限定されており、専門家が使う機器で測定できるだろう。これらの「ホットスポット」は、シャーシ内の配線や、アンテナの柱や機械のキャビネットなどの金属部品でしばしば発生する。しかし最高の計測装置でさえ、「近傍場」では間違った数値を測定することがある。なかには、厳密な測定や正確なアンテナシステムの予測が必要ない人もいるだろう。しかしアンテナ周辺にある電磁場には注意するべきだ。

私たちの一番大きな不安が、アンテナから出る放射線の放射強度にあるとはいえ、他の潜在的なエネルギー発生源があることも忘れてはいけない。きちんとシールドをしないで操作すると、増幅器から直接、無線周波数放射線に被曝することになる。いくつかの条件が重なると、送信設備は大量のエネルギーを放射する。また、貧弱なマイクロ波有導管の接続部や、間違って組み立てた接続器は、偶発的な放射線の発生源になる。

表3-3　無線周波数認識ガイドライン

これらのガイドラインは、RRRL 無線周波数安全委員会によって作られ、FCC ／ EPA の測定に基づいている。

・被曝させないように、人々から離れたタワーの上にアンテナを配置し、無線周波数放射線が、アンテナから放射される要素を限定していることを確認しよう。1カ所で適切にアースし、送信線からの放射線を排除すること。良い共軸ケーブルを使い、架空裸線路や送信エリアに直接入ってくる先端供給アンテナを使わないこと。 ・ハンドヘルド式トランシーバーを使って、頭からアンテナを離し、通信を持続できる最低出力で交信しよう。マイクを離して使い、通信機をできるだけ離して置くこと。そうすれば無線周波数エネルギーの被曝を減らせるだろう。 ・使用中は、絶対にアンテナへ近づいてはいけない。とくに移動式や地面に置く垂直アンテナは危険だ。車の中で最初に無線周波数場を測定することができる場合以外、ＶＨＦの移動装置を 25 ワット以上で送信するのはやめよう。ＨＦとＶＨＦの指向性アンテナは、1キロワットのレベルで、最低でも 35 フィートは居住空間から離すべきだ。屋内や屋根裏部屋に乗せたアンテナを使うのはできるだけ避けよう。 ・とくにＨＦとＶＨＦは、カバーを外して高出力の増幅器を操作しないこと。 ・ＵＨＦ（極超短波）・ＳＨＦ（センチ波）帯で、マイクロ波の誘導管や供給導波管を限りなく活発にする長さにしてはいけない。また、これらを人に向けてもいけない（もし向けたら、無線周波素放射線の最大許容被爆レベルより高い放射線に、眼を曝すことになる)。絶対に利得（訳注・アンテナの性能を示す電力比）を高くしてはいけない。また、帯域幅の狭いアンテナを人へ向けないこと。また、EME 通信（訳注・月反射通信。VHF 帯以上の電波を月に向けて発射し、月で反射された電波が地上に戻るのを受信する交信方法）を水平方向へ送信する場合、送信機の配置に注意すること。ＥＭＥは 25 万ワット以上の効率放射力を発生させる。 ・無線周波数出力が加わるアンテナの上で作業しないこと。 ・交流電力が入力されている時に、電力供給線や線形増幅器の近くに立ったり、座ったりしないこと。変圧器や電気ファン、そのほかの高レベルの 60 ヘルツ磁場発生源から最低でも 24 インチ以上離れよう。

第二部

汚染環境で暮らすためのアドバイス

第一〇章　電磁波と化学物質を避けるには

化学的・物理的汚染物質の危険性

化学物質の影響をもっとも受けるのは、鋳造工場や金属めっき工場、塗装工場、旧式の印刷所などの工場労働者で、工業地区や交通量が多い道路周辺の住民も汚染されている。鉛汚染は意外なところからも発生する。たとえば室内の塗料や、底に鉛が含まれた古いポット、大砲を装填する際に砲手が吸収する鉛の粉塵などだ。私たちは汚染された空気を呼吸し、汚染された魚を食べている。鉛は子どもたちの身体的・精神的成長を遅らせ、神経や血液の病気を起こす。砲手が大砲を発射すると感じる疲労感や衰弱感は、鉛の毒性とフリーラジカルの増加に原因があると考えられている。

その上私たちは、電磁場にも曝されているが、そのダメージの程度は、電磁場発生源と食事の質で決まる。揚げ物やアメリカ風のジャンクフードは控えるべきだ。カロリーは豊富でも、抗酸化物質のビタミンや必須ミネラルはわずかしか含まれていないからだ。化学物質や電磁波などの汚染物質は、健康を損なうほどのダメージを与え、アレルギーや疲労、不眠、頭痛、機能不全、気分障害、心身症、うつ病、免疫不全、過敏症、感染症を引き起こす。

化学的発ガン物質はガンを発生させ、物理的要因（電磁場や携帯電話、放送アンテナからの電磁波被曝）がガンをさらに増やす。身体を傷つける原因物質を取り除き、電磁波被曝を最小限にすれば、ダメージを減らすことができるだろう。たとえば、コンブやアザミのサプリメントは、体から重金属を取り除く効果がある。

また、汚染物質の存在を自覚し、それに関する知識を持てば、ほとんどの汚染物質を簡単に避けることができる。日常生活で電磁波被曝を避けるには、室内の電気製品など身近な電磁場だけでなく、放送用のアンテナや電力線、変圧器などふだんは意識していない電磁場も避けなくてはいけない。電磁場は、列車の床下にある電動モーターや、電気設備からも発生している。このような電磁場は、停車中の列車の揺れや音、電磁場測定で発見できるだろう。電磁場の強度は距離の二乗で減衰するので、適度に離れれば強度はバックグラウンド以下に減少するが、電磁波過敏症患者にとっては、それでもまだ危険なレベルなので注意が必要だ。

電磁場発生源へ近づくな

「慎重なる回避」（モルガンとナイル一九九〇）とは、環境の中にある危険の特徴と、その重大さを示す言葉だ。モルガン自身は、環境中の危険を重視する人々に反対し、超低周波電磁場のダメージに反論する手引き書を作ったが、彼の主張は結局、証明されなかった。モルガンを支持したハーフマイスター（一九九五）は、ロシア人科学者のサハロフが死ぬ前に言った「もし自分が慎重なる回避をしていれば、こんなに早死にすることはなかっただろう」（一九八八）という言葉に注目していた。サハロフもモルガンも、電磁場被曝によって、体内でフリーラジカルが生まれることを知らなかった。それがわかったのは一九九六年になってからだ。

慎重なる回避の第一歩は、あらゆる電気機器をベッドから遠ざけることだ。とくに電源に接続している電気時計やラジオ付時計、テレビは要注意だ。テレビや電気時計、パソコンのスクリーン、換気設備、エアコン、ヒーター、冷蔵庫、洗濯機、暖房設備、オーブンなどの電気機器は、ベッドサイド以外の壁に、ベッドからできるだけ離して置き、家電製品を使う場合は、被曝量ができるだけ小さくなるように注意するべきだ。一日の中でも長い時間を過ごすベッドやソファは、可動中のヒーターやオーブン、ディスプレイ画面付冷蔵庫、蛍光灯などがない壁に、過剰な被曝を避けられるよう適度に離して置くべきだ。地中埋設管や隠れた電気設備、電話や電線の配電盤にも注意が必要だ。

テレビなどのAV機器はもちろん、全ての電気機器からできるだけ離れたほうがいい。パソコンのスクリーンや周辺機器を使って作業する時は、腕をまっすぐに伸ばした長さだけ離れて座るといい。室内にあるほかのスクリーンの背面や側面からも離れ、室内配線が埋め込まれた壁面や仕切り壁からも離れよう。スクリーンでもっとも危険な部分は背面で、陰極線管のフライバック変圧器から放射線が発生している。オフィスを設計する際は、スクリーンから出る放射線も考慮するべきだ。スクリーンの前で仕事をする場合は、他の電気機器から発生する放射線に気をつけよう。

オフィスで働く妊婦は、とくに注意が必要だ。アメリカ国内で行われた疫学研究と一二カ所のオフィスで行われた調査によって、コンピューターを使って働く妊婦の胎児の奇形率と流産率が高いことがわかった。一般的に妊婦がリスクを受けやすいのは、妊娠八～一五週がピークだが、他の期間も出産が始まるまでは危険性が高い。ただし、胎児の障害や奇形の原因が、コンピューターから発生する電磁場なのか、それとも仕事上のストレスや緊張なのかどうかは、まだわかっていない。

学校でコンピューターの授業をする場合は、コンピューターや周辺機器が生徒に近づきすぎていないか確認するべきだ。スクリーンの背面や側面、正面から発生する放射線に被曝しないよう適度に離れることの重要性と、スクリーンへ不用意に手をつけることの危険性について、子どもも大人もきちんと説明を受けるべきだ。もしスクリーンが一列に配置されているなら、三～四フィート離した机の上に、コンピュータの向きが互い違いになるように置き直そう。

さまざまな放送用送信設備、主にアマチュア無線や屋根に設置されたアンテナ、海上用、航空用、警察用のレーダーなどからも適度に離れるべきだ。これらの送信設備が使われていない時は安全なので、遮蔽物の下に隠れたり、被曝を避けようと苦労する必要はない。

家庭でも電磁場への接触を最小限にし、電気製品から適度に離れるべきだ。例えば、ドリルや掃除機、床磨き機、のこぎり、ミキサー、攪拌器、ジューサー、エアコン、換気装置、ヒーター、ヘアドライヤー、缶開け器、電子レンジ、皿洗い器、洗濯機、電動マッサージ機、メッセージ機能付きバスタブ、ミシン、作動中の電気毛布、電動ベッドなどだ。とくに電気毛布と電気ベッドは、電場と磁場を避けるために、寝る前にスイッチを切るべきだ。

会社や工場では、溶鉱炉や冷暖房装置、精錬所、はんだごてなどの電動モーターで回転する機械や、ハロゲンライト（ケーブルから一二〇～一五〇ミリガウスの超低周波電磁場が発生する）や蛍光灯から離れなくてはいけない。ほとんどの電気設備や電気製品は、スイッチを切っていても電磁場、とくに電場を発生させ続ける。スイッチがオフでも、オンになっている時と同じくらいの電磁場が、実際に測定されている。たとえばACアダプターの近くは、オンでもオフでも一五〇ミリガウスもある。

歩道の上には、ロッカーのような形の金属の箱が置かれているが、これは地中送電線の変圧器で、一七

○ミリガウスの超低周波を発生させる。変圧器は住宅地の電柱にも設置され、頭の高さで約一三ミリガウスの超低周波電磁場を発生させるので、変圧器周辺のアパートに住む住民は、同レベルの電磁場に曝されている。

携帯電話は、送電線や電気製品よりも、数百万倍も高い周波数で電磁波を放射している。携帯電話が、電子レンジのように加熱できるほどの出力でエネルギーを出していたら、脳細胞、視床下部、脳下垂体、眼、耳など感覚器官の細胞は壊れてしまうだろう。送信機の出力は受信状況で決まる。状況が良ければ（携帯電話の画面にアンテナが何本も立っていれば）、最小限の出力で送受信される。携帯用イヤホンマイク「ラドフリー」の新型には、プラスチックチューブで耳に音声を伝えるイヤホンがあり、耳から一七センチメートルの位置には小型マイクがついている。この商品は、耳に届く放射線をほぼゼロにした。イヤホンマイクを使わずに携帯電話を使うのは危険だ。携帯電話を体から離し、その他の電磁場も避けるべきだ。次に、携帯電話の電磁場を慎重に回避するためのヒントをお知らせする。

眼：携帯電話を眼から離すこと。金属製のメガネフレームは、電磁波を二九％増強する。

胸：絶対に、ポケットの中で携帯電話をオンにしてはいけない。また、ワイヤー入りのブラジャーは、電磁波を増強する共振器になる。

睾丸：携帯電話をオンにしたまま、ベルトの正面で下げたり、ポケットに入れたり、大腿に置いてはいけない。携帯電話だけでなく、どんな電気製品も腿に置かないほうがいい。

腎臓と肝臓：オンにした携帯電話を、ベルト（背中側）に下げてはいけない。

妊婦：オンにした携帯電話を、体のどんな部分にも近づけてはいけない。

ペースメーカー・医療機器・ナビゲーター機器：オンにした携帯電話を近づけてはいけない。電話はペースメーカーの動きを妨害する（ウィルケら一九九六、アルタムーラら一九九七）。

また、アースは家の中で非常に高い電磁場を作り出す。私は、わが家の居間と寝室で六～七ミリガウスの電磁場を測定した。ガウスメーターで追跡すると、発生源は水道管のアースで四〇～五〇ミリガウスもの高い電磁場が検出された。素人がしたアースや下手なアースは危険で、トラブルの原因になる。アースの具合がおかしい場合や、室内の電磁場バックグラウンドが高い場合は、問題が起きる前に専門家を呼んだほうがいい。アースを直せば、高い電磁場が生まれることはないだろう。

化学的汚染物質を避ける方法

化学的汚染を完全に避けることはできないが、その大半を排除することはできる。窓を閉じた家や車など、汚染物質から離れてできるだけ閉鎖した空間に閉じこもればいいのだが、現実問題として、密室に居続けるのは難しい。しかし、アルギン酸塩（訳注・海草に豊富に含まれる成分）を含んだコンブのサプリメントを摂取すると、ストロンチウムやカドミウムなど、ほとんどの重金属を血液や骨から取り除くことができる。このサプリメントは、骨からストロンチウム（放射性物質）の八〇％を取り除き、おそらく他の非放射性重金属イオンも除去する。肝細胞は毒物を溶かして体から尿として排出するが、その過程でフリーラジカルが生まれ、肝細胞そのものを傷つける。しかし、ビタミンCを摂取すれば、ラジカルを減らし、鉛などの重金属や他の汚染物質を排出する肝細胞の活性を高めることができる。重金属は、血液成分や神経系、腎臓を傷つけ、免疫系を抑制するので、体から出したほうがいい。ブランケンシップ（一九九七は、鉛で汚染されたラットがビタミンCを摂取したおかげで死ななかったと発表し、ビジュら（一九九八）は、鉛に傷つけられた赤血球を作る能力が、ビタミンCの作用によって、三日以内という速さで、完全に回復することを明らかにした。この作用は、ボランティアの被験者によって立証され、毎日ビタミンCを一〇〇〇ミリグラム摂取（適切な服用量）した被験者は、血液の鉛濃度が八〇％も低下した（不明一九九七）。

そのため、ビタミンC摂取は健康な人にもお薦めだ。腎臓結石の怖れがない人や、痛風に罹っていない人は、少なくても一〇〇〇ミリグラムのビタミンCを一日二回摂取するといい。ローズヒップ（訳注・バラ科植物の実）やアセロラのサプリメントをいつも用意し、五〇〇ミリグラムを一日四回摂取すること。さらにマルチビタミンも飲むと、一般的に必要なビタミンとミネラルを補給できるのだが、それでも抗酸化物質の成分は少なすぎる。とくに喫煙者は抗酸化サプリメントが必要で、タバコを吸わない人よりも摂取量を増やさなくてはいけない。一般的に必要な抗酸化物質は、ビタミンC、E、A（ただしAはカロチンとして、ブランケンシップ一九九七）、濃縮したゲノール（ブドウ種子エキス）、カルシウム、マグネシウムだ。さらにコエンザイムQ10（ブルーデら一九九七）、やセレンなどの微量ミネラルも摂るべきだ。セレンは、カドミウムやゲルマニウム、バナディウムなどの毒性重金属を効率よく排出してくれる（オグンジャノビックら一九九五）。また、ビタミンB群も必要だ。B群は抗酸化物質ではないが、他のビタミンの効果を上げる。栄養が不足しがちなベジタリアンには、とくに必要だ。

私たちは普段、野菜や果物から抗酸化物質のビタミンやミネラルを摂取しているが、その量はあまりにも少ないので、サプリメントが必要だ。たとえビタミンを過剰に摂取しても、尿に排出されるので心配はない。体に入った医薬品（肝細胞によって化学的汚染物質として認識される）やアルコール、ジャンクフードにたっぷりと含まれている酸化した脂肪を効率よく処理するには、マリアアザミ（訳注・キク科植物。別名ミルクシスル）のサプリメントがお薦めだ。抗酸化物質が含まれているので、汚染物質を処理し、有害ウイルス（とくに肝炎ウイルス）や有害細菌を攻撃する肝細胞の活性を高めてくれる。このサプリメントに含まれる成分は、肥満細胞の膜組織を安定させ、肥満細胞から排出されるヒスタミンを抑制するので、アレルギーや炎症反応を弱めることができる。バンデョウファディアイら（一九八二）は、野菜に付着しているせいで、野菜と一緒に食べてしまう殺虫剤（ディルドリンなど）を、ビタミンCを飲めば体から排出できることを発見した。

次に、汚染物質を処理するために役立つアドバイスをいくつかご紹介しよう。

タバコの煙や火：肺でフリーラジカルを作る酸化物や、発ガン性のある化学物質が含まれている。気管の粘膜を傷つける酸化物や、フリーラジカルが多いので命に関わる事もある。煙が体内に解けた後も、二〇分ほどフリーラジカルを作り続けるので、できるだけ吸い込まないように発生源の風上に立ち、徹底的に避けるべきだ。煙を吸った後は、抗酸化物質の摂取量を増やして、ダメージをすぐに回復させよう。タバコには依存性があるので、喫煙者の中には、タバコをやめられない人もいる。抗酸化物質の摂取量を増やすと、肺や気道の上皮で生まれるラジカルの大半を減らしてくれるので、喫煙者はビタミンAをカロチンとして一日に二万五〇〇〇ＩＵ（国際単位）、ビタミンCを四〇〇〇ミリグラム（五〇〇ミリグラムを一日八回、ただし痛風患者と、腎臓結石ができやすい人を除く）、ビタミンEを八〇〇ＩＵ（四〇〇ＩＵを一日二回）、そして、五〇ミリグラム中に全てのビタミンB群が含まれたB50タブレットを摂取するとよい。

また、交通機関や工場の煤煙に含まれた汚染物質も避けなくてはいけない。市街地を運転する時はいつも窓を閉め、冷暖房をしていなくても、車内の空気を循環させなさい。マフラーから発生する窒素酸化物や硫黄酸化物、過剰な一酸化炭素、炭化水素、鉛などの重金属、毒物やブレーキペダルから発生するアスベストの粉塵などの汚染物質は、意識すれば避けることができる。一酸化炭素は、車が信号待ちをしている間など、アイドリングをしている時に排出量が増える。オートマチック車やエンジンが整備不良の場合、エンジンブレーキをかけている場合に発生しやすい。また、ドライバーが一斉にアクセルを踏み込む青信号でも発生する。運転していると、汚染物質を大量に発生させる産業地区や工場、発電所を通ることもある（第二章参照）ので、市街地では車の窓を常に閉めておくべきだ。

市街地に住宅や職場があるなら、いつも窓を閉め、交通渋滞が少ない時か、スモッグが濃くなる前の早朝か深夜、または風が吹いている時だけ開けるようにしよう。風がなくて天気の良い日は、高濃度のオゾンが発生する。オゾンがあってもほとんど気がつかないか、いい匂いとして感じるだろう。しかし毒性が強く、高齢者や心臓疾患がある人にとっては有害だ。

室内のオゾンも危険だ。蛍光管、日焼け用ランプ、手術室や実験室の殺菌消毒用紫外線ランプ、公共空間などで特殊効果として使われる紫外線ランプから、オゾンは発生している。また、コピー機、スキャナー、ファックス、プリンターなど、内部に蛍光管がある機械からもオゾンは生まれる。これらの機械がある部屋は十分に換気しなくてはいけない。オゾンの匂いがしたら、換気が不足している証拠だ。ちなみに、紫外線は見るだけでも有害で、普通の蛍光管からも発生している。

歩行者と自転車やバイクのライダー：化学的汚染物質や物理的汚染物質、紫外線、ほこり、マフラーからの排気ガスを避けるのは難しい。しかし、意識して避ければ、化学物質や電磁場発生源からの曝露を大幅に減らすことができる。交通量が多いところはできるだけ避けて歩き、市街地では車の排気ガスが多い信号から離れているべきだ。電力線や変圧器の下、電気設備の側を通ったり、立ち止まったりしないこと。風が吹いている時は、化学的汚染物質はかなり少なくなる。天気の良い日はサングラスと帽子が必需品で、紫外線を避けるために長袖の服を着るともっといい。積極的な防護策として、サプリメントを十分に摂取するのもいい方法だ。おすすめは、主に抗酸化物質のビタミン（A、C、EとB群）とミネラルと、有害物質の排出能力が高いコンブやアザミのサプリメントだ（第一一章参照）。

閉鎖的な地下駐車場、ガレージ、バスステーション：このような閉鎖的な空間では、一酸化炭素が多く、命に関わる場合もあるので、こういう場所で働くなら細心の注意が必要だ。一酸化炭素は、すでにもっている呼吸器や心臓の病気をいっそう悪化させる。車のマフラーから排出された酸化物（窒素と硫黄）を吸い込むと、フリーラジカルが生まれ、気分の悪さや疲労感、経験したことのない突発性の頭痛、呼吸困難、窒息感が起きるので、こういう場所にはできるだけいないほうがいい。動いているエンジンからも電磁波が出ているので、電気設備がある場合と同じように離れているべきだ。こういう場所はたいてい電波の受信状態が悪いので、どうしても必要な携帯電話は車の外でしなさい。駐車場から出るのに時間がかかる場合は、車の窓を閉めること。曝露に備えて、サプリメントを用意しておくといい。

揮発性化学物質、染料、漂白剤など：一般的に使われている有機溶剤や燃料、塗料、洗剤、消毒剤、電気メッキ、殺虫剤、消毒剤などの化学物質にも注意が必要だ。塗料は乾いても有害で、中毒になる可能性があるので、家庭で塗装したり、塗料をスプレーするのは危険だ。殺虫剤を散布するのも非常に危ない。これらの化学物質を吸い込むと肺でフリーラジカルが生まれるので、必ず安全マスクをつけてから使用しなさい。食品加工工場や煙が多い工場、パン屋、レストランはもちろん、キャンプファイヤーをする際も、これらの物質に関する安全対策を訓練するべきだ。これらの汚染は、窒素や硫黄などの酸化物によるダメージを悪化させ、同じような症状を起こす。積極的な防護策として、抗酸化物質のビタミンやミネラル、コンブやアザミのサプリメントを摂るべきだ。

緊張、ストレス、不安、悲嘆：このような状態が長い間続くと、身体的な病気に罹り、時には不治の病になることもある。活動的でエネルギッシュな生活が、神経的な疾患や心臓病、脳溢血などの苦しみに変わるのだ。緊張やストレスは、過剰なフリーラジカルを刻々と生み続け、体の障害と老化を促進する。個人的な事情や健康問題、ストレスの多い新しい立場、重い責任、身近な人を亡くした悲しみによって、大勢の人が緊張とストレスに苦しんでいる。

過剰なフリーラジカルを減らすために、抗酸化物質や補助的なサプリメント、ハーブを摂取する積極的な防護を行い、ストレス状態をすぐに改善するべきだ。まず、サプリメントを使って治療する医師やセラピスト、精神科医に、早く相談しなさい。精神的・感情的・身体的な苦悩の連鎖は、適切なサプリメントで緩和され、機能が回復するだろう。体の危機管理システムは、身体的な緊張と感情的な緊張を区別できず、同じものとして反応する。ヨガのようなリラックスするための方法を、専門家に習うのもいいだろう。抗酸化物質はストレスの影響を減らして免疫力を回復させるので、感染症やガンになりにくくなり、アテローム性動脈硬化の進行が遅くなり、DNAの損傷を終わらせる。すでに何らかの病気を抱えている人も、体調を回復させられるだろう。ストレスが多い場合も、専門家があなたのために選んだサプリメントとハーブの組合せで、症状を改善できるにちがいない（ハーブは第五章参照）。

ビタミンやミネラルの不足：足りているかどうかを確認するのは簡単だし、不足しているようなら簡単に改善できる。歯茎から時々出血するなら、ビタミンCなどのビタミンが不足しているにちがいない。なかなか治らない真菌感染症やけが、風邪、下痢、インフルエンザ、咽頭痛、疲労感に悩んでいたり、医薬品を飲んだり、過酷なダイエットに挑戦したりすると、じきにビタミンやミネラルが不足して免疫系が抑制される。これらの症状に気づいたら、できるだけ早くに医師に相談して治療しなさい。

水泳プール：水中のバクテリアを増やさないために塩素が使われている。水中の塩素から出るガスは眼に有害で、吸い込むと気管支や肺でフリーラジカルが発生する。唯一の防護策は、抗酸化物質を摂取することだ。

汚染された食品と水から身を守る：これは生きている間中ずっと続く仕事だ。塩素を取り除くために水を煮沸しよう。ミネラルウォーターを飲むのが一番いい。飲料水をきれいにするために、台所の蛇口にフィルターをつける方法もある。毒性化合物や水中の微生物をどれくらい除去できるのか、フィルターの性能を確認しておこう。アスパルテーム（訳注・人工甘味料。催奇形性があり、動物実験で脳腫瘍の発生、白血球減少などが報告されている）の入った飲物を飲んだら、ソーダ水を飲んだ方がいいだろう。この甘味料は害がないと考えられているが、私は安全性を疑っている。

野菜や果物は、殺虫剤などの農薬を取り除くためによく洗いなさい。食品添加物やシリコンなどの安定剤、染料、香料（肉用香料のMSGを含む）などの食品添加物は、絶対に避けなさい。高脂肪の乳製品を避け、脂肪分一・五〜二％のヨーグルトや、プレーンタイプのホワイトチーズを食べなさい。マルタ熱などの熱病を起こすブルセラ菌、人間やウシ属の動物に結核を起こすマイコバクテリア菌、炎症を起こし抗生物質が効かないブドウ球菌などの毒性バクテリアや微生物に汚染されているかもしれないので、自家製の乳製品は避けたほうがいい。サルモネラ菌やブドウ球菌が原因で起きる食品汚染は、レストランのサラダバーや、結婚式場、マヨネーズ和えの卵サラダなどが入った仕出し料理で発生しており、客が吐いてから、初めて汚染が明らかになる。また、道ばたの屋台から野菜を買うのはやめよう。おそらく、腸炎や下痢を引き起こすサルモネラ菌や赤痢菌などのバクテリアに汚染されている。ゴキブリや人糞、ネズミの糞など「生物的な汚染」も考えられる。体内でフリーラジカルを作るので、揚げ物は絶対に食べないこと。なお、下痢になったら、次の方法で症状を軽くできる。

① 医師に抗生物質か腸の動きを遅らせる薬品を処方してもらう。
② 米やココアなど、腸の動きを遅らせる食品を食べる。
③ 結腸にはびこる悪性バクテリアと戦うために、免疫力を高めるサプリメントを飲む。
④ 結腸からバクテリアの大半を排出するために浣腸をし、結腸をすすぐ。すぐに下痢が止まり、ガスによる不快感や腹痛が軽くなるだろう。浣腸は、他の方法よりも効果的だ。正常な体の機能を回復し、免疫系と神経系の機能を高め、抗酸化物質を蓄積するので、抗酸化物質や他のサプリメントを吸収しやすくなるだろう。

不要な薬品摂取を止め、インターネットでの購入を避けよう

あらゆる医薬品は、体の細胞に毒性汚染物質と見なされる。そのため医薬品は中和され、溶かされ、汗や尿の中にすぐに排出される。このような排出処理が行われている間、大量のフリーラジカルが形成され

続ける。不必要な投薬は避けたほうが賢明だ。薬物療法で治療することはできず、痛みや頭痛、血圧、高コレステロールレベル、アレルギーなどの症状を抑えるだけだ。むしろ、フリーラジカル生成物の過剰な増加や副作用によって、慢性的な病気になるほど体が傷つくだろう。

最近、アメリカの消費者報告は、インターネット通販で医薬品を簡単に購入する危険性について警告した（不明二〇〇一）。この報告書では、無許可のオンライン薬局のサイトで薬品を注文する時、どんなことが起きるかを説明している。適切な医学的アドバイスを受けずに、医薬品を購入するのはとても簡単なようだ。これらのサイトは、オンライン上の「診察」を行い、病歴を把握するために問診票に答えさせる合法的なオンライン薬局と同じように見える。しかし、このような問診票の判断は、法律で制限された範囲を無視し、基本的な質問事項を尋ねず、血液検査も必要ない。誰に何を売るかだけが重視されているのだ。注文できる薬品には、サイゼン（低身長症を治療するために使う人間の成長ホルモン）、メリディア（体重を減らすシブトラミン）、フォスマックス（骨粗鬆症を治療するアレンドロネイト）ジスロマクス（耳の感染症を治療する抗生物質、アジスロマイシン）、プロザック（脅迫性障害やうつ病を治療するフルオキセン）、ジバン（喫煙やめるために使うブプロピオン）などがあるが、これらの薬品は、副作用があることで有名で、不完全な健康状態や病気をもたらす。もしも通販で購入したこれらの医薬品を実際に飲んだら、ひどい障害が起きたり、深刻な病気につながるだろう。しかし、医薬品を飲まなければいけなくなったり、インターネットで医薬品を買うのが好きなら、適切なサイトで購入したほうがいい。その際は、医師と相談して薬を処方するよう強く要求するべきだ。さもないと、来るべきトラブルに備えるはめになる（訳注・日本では薬局に医師はいないので、薬剤師に相談することになるが、何らかの症状があったら、まず主治医に相談することをお薦めする）。

第一一章　汚染物質を克服する食事療法

ほとんどの加工食品には、ビタミン、ミネラル、食物繊維がほんの少ししか含まれていない。おまけに、加工食品には、染料、安定剤、香料、化学調味料、防腐剤が加えられ、私たちは毎日のようにこれらの化学物質を食べている（第二章参照）。野菜や果物は、長い間保存していてもおいしそうで新鮮に見えるが、たとえ冷蔵庫で保存したとしても、保存期間中にビタミンを失ってしまう。肉や魚を加熱・加工すると、発ガン性物質の複素環式芳香族アミン（ＨＡＡ）や多環式芳香族炭化水素（ＰＡＨ）が発生する。また、揚げ物や西洋風の食事には、体重を増やし、過剰なフリーラジカルを作る酸化した油が大量に含まれている。

いざという時のために、スポーツクラブでの運動と健康保険が役にたつ、とほとんどの人が思っている。しかし正しい食習慣と、ビタミンや必須ミネラルのサプリメントの摂取によって、老化をかなり遅らせることができる。身体的な運動は二の次にして、ほどほどに行うべきだ。現代社会にあふれる汚染物質とストレスの中で、数百年万前に完成した私たちの消化システムがきちんと機能するように助けてやる必要がある。肝細胞は、これらの汚染物質を直ちに処理しなければならない化学的汚染物質と見なす。処理後、これらの毒は尿や汗の中に排出されるが、分解する過程でより多くのフリーラジカルが発生する。

健康を支える消化器官

消化器官は、絶え間なく水や電解質（イオン、塩）、栄養を供給する。重要な栄養の構成要素を血液に吸収し、排泄物を体から出す。食べた食物は、最初に口の中で細かく砕かれ、消化に必要な酵素と電解質が腸の中に送られる。酵素によって基礎的な構成要素に分解された食物は、腸壁から血液に吸収され、消化しきれなかった食物は肛門を通って排泄される。血液の流れは、代謝するために栄養素を直接、肝臓へ運ぶ。このシステムは神経とホルモンによって管理されている。

空腹感や満腹感を起こす消化管の動きや部分的な活動、酵素やホルモンの分泌と吸収は、神経系や内分泌、免疫系によって、消費されたり過剰に作られたりする生化学物質に刺激、調節、管理されている。私たちの健康状態や発育、代謝の活性は、ビタミンやミネラル、食物から生命維持に必要な成分を吸収する消化管の活性度で決まる。また、健康状態や体全体のシステムの機能を保ち、ガン形成を抑制するために、排泄物を正常に処理することはとても大切だ。

現代的な生活が引き起こす消化器トラブル

私たちの身体的活動は祖先である類人猿よりずっと少ないが、体のシステムや生理機能はほとんど変わっていない。生き抜くために闘ったり走ったりできるよう、大昔と同じように大量のエネルギーをいつでも生産できる。現代では、エネルギーの需要は原始時代より少なくなったが、ストレスやいらだち、憂鬱、悲嘆、経済上の不安などが過剰なフリーラジカルを生んでいる。これらのフリーラジカルを減らすには、抗酸化物質が大量に必要な一方、食欲はジャングルでの生活と変わっていない。

現代的な生活は緊張状態を引き起こす。そのため、長期間の内臓のけいれんや、消化器官の一部に激しい痛みが起き、下行結腸への酸素供給が減少し、脾臓湾曲部の血管へ血液が流れにくくなる。それは、腸管の内側の粘膜から外側へ向かう壊死や、局部的浮腫、出血につながる。腸壁に傷がつくと、バクテリアに分解された排泄物が形成する化合物のせいで、さらに傷が増えるだろう。腸壁が弱っていると、消化物や体液を吸収できず、部分的に免疫反応が低下する。

大腸が正常な状態でも、大腸の粘膜や筋肉を刺激して炎症を起こすアミンやインドールなどの化合物が、細菌によって作られる。消化作用が妨げられると、そのような毒性の化合物がさらにたくさん作られて、腸壁に吸収され、血流やリンパに入り込み、体全体にダメージを与える。ダメージを受けた大腸の粘膜は、選択的浸透性を失い、免疫系の影響を受け、バクテリア細胞やその産生物を吸収し、必要な栄養素が吸収できなくなり、時には、慢性的な炎症を起こす可能性もある。このような炎症は潰瘍を起こすことがあり、下痢や不規則な消化につながり、体液やイオン、ビタミンを失う原因になる。体液の中のナトリウムイオン、カリウムイオン、カルシウムイオンのイオンバランスは変化し、神経や心臓などの機能は弱くなる。ダメージを受けた腸壁は、回復しても傷跡が永久に残り、吸収力が悪くなり、神経系や免疫系などと連携しなくなる。急性の障害として、体液を失って脱水症状を起こすこともある。何時間もパソコンのスクリーンの前に座りっぱなしで、脱水状態に気がつかないと、脱水症状を起こしやすい。やがて、脳や心臓、腎臓や神経にもダメージが発生するだろう。

野菜（食物繊維を含む）や水分を豊富に摂る食事によって、消化器官は適切に調節され管理されている。消化器官に負担をかけすぎた場合は、浣腸をすれば、余分なカロリーや毒物、発ガン性の物質、大腸壁に密着した頑固なアレルゲンなどを排出でき、症状を和らげることができるだろう。

抗酸化物質とサプリメントの摂取量

酸化物質と日常のストレスは確実に増え続けている。必要なサプリメントを摂取するには、アメリカ推奨日常支給量（RDA）の数値では低すぎるようだ。抗酸化物質の効果は、実験的にテストされてきた。ジロドンら（一九九七）は、二年間に八一人の高齢者に、二重盲検法（訳注・試験薬か偽薬かを被験者にも薬効判定者にも知らせずに行う最も信頼性が高い薬効評価法）を使って、フリーラジカルから身を守るためにRDAが薦めている服用量よりも多い抗酸化物質を与えた。結果は「効果あり」だったが、期待していたレベルに達したのは六カ月後だった。表1の服用量は、ポウリング（一九八六）やロウゼンベルグ、フェルツマン（一九七四）が普通の健康状態にある人に薦める量より、慎重を期して低く設定した。「備考」は、病気や体調不良に悩んでいる人や、サプリメントに個人的な調整が必要な人を対象にした注意書きだ。例えば、ポウリングは一日当たり一五グラムのビタミンCを薦めているが、この量は腎臓結石や痛風の傾向がある人には、安全ではないように思える。ビタミンCやビタミンB群のように水溶性のサプリメントは毎日摂取するべきだが、油溶性のビタミンA、E、Kは蓄積しやすいので、一日おきに取った方がいい。

健康状態を改善する食事療法

私が提案したいのは、大豆と野菜をベースにしたシンプルな食習慣だ。炭水化物（米、パン、ジャガイモなど）を減らすと、食欲を抑えることができる。豆類はタンパク質が豊富で炭水化物が少なく、野菜は食物繊維が豊富だ。ストレスを抑えるとブドウ糖のレベルを低く保つことができて食欲が減るので、無理なダイエットと違って、この食習慣を何年も続けることができるだろう。さらに、タンパク質やサポニン（訳注・植物に含まれる配糖体。免疫力を回復させる効果がある）、有益なアルカロイド（訳注・植物に含まれる有機化合物。強い薬理作用と毒性がある）を含む成分は、血液中のブドウ糖やコレステロール、脂質を減らす。抗酸化物質を増やすサプリメントやビタミン、ミネラルなども毎日の食事メニューに加えるべきだ。

揚げ物はできるだけ控えよう。コレステロールを豊富に含んでいる肉、鶏、二枚貝、カキも避けるべきだ。エビやイカ、タコ、魚など魚介類は食べた方がいい。これらの魚介類を焼く時は、フォイルで包むといいだろう。米はできるだけ減らし、一日に一度、なるべく夕食時に食べるようにする。アメリカ風シリアル（訳注・コーンフレークなどの穀物食品）や、その他の炭水化物も控えるべきだ。主なタンパク質供給源として、大豆を食べよう。豆、もやし、豆乳、豆乳アイスクリームなど、どのような形で食べてもいい。大豆はタンパク質が豊富で、その成分は動物性タンパク質に近い。エンドウマメ、インゲンマメなどの豆類をタンパク質供給源として食べよう。コロハマメ、アルファルファ（ムラサキウマゴヤシ）、大豆などのもやしを発芽させ家庭で育てるのもいい。オリーブ油や紅花油で和えた、レタス、トマト、キュウリなどの野菜や胡椒、旬のパセリやニンニクも食べよう。食事中は、ミネラルウォーターやソーダ水をたくさん飲むようにしよう。三度の食事の最後に、緑茶を飲むのもいい。日本酒や他のアルコール飲料は、摂取量を少しずつ減らすか、なるべく控えるようにしよう。たとえ食欲をそそる色が着いていたとしても、甘くて口当たりの軽い飲物は控えたほうが無難だ。ごちそうとしてたまには、ココアの変わりに大豆チョコを飲んでみてはどうだろう。

個人的な好みのためのヒント

インゲンマメ、エンドウマメ、大豆など豆科穀物には、タンパク質や食物繊維、コレステロールの血中レベルを低くするサポニンが豊富に含まれている。インゲンマメは太った人の血中脂質レベルを下げ(パスツァイら一九九八)、どんな調理法でもおいしく食べられる。豆をよく茹でて鞘をむき、スープや調理した野菜に混ぜるとよい。コロハマメは血中のブドウ糖やコレステロールのレベルを下げる。アルカロイドやサポニンなどの有効成分は、水に浸して潰すとおいしくないので、もやしにして食べた方がいい。アルファルファはタンパク質、葉緑素、サポニンが豊富で、ミネラルやビタミンなど抗酸化物質を供給する。摂取すると、アテローム性動脈硬化病変部を減らすことができるだろう。アルファルファの中にあるビタミンKが、血液凝固を改善するからだ。ただし、アミノ酸の一種で、赤血球や白血球、血小板の数を減らすL-カナバニンを含んでいるので、大量に食べてはいけない。これらのアミノ酸の大半は、自己免疫疾患である全身性紅斑性狼瘡(SLE、訳注・皮膚、神経、腎臓などの多臓器が侵される全身性炎症疾患)の患者にとって危険だ。アミノ酸が病状を悪化させる怖れがある。アルファルファで発見されたサポニンは、赤血球を溶かし、貧血を起こさせる。

体にいいコロハマメやアルファルファなどのもやしは、家庭でも育てられる。もやしを育てるには、豆を一晩水に浸し、二度洗いして水を捨て、冷蔵庫に保存する。低温状態でひょろ長く根を伸ばし始めたら、数日間放っておく。それらがもやしになったら器に並べ、濡れた布で覆って窓の近くに置き、いつも湿っているようにする。コロハマメのもやしを料理する際は、苦みと表面の匂いを取るためにしっかりと洗おう。もやしは新鮮な野菜サラダやヒヨコマメのサラダ、スープ、調理された野菜に和えるといい。加熱するとビタミンがほとんど失われ、フリーラジカルをより多く発生させる原因になるので、新鮮な野菜は生のまま調理したほうがいいだろう。サラダにつきもののパセリはおいしいだけでなく、利尿作用や血圧低下、尿路の炎症を治療する効果がある。

私がとくに薦めたいのは茶で、なかでもカフェインを含まない中国緑茶が好ましい。中国緑茶は抗酸化物質であるポリフェノールを大量に含んでいるので（カチャールとムクタハ一九九七）、抗突然変異性や抗発ガン性がある。茶の成分が胃や肺、食道、十二指腸、膵臓、肝臓、乳腺、大腸のガンを抑制することが動物実験で証明されている。茶を飲めば、皮膚ガンの原因になる紫外線から身を守ることができるだろう。エピカテキン（訳注・ポリフェノールの一種で、茶に豊富に含まれる）が引き出すポリフェノールには発ガンを抑制する効果がある。そのなかで最も重要で大半を占めている活性物質は、エピカテキン-3-没食子酸塩だ。紫外線を浴びると、リポキシナーゼ（訳注・肝細胞の膜にある酵素）などガンに関わる酵素が活性化するが、茶の成分はこれらの酵素を抑制する。茶のポリフェノールは、グルタチオンペルオキシターゼ、カタラーゼ、キノン還元酵素、グルタチオン-S-転移酵素（訳注・これらの酵素は、生体組織を傷つける活性酸素と結びついて無害な物質に変化させる）などの細胞内抗酸化物質を増やし、脂質の酸化を抑制する。ポリフェノールは、免疫系に抗酸化物質の蓄積量を増やすので、目の炎症をはじめ、さまざまな炎症を治療する。そのため、ポリフェノールはガン抑制物質として、あらゆる場面で有効性があると考えられる。

サプリメントの摂取量は、変更できない要因（遺伝、年齢、過去の病気やけが、喫煙するかどうかなど）と、変更できる要因（健康状態、妊娠などの身体の状態、精神状態、専門的職業、行動、病気、化学物質への曝露、電磁波への被曝、アルコールやコーヒーの摂取など）によって決まる。喫煙者や消防士は、煙の吸入によって発生するフリーラジカルを補うために、一般的な量よりも多くビタミンCを摂らなくてはいけない。アルコールを飲む人は、フリーラジカルの生成を抑え、ビタミンやミネラルの吸収不足を補うために抗酸化物質を摂る必要がある。

コンピューターやレーダーのスクリーン、電気工学機器などを日常的に長時間見る人は、より多くの抗酸化物質が必要だ。とくに視力は抗酸化物質（グルタチオン、ビタミンA）の影響を受けやすい。日常的に強い刺激を受けたり、激しく体を動かしたり、加圧された酸素を呼吸するような専門的職業に就いている人は、過剰なフリーラジカルが体内で生まれている。このような専門的職業とは、宇宙線に曝される旅客機のパイロットや、ドライバー、外科医、運動選手、株式仲買人、レースドライバー、警察官、そして犯罪者だ。テストを受ける時の特別な興奮、妊娠や出産の後、けがの回復期や病気などの特別な健康状態や、オフィスでのプレッシャー、法的・経済的問題に直面した時のストレス、家族の健康問題、親しい人の死、毎日ダウンタウンを運転するなどのストレスに曝されているなら、抗酸化物質の摂取量を増やすべきだ。このような状態が続くと、呼吸や心拍数が増加し、ブドウ糖レベルが上昇する。そのためより多くのフリーラジカルが作られるので、抗酸化物質の摂取量を増やす必要がある。

激しく筋肉を使った後は、呼吸が激しくなり、筋肉に乳酸が形成され、大量のフリーラジカルが一時的に発生する。処理しきれない過剰なフリーラジカルは、まず神経、とくに脳を傷つけ、さらに免疫系にもダメージを与える。その際、ビタミンA、C、Eの量を増やすと、ラジカルによって起きた機能損傷を回復できるだろう。その効果は、疲労や頭痛の消滅、アテローム性動脈硬化の遅延、関節炎の改善などで実感できるに違いない。

交代制の勤務時間で働く人は、生体時計と矛盾した変則的な時間で活動するため、メラトニンの分泌が妨げられ、摂食障害、疲労などが起こる。このような場合は、仕事の状況に応じて、抗酸化物質の必要量を見直すべきだ。不規則な勤務時間は、警察官や旅客機のパイロットなど、職業的な精神的緊張状態にも影響を与える。とくにパイロットは、人命に関わる重責と、予期しない失敗や事故を未然に防ぐプレッシャーにさらされ、緊張状態は飛行中もずっと続く。そこで、適量のサプリメントが必要になる。この場合、メラトニンは複雑な役割を果たす。メラトニンは、不眠症や疲労に関わる脳内ホルモンとして知られているが、フリーラジカルの優秀なスカベンジャー（訳注・活性酸素を無害化する物質）でもある。メラトニンが不足すると、大量のフリーラジカルが処理されないまま体内に残されてしまう。宇宙線に長期間被爆することで発生するフリーラジカルもダメージの原因になり、老化に伴う病気、とくに神経とガンの病気を増やす。ダメージは蓄積され、元に戻ることはない。もしもアテローム性動脈硬化が進行すると、高血糖や高血圧によって心臓病が発生し、血管障害を起こし、やがて心臓発作につながるだろう。体への血液供給が減少すると、神経的病気やガンなど老化に伴う病気を促進させ、目の網膜の老化を早めることもある。

しかし、正しい食事とサプリメントを摂れば、病気の発生を何年間も抑制し遅らせることができる。そのため、航空機乗組員に必要な栄養は乗客とは違う。ビタミンと食物繊維を含んだ新鮮な野菜をベースに、タンパク質と食物繊維、サポニンを含んだ調理された野菜、充分なタンパク質が含まれた大豆と大豆製品を食べ、イナゴマメをベースにしたデザートが添えられることだろう。このような食事を摂って、飛行中でも家庭でも、抗酸化物質を増やすビタミンやミネラルを補給しなさい（表1参照）。なお、メニュー調整は、医療関係者によって管理されるべきだ。

体内で抗酸化物質が不足しているかどうかを確認するのは簡単だ。たびたび喉が痛んだり、インフルエンザの症状が繰り返し起こる場合や、肛門のかゆみがなかなか治らず、分泌物が出る場合、水虫や慢性の膣真菌に悩まされている場合は、免疫系が抑制されていることを示している。これは、過剰なフリーラジカルが存在し、抗酸化物質のビタミンやミネラルが不足していることが原因だろう。もし、一種類のビタミンが不足すると、さらにビタミンA、B群、Eを中心に他のビタミンも不足する。長時間続く出血は、ビタミンK不足を示している。医師は、高濃度のフリーラジカルが関わる高血糖が真菌性の炎症に影響している、と考えるだろう。ある種の身体の状態は、抗酸化物質の不足を示している。たとえば、消化不良や下痢、喫煙、アルコールやカフェインの摂取、薬物使用は、腸の吸収力を低下させ、ビタミンやミネラルをすぐに不足させる。とくにベジタリアンは胃腸の問題を抱えがちで、喫煙者はビタミンB_{12}が不足している。新鮮な野菜を食べないと不足状態はもっと悪化するが、抗酸化物質のサプリメント摂取量を増やせば不足分を補うことができる。健康状態に合わせて抗酸化物質サプリメントを増やす場合は、医師によってきちんと管理されるべきだ。水溶性のビタミンは蓄積せず、余分なビタミンは尿と一緒に排出されるが、ミネラルの必要量はごくわずかなので、多く摂りすぎると有害になる（表1参照）。また、油性のビタミンA、D、E、Kは、脂肪に蓄積しやすいので注意が必要だ。

ビタミンC不足は、柑橘系の果物（オレンジ、グレープフルーツ、レモンなど）を食べたりジュースを飲んだりするだけでは補えない。ビタミンC含有量はオレンジ一個につき五〇ミリグラム以下で、グアバでも

表1　サプリメントの１日摂取量

分量はミリグラム（mg）かマイクログラム（μg）、国際単位（IU）で示されている。

	サプリメント	化合物	RDA基準		単位	1日摂取量	備考
			女性	男性			
ビタミン類	ビタミンA	レチノール	4000	5000	IU	25000	カロチンとして1日おきに摂取
	ビタミンB1	チアミン	1.0	1.4	mg	50	大半がアルコールで消費される
	ビタミンB2	リボフラビン	1.2	1.6	mg	50	過敏症以外で、腎臓病でない人に
	ビタミンB3	ナイアシンアミド	13	18	mg	300	過敏症以外で、肝臓病や潰瘍のない人
	ビタミンB5	パントテン酸	4-7	4-7	mg	200	大人に良い。手術からの回復期
	ビタミンB6	ピリドキシン	2.2	2.2	mg	50	喫煙や薬物摂取で、吸収が抑制される
	ビタミンB9	葉酸	400	400	μg	400	酵母、ヒヨコマメ、大豆、ヒラマメに含有。飲酒や薬物使用によって不足する
	ビタミンB12	シアノコバラミン	3	3	μg	200	ベジタリアンに不足。ミエリンに必要
	ビタミンB15	パンガム酸	–	–	mg	50	安定性、神経性の障害。アルコールやコーヒーを飲む人、下剤常用者に必要
	ビタミンC	アスコルビン酸	60	60	mg	1000-5000	腎臓結石と痛風がある過敏症患者を除く。喫煙者は5000、健康な人は2000以上
	ビタミンD	カルシフェール	400	400	IU	600	骨粗鬆症予防のため。過敏症を除く
	ビタミンE	トコフェロール	8	10	IU	800	抗凝血薬と一緒に摂取しないこと。アレルギーがある場合も同様
	ビタミンH	ビオチン	–	–	mg	300	抗生物質で抑制される消化管のバクテリアによって形成される
	ビタミンK	メナジオン又はフィナトジオン	–	–	μg	100	体内で作られる。キャベツ、カリフラワー大豆、ほうれん草に含まれる
ミネラル類	亜鉛		15	15	mg	15	潰瘍患者を除く。貧血に過剰服用
	鉄	グルコン酸鉄	18	18	mg	25	医師に相談
	クロム	クロム、ピコリン	200	200	μg	200	イーストやカリフラワー、ブドウに含まれる

ミネラル類	マグネシウム		400	400	mg	400	玄米、アボガド、ほうれん草、豆類に含まれる
	マンガン		2.5 ～ 5	2.5 ～ 5	mg	5	アボガド、ぬか、小麦、オーツ麦に含まれる
	カルシウム	クエン酸カルシウム	800	800	mg	1000	女性は 65 増量、65 から 1500 まで
	セレン		50	200	μg	200	エイズ患者は医師の指示に従って 400 増
その他	イノシトール	イノシトール ニコチン	–	–	mg	500	カフェイン摂取で不足。コーヒー飲用者に必要
	L グルタチオン		–	–	mg	500	1 日おきに摂取。グルタチオンの生成物
	ビタミン P	ビオフラボノイド	–	–	μg	100	黒ブドウ、柑橘類、カリフラワー、胡椒などに含まれる
	コリン		–	–	mg	100	栄養状態が良い健康な人には必要ない
	PABA		–	–	mg	100	腸内細菌の成長を改善
	コエンザイム Q 10		–	–	mg	60	食物からエネルギーを取り出すのに必要
	乳酸菌	バクテリア培養	–	–		1 カプセル	ヨーグルトで代用
	パンの酵母	酵母培養	–	–		数グラム	ビタミン B とクロムを供給する
	昆布	海草	–	–		1 錠	金属とその同位元素を骨から排出する
	小麦麦芽	錠剤	–	–		任意	ビタミン E と生命維持に必要な酵素を含む
	カモジグサ	ジュース	–	–		任意	抗酸化物質と生命維持に必要な酵素を含む
	ふすま	錠剤	–	–		任意	コレステロールと胆汁塩を低下させる
	ミクロピリン	低容量のアスピリン	–	–	mg	75	血小板凝集抑制

1) すべての B 群のビタミンが 1 錠の中に入っている B-100 サプリメントか、B-100 に入っている全ての要素を含む B-50 を 2 錠、または 50 マイクログラム摂取する。各ビタミン B の 1 日摂取量を飲んでもいい。

2) 麦芽油に含まれるビタミン E は、電磁場や電離放射線、紫外線や他の理由で傷ついた頭皮や顔など体のどんな部分の皮膚にも塗ることができる。フリーラジカルによるダメージを最小限にし、傷ついた皮膚が早く回復するのを助けるだろう。この油はゆっくり吸収され、皮膚に長い間留まる。

二〇〇ミリグラムしかないので、必要量を供給することはできない。もしもオレンジを一〇個食べるとどうなるだろう。せいぜい、胃もたれに五〇〇ミリグラムのビタミンCが加わるのが関の山だ。砂糖が多かったり、濃縮されたりしたジュースに含まれているビタミンはわずかしかない。それに比べると、ローズヒップ（バラ科植物の実）のサプリメントは、ビタミンCを一五〇〇ミリグラムも増やしてくれるし、錠剤なら一錠につき五〇〇ミリグラムも含まれている。子どもにはビタミンCシロップが良いだろう。これらのサプリメントは、あらゆる需要をすぐに補ってくれる。こうして見ると、食物に含まれるミネラルとビタミンはほとんど無く、サプリメントだけに効果があるように思えてくるかもしれない。

しかし、ミネラルのなかには余分に摂りすぎると危険なものがある。ミネラルは糖蜜やナッツ、ビール（アルコールを含まない物が望ましい）、新鮮な酵母菌（ビタミンB群とミネラルの優れた供給源）などの自然な供給源から摂取し、消費されるべきだ。多くのミネラル・サプリメントは、表1にあるように、ヨードや、銅、ゲルマニウム、バナジウム、モリブデン、フッ素、リンなどを含んでいない。これらの補足的なミネラルは、糖蜜など自然な供給源で補うといいだろう。

アスピリン（アセチルサリチル酸）は、血小板の凝集を抑制するために小量の服用が薦められている。服用量が多いと消化性潰瘍を引き起こすことがある。副作用が予想されるので、医師に相談してから服用するべきだ。ハーブの抽出物（第五章参照）は家庭でも用意できる。自分の健康状態にあったハーブを見つけるために、ハーブの専門家に相談しよう。サプリメントを摂取してアレルギーなど何らかの副作用が現われたら、摂取を中止して主治医に相談しなさい。

サプリメントの摂取量は人によって違う?

体調が変化した場合も、サプリメントが役に立つ。ストレスやプレッシャー、精神的なショックを受けたら、ビタミンCを一日当たり一〇〇〇～二〇〇〇ミリグラム増やすといい。咽頭痛やインフルエンザに似た症状を感じたら、同じようにビタミンCを飲むと、症状を早く終わらせたり、軽くすることができる。下痢になったら、サプリメントを一日おきか、もっと長い間隔で摂取できるようになるまで、抗酸化ビタミンやミネラルの服用量を増やす。感染症を治せないなど免疫系が抑制されている場合は、数種類の抗酸化物質の摂取量を増やすべきだ。抗酸化物質はお互いに補い合うだけでなく、私たちが気づかない相乗効果があるからだ。大事な試験を受ける前や、旅客機に乗るパイロット、他人の心労を引き受ける臨床心理士などの職業についている人は、抗酸化物質の需要が増えるタイミングを予測できる。補足的なサプリメントを摂るなら、医薬品の摂取など、さまざまな要因を慎重に検討するべきだ。

薬とサプリメントの関係

肝細胞はあらゆる化学物質(医薬品も含む)をすぐに排出する。体内で化学物質が増えると、より多くのラジカルが形成され、過剰なフリーラジカルのダメージとして副作用が現われる。このとき、肝細胞と免疫系細胞は最初に抑制されるが、皮肉なことに、汚染物質や侵入した微生物、形成されつつあるガン細胞、化学療法や放射線治療によって与えられたダメージと戦うために、この二つの細胞の力がいっそう必要になる。肝臓が作るグルタチオンペルオキシターゼとグルタチオンは、ラジカルの優秀なスカベンジャーだ。加齢とともに減少(とくに六〇歳以上)するが、サプリメントで摂取できる。さらに、食物には少ししか含まれていないセレンを摂ると、抗酸化酵素、ＳＯＤ（超酸化物質不均化酵素）を活性化できる。グルタチオンの二つの分子は、アスコルビン酸（ビタミンＣ）の分子を一つ減らし、トコフェロール（ビタミンＥ）の分子として再利用する。もし肝細胞が汚染物質を処理できなかったり、日常的に薬を飲んでいたりすると、化学的汚染物質の体内濃度が許容量を超えるのでダメージを受ける。化学療法薬が致死量に達すると、弱った患者は死んでしまうだろう。薬を飲む人は皆、肝臓がそれを排出できなくなる危険性がある。酸化脂肪が多い揚げ物やジャンクフードから栄養をとる人や喫煙者、アルコールやコーヒーを飲む人、薬物常用者など、ほとんどの人々が同じリスクを抱えている。

医薬品はビタミン類の吸収力を減らしてしまう。便秘なのにパラフィン油が処方されると、古いコルステロールは薬効を弱め、油性ビタミン（Ａ、Ｄ、Ｅ、Ｋ）と脂肪酸の吸収を減らし、ホルモン剤と経口避妊薬は、ビタミンＡ、Ｃ、Ｅ、Ｂ群の吸収を減らしてしまう。抗潰瘍薬は胃の酸性度を減らし（ｐＨ値上昇）、ビタミンB_9、B_{12}とカルシウムイオン、鉄イオン、亜鉛イオンなどのミネラルの吸収を減らす。小麦のふすまなどの不溶性の食物繊維の消化は、コルステロールを下げ、カルシウムイオンの吸収を極端に低下させ、痙攣を治療するために処方されるバルビタールという薬品は、ビタミンB_9とＣの吸収を減らす。コルチコステロイド（訳注・ぜん息や花粉症を治療するために処方される薬剤）を摂取すると、体からビタミンＣやクロムイオン、カルシウムイオン、カリウムイオン、亜鉛イオンなどのミネラルをより多く排出させる上に、ビタミンＤの吸収が妨げられる。クロムイオンが失われる（主にアミノ酸の欠乏によって）部位では、細胞が少量のブドウ糖しか受け入れられず、血中のブドウ糖濃度（血糖）が上昇し、血中脂質が増える。血中脂質は酸化され、アテローム性動脈硬化を増加させる。なかには新陳代謝を妨げる薬剤もある。

また、抗生物質は、ビタミンを形成し、発病の原因となるバクテリアと真菌を抑制する結腸の常在細菌を破壊する。常在細菌が無くなると、腸や膣、皮膚に真菌感染が現われる。新しい抗コレステロール薬は、コレステロールを増やすＨＭＧ‐ＣｏＡ‐還元酵素を抑制する。しかし、この酵素には、抗酸化酵素の中で活性化するコエンザイムＱ10を合成する働きもある。化学療法薬のアドリマイシンは心臓の筋肉を傷つけるが、コエンザイムＱ10を摂取すれば、心臓の筋肉へのダメージを減らすことができるだろう。治療で薬剤を使った場合は、抗酸化物質の量を増やすために、ビタミンＢ群やミネラルを摂取するといい。薬剤の副作用を最小限に抑えてくれるだろう。

「慎重なる回避」の重要性

電磁波環境研究所　荻野晃也

二〇〇二年五月、東京で「電磁波問題国際フォーラム」が開催されました。ガウスネットを中心とした運営委員会が主催したのですが、世界的に有名なニール・チェリー博士（ニュージランド）を初めとして外国から四人の方々がおいでになり、二日間にわたって熱心な討論が持たれました。病気のチェリー博士の車椅子をいつも押しておられる白髪の「やさしいおじさん」といった風情の小柄な先生が、イスラエルからおいでになったザミール・シャリタ博士だったのです。

シャリタ博士はそのフォーラムで「化学汚染と電磁波による遺伝子損傷」という講演をされ、現代生活におけるストレスによって、心臓病、ガン、脳卒中などの老化に伴う疾患が増加することを、フリーラジカルの発生を中心に説明され、その原因の一つとしての電磁波の危険性を分かりやすく話されたのです。さらに体内の色々なメカニズムが電磁波被曝で遺伝子損傷の原因となる理由などを、専門分野である酵素や免疫系の働きと関連させながら巧みに話されたのでした。

私も電磁波被曝による体内の反応現象として、ホルモンやカルシウムのことを話すことがあるのですが、博士の講演は、最近の病気の特徴や頭痛のメカニズムなどを生体内反応から説明され、私の知らないお話も多くとても面白い内容でした。フォーラムの後、御一緒に食事をしたのですが、博士は「ベジタリアン」なのだそうで、申し訳ない気持ちで肉料理を食べたことを思い出します。

シャリタ博士は、一九六二年にヘブル大学（イスラエル）を卒業後、テルアビブ大学で医療微生物学で修士号を、一九七六年にはワイズマン科学研究所で博士号を取得された、医学・微生物学を専門とする研究者で、今は電磁場と化学物質の有害性に関するコンサルタント、作家、科学評論家として世界中で活躍されている先生なのです。

フォーラムで講演されたチェリー博士は、携帯電話タワー建設に反対されている九州ネットワークの方々のために長文の「意見書」をお書きになった直後に、お亡くなりになられました。その訃報を悲しい思いで聞いた頃のことでした。北海道のＶＯＣ－電磁波対策研究会の加藤やすこさんから「シャリタさんの本を訳している」との連絡があったのです。最新の分子レベルでの研究や電磁波過敏症などのことを良く知っておられるシャリタ博士の著作がイスラエルで出版されて評判になっているらしいので、それをベースにした最新情報版を「日本の人々のために、書いて頂いている」とのことでした。電磁波過敏症で悩む人々と一緒に、北海道で幅広く活躍されている加藤さんが、このシャリタさんの本を訳そうと決心されたことに感激して、私も監修の一人としての大役を引き受けたのでした。

電磁波の影響研究は、人間、動物、細胞などを対象に行われるのですが、何を調べるかによって色々な手法が駆使されます。ガンや頭痛や反応時間を調べるといった疫学研究もあれば、脳波や脳内ホルモンや酵素などの変化をしらべるという生理的調査などが行われることになります。この本では、生理的変化や遺伝子損傷、それに続く「発ガン」などを、ラジカル発生の過酸化問題を中心に書かれていて、最新の研究結果を総ざらいするようにしながら、電磁波影響を展開しておられます。活性酸素や一酸化窒素などのラジカルは、今まさに大問題になっているテーマなのですが、この分野の専門家であるシャリタ博士の詳しいことには感心するばかりです。私の知らない酵素が続々と出て来るのに圧倒されるのですが、それだけ電磁波影響は複雑に作用するのだと思います。また、悪影響を低減する方法として、ビタミンの摂取などの具体例をも書いておられますので、化学物質過敏症や電磁波過敏症に悩む人々にも役立つことでしょう。シャリタ博士は「慎重なる回避」の重要性を繰り返し主張されています。「慎重なる回避」と「予防原則」をこの日本に広げるためにも、この本の翻訳を喜びたいと思います。

深刻な電磁波汚染と健康影響

でむら小児クリニック院長　出村　守

電気のない、コンピューターのない、携帯電話のない昔の生活に、逆戻りすることはできないだろう。私たちの周りには電気製品があふれているが、便利で安全だと思っている電気製品からも有害な電磁波が発生している。

イスラエルの医療微生物学者、ザミール・シャリタ博士が書かれた本書では、電磁波には健康被害を起こしている可能性があり、それを示す明らかな科学的根拠が多数あることを紹介している。電磁波が生体に照射されると、どのように組織へ作用して、ガン化やアレルギーなどを発症させているかを明確かつ詳細に説明している。

それを説明するためにシャリタ博士は、現代の最新の医学生理学分野での野外調査や疫学、実験室レベルでの科学的論文を大量に調べ、それらを引用して述べておられる。どの種類の電磁波がどこから、どの程度に発生して我々に曝露し、どのように生体内に影響しているのかを説明するだけでなく、どのように電磁波へ対応して共存していけるか、その多くの情報がこの本にはある。

化学物質や電磁波が蔓延する現代社会では、これからも電磁波過敏症や化学物質過敏症の患者が増えてくるだろう。この本は、一般の方々の啓蒙に役立つばかりでなく、電磁波に関連したアレルギー患者さんを診察・治療する医師や看護師や医療従事者（医療現場は、電磁波の発生源に満ちあふれている）にも、多くの情報を与えてくれるものと確信する。特に、第六章に掲載されている電磁波過敏症の診断基準は、国際的にも使用されているもので、診断をする際に非常に参考になるにちがいない。

また、治療面では、電磁波に対抗するために、活性酸素に代表されるフリーラジカルを掃除する抗酸化性のある各種ビタミンやミネラルの投与の重要性が訴えられている。環境ホルモンであるＤＤＴやＰＣＢ、ダイオキシン類などの有害化学物質や、ヒ素や水銀などの重金属体内汚染（我々の体内には、すでにかなりの量と種類の化学物質が蓄積している）が、電磁波との相乗効果でフリーラジカルを体内で発生されている点も興味深い。これは、化学物質過敏症の患者さんが、電磁波過敏症にもなり得る可能性を示している。個人的には、イギリスのモンロー医師が化学物質過敏症の治療法の一つである誘発中和療法を電磁波過敏症の患者さんの治療に取り入れているのが印象的であった。

私は、アメリカのダラスにある環境医学研究所で、化学物質過敏症の世界的な権威であるレイ博士のもとで、化学物質の有害性や、化学物質過敏症の治療法などを学んできた。八年前から開業医として、多数のアレルギー患者や化学物質過敏症患者を治療しているが、化学物質過敏症の患者さんが年々増加していることに、環境汚染の深刻さと安全な環境で暮らすことがいかに難しいかを実感している。医学的な面の監修者として、この本の制作に関わらせていただいたことは、望外の幸せだ。この本によって多くの人々が健康を保ち、電磁波や化学物質に苦しめられている患者さん達が一日も早く回復されることを祈ってやまない。

最後に、化学物質過敏症と電磁波過敏症を併発しながらも、極めて高度な専門用語に満ちている英文を翻訳した訳者の加藤やすこさんと、お忙しい中、無理を言って医学的監修を分担していただいた、光中央病院小児科の山手智夫先生に敬意と感謝を表したい。

解題　汚染された環境で生き抜くために

訳者　加藤やすこ

携帯電話が普及し、いたる所で携帯電話のアンテナが見られるようになりました。しかしその一方で、微量の電磁波に反応して頭痛やどうきなどの症状が起きる「電磁波過敏症」の患者が増えています。電磁波過敏症は、ワックスや殺虫剤など身の回りにあるさまざまな化学物質に反応する化学物質過敏症との併発率が八〇％と高く、大勢の患者が生活環境の中にある電磁波と化学物質の両方に苦しめられています。しかし、化学物質や電磁波の影響を受けているのは、過敏症患者だけではありません。現代社会に生きている全ての人がその影響を受け、気がつかないうちにダメージを蓄積しているのです。本書では、電磁波と化学物質汚染のリスクと、その回避方法を紹介しています。

著者のザミール・P・シャリタ博士はイスラエルの医療微生物学者で、電磁場と化学物質の有害性に関するコンサルタントや作家、科学編集者としても活躍されています。約三〇年にわたって医療調査、バイオテクノロジー、遺伝子工学を研究し、二〇〇二年にはイスラエルや日本の国会の委員会で、携帯電話のリスクを訴えました。

大勢の人が深刻な化学物質に汚染されている上に電磁波にも被曝し、ストレスが大量に生まれる緊張状態で生活していますが、シャリタ博士はそのような生活に潜む危険性を警告しています。電磁波の問題は、化学物質に比べるとあまり注目されていませんが、「電磁波バックグラウンドは一〇〇年前より二億倍も高くなった」そうです。私たちは、人類が経験したことのない電磁波環境で生きていることになります。

化学物質汚染と電磁波汚染が結びつくと、いったいどんな影響が現われるのでしょうか。まず、生体組織に深刻なダメージを加えるフリーラジカルが生まれ、やがて関節炎や心臓、腎臓、肝臓、血管系、神経系、免疫系の疾患、糖尿病、ガンなど老化に伴う病気を増やします。このような病気は、大きな苦痛をもたらすだけでなく、早すぎる死を迎えることにもつながります。

残念ながら、環境汚染物質やストレスが引き起こす損傷に、ほとんどの人が気づいていません。しかし、フリーラジカルを減らしてダメージを最小限に留め、ストレスから体を守ることは簡単にできます。シャリタ博士は本の中で、汚染物質の存在を知って慎重に回避することと、健康的な食事と抗酸化物質のビタミンやミネラルなどのサプリメントを摂取することを薦めています。抗酸化物質の種類やその働き、免疫系を助けるハーブ、健康を維持するのに必要な栄養素や食生活のアドバイスをしているほか、電磁波や化学物質のリスクと回避方法についても触れています。これらの対策は、すでに何らかの病気を発症している方だけでなく、健康な状態を維持したい方にも参考になることでしょう。

訳者としてこの本がとくに、電磁波と化学物質の過敏症に苦しんでおられる患者さんのお役に立つよう願ってやみません。

参考文献

第１章　環境汚染物質が病気を増やす？

Anonymous.: NRPB Statement on Restricitions to EMF exposure.

Anonymous.: NCRP Epidemiology review, in Handbook of Biological Effects of Electromagnetic Fields,ed. Polk & Postow, 2nd Edition. Pub CRC Press, Florida. 1996. ISBN 0849306418

Becker, R.: Cross Currents, Tacher 1990（USA）and Bloomsbury Press1992（London）

Brügermann H.: Bioresonance and Multiresonance Therapy Vol1, Pub. Haug Verlag GmbH ,1992（German）and 1993（English）, ISBN2 8043 40104.

Davidson J.: Subtle Energy, p103, C.W.Daniel Co.,1987-1993,ISBN 0852071841

Doll R. et al: ELF Electromagnetic fields and the risk of cancer. NRPB Chilton, Didcot, Oxton OX11 ORQ2001.ISBN 0-8951-456-0

Holland WW.: Advances in epidemiology and disease prevention.

Kurzweil R.; The Age of Intelligent Machines. MIT Press, Cambridge MA. 1990.

Kurzweil R.; The Age of Spiritual Machines. MIT Press, Cambridge MA. 1990.

Luette et al.: J. Geophys.

Polk & Postow.: 2nd Edition. Pub CRCPress,Florida.1996. ISBN0849306418

Philips A.: Mobile Phone Adverse Health Concerns, Powerwatch,1996

Philips A et al.: Living with Electricity.1997. ISBN 095245035

Smith & Best.: Electromagnetic Man, Dent. 1991.

Steiner R.: Lectures 9&10
Steiner R.: Lectures March 1911, in An Occult Physiology（R.Steiner Publishing Co. 1951）

第二章　身近にある環境汚染物質

健康を損なう汚染物質

Aberg G. et al.: Man, nutrition and mobility: a comparison of teeth and bone from medieval era and the present from Pb and Sr isotopes.
Adonaylo VN Oteiza PI: Pb2+promotes lipid oxidation and alterations in membrane physical properties
Al-Saleh I. et al.: Residue levels of organochlorinated insecticides in breast milk : A preliminary report from Al-kharj, Saudi Arabia.
Anderson HR. et al.: Air pollution and daily mortality in London
Anonymous.: Department of the Environment. Expert panel of air quality standars
Anonymous.: Committe of the Environmental and Occupational Health Assembly
Anonymous.: US Environmental Protection Agency. National Air Quality and Emissions
Anonymous.: J. Am. Coll. Nutr.
Beier RC.Natural pesticides and bioactive components in foods
Ben-David B.: Report of air pollution in Haifa district.
Blankenship LJ. et al. Induction of apoptotic cell death by particulate lead chromate : differential effects of vitaminC and E on genotoxity and survival.
Carel, RS, et al. Annual activities of a regional occupational health service
Chu NF. et al:Risk factors for high blood lead levels among the general population in Taiwan.
Davies RJ. et al.: Why is allergy increasing ? – environmental factors.
Dockery DW., et al. An association between air pollution and mortality in six US cities.
Foulke, JE.: Fresh look at food preservatives. http://www.medaccess.com/consumer rep/HC0045.htm.1997
Garcia-Repetto, R. Repetto, M.: HCH and DDT residues in drinking water from south of Spain, 1991.
Gordon D. et al.: Incidence of cancers of the brain, the lymphatic tissues, and of leukemia, and the use of pesticides among Quebec's rural farm

population
Hamilton A. Hardy H.: Industrial Toxicology. Publishing Sciencers Group. Littleton, MA1974.
Hansen H.: The content of nitrate and protein in lettuce grown under different conditions
Hardell L. et al.: Case-control study on risk factors for testicular cancer
Jahn, F. et al.: Contamination of breast milk with organochlorine compounds in comparison with cow's milk and selected milk products in the federal districts.
Kinney PK. et al.: Daily mortality and air pollution in Los Angeles : an update
Kinney, PK. Ozkaynak, H:Association of daily mortality and air pollution in Los Angeles county
Knize MG et al.: Food heating and the formation of heterocyclic aromatic amine and polycyclic aromatic hydrocarbon mutagens/carcinogens.
Koren HS et al:Ozone-induced inflammation in the lower airways of human subjects.
Lachocki TM et al.: Persistant free radicals in the smoke of common household materials : Bilogical and clinicalimplimlicationn.
Latinwo LM. et al.: Comparative studies of in vivo genotoxic effects of cadmium chloride in rat brain, kidney and liver cells
Littlefield NA Hass BS: Damage to DNA by cadmium or nickel in the presence of ascorbate
Luria M. et al.: The formation of O_3 over Israel, a growing concern and a potential international issue.
Ma X Zheng R.: The free radicals and nickel carcinogenesis.
Monheit, BM. Luke, BG.: Pesticides in breast milk - a public health perspective
Morrison,HI et al: Herbicides and cancer
Olsen. J. Sabroe, S.: A case-referent study of neuropsychiatric disorders among workers exposed to solvents in the Danish wood and furniture industry
Patra Rc et al.: Effects of cadmium on lipid peroxides and superoxide dismutase in hepatic, renal, and testicular tissue of rats
Peleg M. et al.: Ozone levels in central Israel
Prescott GJ.et al:Urban pollution and cardiopulmonary ill health
Ramakrishnan S.et al.:Smoking of beedies and cataract: cadmium and vitamin C in the lens and blood
Ratner D. et al.: Adverse effects of monosodium glutamate

Schottenfeld, RS Cullen MR:Organic affective illness associated with lead intoxication.
Sigg M, et al.: Enhanced neoplastic transformation in an inhomogeneous radiation field: an effect of the presence of heavily damaged cells.
Velsor LW, Postlethwait EM.: NO_2-induced generation of extracellular reactive oxygen is mediated by epithelial lining layer antioxidants
Victorin, K.: Review of the genotoxicity of ozone
Westin, JB: Carcinogens in Israeli Milk: A Study in Regulatory Failure.
la Vecchia C et al.: Occupation and the risk of bladder cancer
Westin, JB: Carcinogens in Israeli Milk: A Study in Regulatory Failure
Westin, JB: Ingestion of carcinogenic N-nitrosamines by infants and children
Weiner, P. et al.: Ozone and its toxic effects.
Weyandt TB et al.: Semen analysis of military personnel associated with military duty assignments
Zakarya D. et al. : QSARs for toxicity of DDT-type analogs using neural network.

放射線とシールド

Anonymous, Questions and answers about electric and magnetic fields（EMFs）. United States Environmental Protection Agency（EPA）, Radiation and indoor air radiation studies division
Clairmont, B., et. Al: .Handbook of Shielding Principles for Power Systems Magnetic Fields- Vol.1. Basic Magnitic Field Principles.
Feychting, M. Ahlbom. A.: Magnetic Fields and Cancer in People Residing near Swedish High Voltage Power Lines
Lechter, GS., Electromagnetic fields
Lee, J. et al.: Electrical and Biological Effects of Transmission Lines : A review, Electric and Magnetic Fields.
Malyapa et al: Detection of DNA damage by the alkaline comet assay after exposure to low-dose gamma radiation.
Nicholas JS. et al: Cosmic radiation and magnetic field exposure to airline flight crews
Oksanen PJ: Estimated individual annual cosmic radiation doses for flight crews
Zwingmann IH et al: Oxidative DNA damage and cytogenetic effects in flight engineers exposed to cosmic radiation.

電磁場の測定記録

Anonymous. IEEE Magnetic Field Task Force of the AC Fields Working Group of the Corona Field Effects Subcommittee of the

Transmission and Distribution Committee. A Protocol for Spot Measurements of Residential Power Frequency Magnetic Fields

Anonymous.: National EMF Measurement Protocol Group. Power Frequency Magnetic Fields : A protocol for Conducting Spot Measurements in Residential Settings, 1994.

Yost, MG., et al.: California Protocol for Measuring 60 Hz Magnetic Fields in Residences

体細胞内の電気

Alberts B. et al.: Molecular Biology of the Cell (2nd edition) Galtand publ, Inc. NY.1989

Becker RO. Selden, G.: The Body Electric Electromagnetism and the Foundation of life. W. Morrow&Co.NY.1985

Becker, RO.: Cross Currents. Bloomsbury, London.1991

Black. J.: Electrical Stimulation: Its role in growth. repair and remodelling of the musculoskeletal system.Praeger,NY.1991.

Borgens, RB. et al.: Electrical Fields in Vertebrate Repair. Alan R Liss Inc., NY.1989.

Charman, RA.: Part 2 Cellular Conception and emission of electromagnetic signals

Charman, RA. Part 3. Bioelectrical potentials and tissue currents.

Charman, RA.: Part 4: Strain generated potentials in bone and connective tissue

Charman, RA.: Part 7: Environmental currents and fields man made

Guyton AC.: Human Physiology and Mechanisms of Disease

Heusser K. et al.: Influence of an alternating 3 Hz magnetic field with an induction of 0.1 millitesla on chosen parameters of the human occipital EEG.

Kert, I. Rose, L.:Medical Laser Therapy:Low level laser therapy.

Nordenstrom, BEW.: Biologically Closed Circuits: Clinical experimental and theoretical evidence for an additional circulation

O'Connor, ME, et al (eds) .: Emerging Electromagnetic Medicine

Prato FS, et al.: Extremely low frequency magnetic fields can either increase or decrease analgaesia in the land snail depending on field and light conditions

Sastre, A. et al.: Residential Magnetic Field Transients: How Do Their Induced Teansmembrane Voltage Compare to Thermal Noise ?

Wiesenfield, K Moss F: Stochastic Resonance and the benefits of noise: from ice ages to crayfish and SQUIDS.

安全基準と電磁場のガイドライン

Anonymous.: International Commission on Radiation Protection: Recommendations. Report 60, NY, Pergamon Press, 1991

Anonymous.: Restriction on human exposures to static and time varying EM fields and radiation.

Anonymous.: ACGIH（American Conference of Governmental Industrial Hygienists）. 1994-1995. Threshold Limit Values for Chemical Substances and Physical Agents and Biological Exposure Indices. Cincinnati.1994

Anonymous.: Electro-Magnetic Health Effects Committee. "Regulatory Issues," Health Effects Of Exposuve to Powerline-Frequency Electric and Magnetic Fields. Public Utility Commission of Texas, Austin, Tex.1992

Anonymous.: IRPA/INIRC（International Nonionizing Radiation Committee of the International Radiation Protection Association）. "Interim Guidelines on Limits of Exposure to 50/60-Hz Electric and Magnetic Fields

Anonymous.: SWEDAC（Swedish Board for Technical Assistance）. User's Handbook for Evaluating Visual Display Units

Anonymous.: TCO（Tjänstemännens Central Organisation, Swedish Confederation of Professional Employees）. Screen Facts. Stockholm, TCO information Center, Chicago. 1994

Anonymous.: Ionizing radiation: sources and biological effects: United Nations Committee on the Effects of Atomic Radiation 1982（UNSCEAR 82）report to the General Assembly, with annexes

Duchene, AS. et al: IRPA guidelines on protection against non-ionizing radiation. Pergamon Press, NY, 1991

Jammet, HP. et al: Interim guidelines on limits of exposure to 50/60 Hz electric and magnetic fields.

Maddock, BJ. "Exposure Limits Around the World," Electric and Magnetic Fields in the Workplace Proceedings

Petersen, RC.: Radiofrequency/microwave protection guides

Repacholi, MH. et al: Guidelines on limits of exposure to static magnetic fields

電磁場とリスク

Anonymous: Questions and answers about EMF. Electric and magnetic fields associated with the use of electric power. National Institute of Environmental Health Sciences, and US Department of Energy, 1995.

Brocklehurst, B. McLauchlan, KA.: Free radical mechanism for the effects of environmental electromagnetic fields on biological systems

Cohen, BS. Electric utility activities in relation to electromagnetic fields. IEEE International Conference on Electromagnetic radiation, it's

effects on humans and the environment
Frey, A.:On the Nature of Electromagnetic Field Interaction with Biological Systems
Furse CM Gandhi OP.: Calculation of electric fields and currents induced in a millimeter-resolution human model at 60 Hz using the FDTD method
Kamedula M. Kamedula T.: Combined biological effect of electromagnetic fields and chemical substances.
King RW.: Fields and currents in the organ of the human body when exposed to power lines and VLF transmitters
Lee PC et al.: High fat sucrose（HFS） and junk food （JF） diet induced pancreatic and small intestinal changes in rat.
McBride, D.: The health effects of electromagnetic fields. IEE International Conference of Electromagnetic radiatiion, it's effect on humans and the environment
Omura, Y. et al.: Chronic or intractable medical problems associated with prolonged exposure to unsuspected harmful environmental electric, magnetic or electro-magnetic fields radiating in the bedroom or workplace and their exacerbation by intake of harmful light and heavy metals from common sources.
Pool R. Electromagnetic fields: The biological evidence .
Rea, W. J., et al. 1991."Electromagnetic Field Sensitivity.
Savitz, DA. Overview of epidemiologic research on electric and magnetic fields and cancer.
Szmigielski S, et al.: Accelerated development of spontaneous and benzopyrene-induced skin cancer in mice exposed to 2450-MHz microwave radiation.
Tabrah, FL. Batkin MD.: Electromagnetic fields: Biological and clinical aspects.

化学的、物理的環境汚染物質によるフリーラジカルの生成

Bendich A.: Physiological role of antioxidants in the immune system.
Boczkowski J et al.: Peroxynitrite-mediated mitochondrial dysfunction.
Bordiushkov et al.: Structural-functional changes in lymphocyte and erythrocyte membranes after exposure to alternating magnetic field.
Brocklehurst, B. McLauchlan KA: Free radical mechanism for the effects of environmental electromagnetic fields on biological systems.
Buettner GR.: The pecking order of free radicals and antioxidants: Lipid peroxidation, alpha-tocopherol, and ascorbate.

Buzard GS. Kasprzak KS.: Possible roles of nitric oxide and redox cell signaling in metal induced toxicity and carcinogenesis.
Chignell CF. Sik RH.: The effect of static magnetic field on the photohemolysis of human erythtocytes by ketoprofen.
Duffy S. et al.: Activation of endogenous antioxidant defenses in neural cells, prevents free radical-mediated damage.
Dawson VL, Dawson TM.: Nitric oxide neurotoxicity.
Dianzani MU.: Free radicals in physiology and pathology
Eveson RW. et al.: The effects of weak magnetic fields on radical recombination reactions in micelles.
Ferradini C.: Biological roles of free radicals: Introduction.
Freeman BA, Crapo JD.: Biology of disease: Free radicals and tissue injury.
Holly EA. et al.: Intraocular melanoma linked to occupations and chemical exposures .
Infante-Rivard C. et al.: Drinking water contaminants, and childhood leukemia.
Ischiropoulos H.: Oxidative stress. Signal transduction catalog & Technical resource.
Knize MG et al.: Food heating and the formation of heterocyclic aromatic amine and polycyclic aromatic hydrocarbon mutagens/ carcinogens.
Kuzurman PA. Sharpatyi VA.: Interactions of inhibitor of free radical reactions and 2-deoxyribosyl macroradicals.
Lachocki TM et al.: Persistant free radicals in the smoke of common household materials: Biological and clinicalimplications.
Liaudet L. et al.: Biology of nitric oxide signaling.
Mezerich H.et al.: Biomonitoring on arnogenic metals and oxidative dna damage in a cross-sectionalstudy .
Mula S. Petersburg O. Who knows the fibers in walls. the fibers in walls.
Nakagawa K. et al.: Detection and analyses of ascorbyl radical in cerebrospinal fluid and serum of acute lymphoblastic leukemia.
Parker VD.: Radical reactivity of radical ions in solution. Radical-radical and radical-substrate coupling mechanisms.
Peraza MA. et al.: Effects of micronutrients on metal toxicity .
Poulsen HE. et al.: Role of oxidative DNA damage in cancer initiation and promotion.
Robbins SL. et al.: Pathologic Basis of Disease. W.B. Saunders Comp. Philadelphia.1999.
Scheer, J.:Fight free radicals with vitamin E; research shows that vitamin E offers protection from cellular oxidation, nitrosamines and artheroscierosis.

Scott, G., Free Radicals provide a mechanism for EMFs to promote cancer.
Sotgiu A. et al.: Water soluble free radicals as biologically responsive agents in electron paramagnetic resonance imaging.
Stohs SJ. et al.: Oxidative mechanisms in the toxicity of chromium and cadmium ions.
Tubaro F. et al.: Analysis of plasma antioxidant capacity by competition kinetics.
Yoshikawa T. et al.: Enhancement of nitric oxide generation by low frequency electromagnetic field.
Wardman P.: Free radicals: Nature's way of saying NO, or Molecular murder. Gray Laboratory Cancer Research Trust.Via Internet: webmaster @gracylab.Ac.uk.1995
Weiland B HuttermannJ:Free radicals from X-irradiated 'dry' and hydrated lyophilized DNAas studied by electron spin resonance spectroscopy: analysis of spectral components between77Kand room temperature
Zmyslony M, Jajte JM.: The role of free radicals in mechanisms of biological function exposed to weak, constant and net magnetic fields

第三章　弱い電磁波から受ける深刻なダメージ
生体システムへの電磁場影響

Ahlbom A:Neurodegenerative diseases, suicide and depressive symptoms, in relation to EMF
Adair, RK.:Biological effects on the cellular level of electric field pulses
Adair, ER.: Electrophobia.
Adey, WR. And Baldwin SM. Brain interactions with weak electric and magnetic fields
Anonymous.AIBS Committee:22-23
Anonymous. WHO/IRPA:126 World Health Organization. 1987.
Anonymous.: The Possible Biological Effects of low-frequency Electromagnetic Fields. Supplement to the Public Affairs Board Report No10. IEEE, http://www.iee.org.uk/PAB/Bio effects/bio.full.htm.july 1994.
Anonymous.: Questions and answers about EMF electric and magnetic fields associated with the use of electric power
Anonymous.: National Research Council（U.S.）：Possible health effects of exposure to residential electric and magnetic fields.
Balcer-Kubiczek EK. et al.: Expression analysis of human HL60 cells exposed to 60 Hz square- or sine-wave magnetic fields

Bassett CA. Fundamental and practical aspects of therapeutic uses of pulsed electromagnttic fields (PEMF'S)

Batkin S et al.: Weak A.C. magnetic field effects: changes in cell sodium pump activity following whole animal otposure.

Batkin S, Tabra F, Effects of alternating magnetic field (12 gauss) on transplanted neuroblastoma.

Blank M, Soo L The efftct of alternating currents on Na, KATPase functtion.

Blank M, Goodman R. Two pathways in the electromagnetic stimulation of biosynthesis.

Boorman GA., et al.: Evaluation of in vitro effects of 50 Hz and 60 Hz magnetic fields in regional EMF exposure facilities.

Brodeur P. Annals of radiation (Part 1- Power Lines) . The New Yorker 89:51-88:89

Brovkovich VM. et al.: Action of millimeter-range electromagnetic radiation on the Ca pump of sarcoplasmic reticulum.

Byus, CV. et al. The effects of low energy 60 Hz environment electromagnetic fields upon the growth related enzyme ornithine decarboxylase.

Coleman M, Beral V. A review of epidemiological studies of the health effects of living near or working with electricity generation and transmission equipment.

Dennis, JA et al: Human Health and Exposure to Electromagnetic Radiation (NRPB-R241)

Deutsch S Wilkening GM.: Electromagnetic field cancer scares.

Dutta SK. et al.:Radiofrequency radiation-induced calcium ion efflux enhancement from human and other neuroblastoma cells in culture .

Eichwald C Walleczek J:Model for magnetic effects on radical pair recombination in enzyme kinetics.

Eichwald C. Walleczek J.: Activation-dependent and biphasic electromagnetic field effects: model based on cooperative enzyme kinetics in cellular signaling

Fitzsimmons, RJ. et al.: Combined magnetic fields increased net calcium flux in bone cells.

Foster, KR, et al: Weak electromagnetic fields and cancer In the contex of risk assessment.

Foster, KR, Moulder JE: Questioning biological effects of EMF.

Fulton JP et al. Electrical wiring configuration and childhood leukemia in Rhode Island.

Goodman R, et al. Quantitative changes in histoneH2B, beta actin, and G-MYC transcripts are signal-specific.

Goodman, R. Shirley-Henderson, A.: Transcription and translation in cells exposed to extremely low frequency EM fields .

Guenel, P Lellouch:J: Synthesis of the literature on health effects from very low frequency electric and magnetic fields.

Henshaw DL.: Preliminary assessment of health risks associated with living near high voltage powerlines in the UK. 2001.
Hojevik, P. et al: Ca2+ Ion transport through patch-clamped cells exposed to magnetic fields .
Johansson, O.: Nagra tankar kring el överk änslighet och bildsk ärmsskada.
Junkersdorf B. et al,: Electromagnetic fields enhance the stress response at elevated temperatures in the nematode Caenorhabditis elegans .
Kalmijn AJ. Electric and magnetic field detection in Elasmobranch fishes.
Katajainen J. Knave B. Electrical and Magnetic Hypersensitivity. Second Copenhagen Conference. 1995
Marino AA, et al. Weak electric fields affect plant development.
Mayer-Tasch PC. Malunat BM.:Strom des lebens Strom des Todes, Electro- und Magnetosmog im Kreuzfeuer. Fisher Taschenbuch Verlag GmbH. 1995
McCann, J. et al: Testing electromagnetic fields for potential carcinogenic activity: A critical review of animal models.
Milham S:Mortality from leukemia in workers exposed to electrical and magnetic fields. (Lett. to the editor)
Mohtat N.et al.:Magnetic field effects on behavior of radicals in protein andDNAenvironments.
Moulder, JE and KR Foster: Biological effects of power-frequency fields as they relate to carcinogenesis..
Moulder, JE.: Biological studies of power-frequency fields and carcinogenesis.
Orr JL.et al.: Detection thresholds for 60 Hz electric fields by nonhuman primates.
Pinholster, G:The Cheshire Cat Phenomenon: Effects of nonionizing electromagnetic radiation.
Pool R. Electromagnetic fields: The biological evidence.
Savitz DA, Calle, EE. Leukemia and occupational exposure to electromagnetic fields.
Scaiano JC. et al.:Influence of combined AC-DC magnetic fields on free radicals in organized and biological systems. Development of a model and application of the radical pair mechanism to radicals in micelles.
Tabrah FL et al. Effect of alternating magnetic fields on Tetrahymena pyriformis.
Schonborn, F. et al.: Differences in energy absorption between heads of addults and children in the near field of sources.
Schüz J. et al.: Residential magnetic fields as a risk factor for childhood acute leukemia: Results from German population-based case-control study.

Schüz et al.: Risk factors for pediatric tumors of the central nervous system: Results from a German population-based case control study. Med. Pediat.
Bianchi N. et al:Overhead electricity power lines and childhood leukemia: a registry-based, case-control study .
von Schäele C.: Fältslaget om de el överk änsliga Gunni Nordströ m.. Sweden 1995. ISBN 91-550-4083-7
Wilson, BW. Stevenson, RG. Anderson, LE.（eds）.:Extremely Low Frequency Electromagnetic Fields: The question of Cancer. Columbus, Oh: Battele Press, 1990
Winters WD, Rydak SP. Decreased swarming by Proteus mirabilis exposed to, a cyclic 60 Hz magnetic field.
YostMG:Occupational health effects of nonionizing radiation

生物物理学、線量と電磁場が誘導する損傷

Adair RK:Constraints on biological effects of weak extremely-low-frequency electromagnetic fields.
Adair, RK.: Constraints of thermal noise on the effects of weak 60-Hz magnetic fields acting on biological magnetite.
Adair, RK.: Didactic discussion of stochaic resonance effects and weak signals.
Anonymous.: User's Manual. Professional ELF + VLF Digital Milligauss Meter.
AstumianRDet al:Rectification and signal averaging of weak electric fields by biological cells.
Brocklehurst, B. McLauchlan KA: Free radical mechanism for the effects of environmental electromagnetic fields on biological systems.
Chignell CF. Sik RH.: Magnetic field effects on the photohemolysis of human erythrocytes by ketoprofen and protoporphyrin IX.
Galt, S. et al: Theoretical study of the resonant behavior of an ion confined to a potential well in a combination of AC and DC magnetic fields.
Johnson, JB. et al.: Residential Magnetic Field Transients: Effect of Residential Services on Fields Arising from Distribution Line Capacitor Bank Switching.
Kaune, WT. et al: Development of a protocol for assessing time-weighted-average exposures of young children to power-frequency magnetic fields.
Kheifets, LI. et al: Wire codes, magnetic fields, and childhood cancer.
Kirschvink, JL. et al: Magnetite in human tissues: A mechanism for the biological effects of weak ELF magnetic fields.
Martinson, T. et al: Power lines and ionizing radiation.

Misakian, M. et al: A protocol for spot measurements of residential power frequency magnetic fields.
Polk C.: Effects of extremely-low-frequency magnetic fields on biological magnetite
Preece, AW. et al: Magnetic fields from domestic appliances in the UK.
Roy S. et al.: The phorbol 12-myristate 13-acetate（PMA）-induced oxidative burst in rat peritoneal neutrophils is increased by a 0.1 mT（60 Hz）magnetic field.
Savitz, DA. et al:Correlations among indices of electric and magnetic field exposure in electric utility workers.
Taoka S. et al.: Magnetic field effects on coenzyme B12-dependent enzymes: validation of ethanolamine ammonia lyase results and extension to human methylmalonyl CoA mutase.
ValbergPA：DesigningEMF experiments: What's required to characterize "exposure"?
ValbergPAet al:Can low-level 50/60-Hz electric and magnetic fields cause biological effects.
Zaffanella LE et al.: The residential case-specular method to study wire codes, magnetic fields and disease.

電磁場とメラトニン分泌

Brainard GC. et al: The suppression of pineal melatonin content and N-acetyltransferase activity by different light irradiance in the Syrian hamster: a dose-response relationship.
Brainard GC et al.: The relationship between electromagnetic field and light exposures to melatonin and breast cancer risk: a review of the relevant literature.
Czeisler, CA.,et al. Suppression of melatonin secretion in some blind patients by exposure to bright light.
Graham C et al: Nocturnal melatonin levels in human volunteers exposed to intermittent 60Hz magnetic fields.
Graham, C. et al: Human melatonin during continuous magnetic field exposure.
Kato, M. et al: Effects of exposure to a circularly polarized 50-Hz magnetic field on plasma and pineal melatonin levels in rats.
Kato, M. et al: Circularly polarized 50-Hz magnetic field exposure reduces pineal gland and blood melatonin concentrations of Long-Evans rats.
Kato, M. et al: Recovery of nocturnal melatonin concentration takes place within one week following cessation of 50 Hz circularly polarized magnetic field exposure for six weeks.
Kato, M. et al: Horizontal or vertical 50-Hz, 1 microT magnetic fields have no effect on pineal gland or plasma melatonin concentration of albino

rats.
Lai H. et al.: Melatonin and a spin-trap compound block radiofrequency electromagnetic radiation-induced DNA strand breaks in rat brain cells.
Lee, JM. et al: Melatonin secretion and puberty in female lambs exposed to environmental electric and magnetic fields.
Lee, JM. et al: Melatonin and puberty in female lambs exposed to EMF: a replicate study.
Lüscher, W. et al: Effects of weak alternating magnetic fields on nocturnal melatonin production and mammary carcinogenesis in rats.
Mevissen, M. et al: Study on pineal function and DMBA-induced breast cancer formation in rats during exposure to a 100-mG, 50-HZ magnetic field.
Mevissen, M. et al: Exposure of DMBA-treated female rats in a 50-Hz, 50 μTesla magnetic field: effects on mammary tumor growth, melatonin levels, and T lymphocyte activation.
Nicholas JS. et al: Cosmic radiation and magnetic field exposure to airline flight crews.
Reiter, RJ Richardson BA.: Magnetic field effects on pineal indoleamine metabolism and possible biological consequences.
Rogers, WR. et al: Regularly scheduled, day-time, slow-onset 60 Hz electric and magnetic field exposure does not depress serum melatonin concentration in nonhuman primates.
Rogers, WR. et al: Rapid-onset/offset, variably scheduled 60 Hz electric and magnetic field exposure reduces nocturnal serum melatonin concentration in nonhuman primates.
Scaiano JC.: Explanatory laser flash photolysis study of free radical reactions and magnetic field effects in melatonin chemistry.
Selmaoui, B. et al: Acute exposure to 50 Hz magnetic field does not affect hematologic or immunologic functions in healthy young men: A circadian study.
Selmaoui, B. et al: Magnetic fields and pineal function in humans: Evaluation of nocturnal acute exposure to extremely low frequency magnetic fields on serum melatonin and urinary 6-sulfatoxymelatonin circadian rhythms.
Selmaoui, B. and Y Touitou: Sinusoidal 50-Hz magnetic fields depress rat pineal NAT activity and serum melatonin. Role of duration and intensity of exposure.
Stevens RG, Davis S: The melatonin hypothesis: electric power and breast cancer.
Truong, H. et al: Photoperiod control of the melatonin rhythm and reproductive maturation in the juvenile Djungarian hamster: 60-Hz magnetic

field exposure effects.
Wilson BW. et al: Evidence for an effect of ELF electromagnetic fields on human pineal gland function.
Yellon, SM.: Acute 60-Hz magnetic field exposure effects on the melatonin rhythm in the pineal gland and circulation of the adult Djungarian hamster.
Yellon, SM.: 60-Hz magnetic field exposure effects on the melatonin rhythm and photoperiod control of reproduction.

電磁場がニワトリの胚に誘導する損傷

Behr KP. et al.:The effect of magnetic resonance treatment on chicken embryos.
Berman E. et al.: Development of chicken embryos in a pulsed magnetic field.
Grigorev IG.: A weakened geomagnetic field as a risk factor in work in screened buildings.
Martin AH.: Development of chicken embryos following exposure to 60-Hz magnetic fields with differing wave forms.
Moses GC, Martin AH.: Effects of extremely low-frequency electromagnetic fields on three plasma membrane-associated enzymes in early chicken embryos.
Moses GC, Martin AH.: Effect of magnetic fields on membrane associated enzymes in chicken embryos, permanent or transient?
Suvorov NB.: The biological action of physical factors in the critical periods of embryogenesis.
Thomas IM et al:A distributed quasi-static ionic current source in the 3-4 day old chicken embryo.
Ubeda A. et al.: Chick embryo development can be irreversibly altered by early exposure to weak extremely- low- frequency magnetic fields.
Veicsteinas A. et al.: Development of chicken embryos exposed to an intermittent horizontal sinusoidal 50 Hz magnetic field.
Youbicier-Simo BJ. et al.: Biological effects of continuous exposure of embryos and young chickens to electromagnetic fields emitted by video display units.

電磁場が培養細胞に与える影響

Antonopoulos A et al:Cytological effects of 50 Hz electromagnetic fields on human lymphocytes in vitro.
Balcer-Kubiczek, EK. et al: Rodent cell transformation and immediate early expression following 60-Hz magnetic field exposure.
Berkovich VM. et al. Action of millimeter-range electromagnetic radiation on the Ca pump of sarcoplasmic reticulum..
Binderman I., et al. 1985. Stimulation of skeletal derived cell cultures by different electric field intensities is cell specific.

Brighton CT. et al.: Signal transduction in electrically stimulated bone cells.

Cantoni, O. et al: The effect of 50 Hz sinusoidal electric and/or magnetic fields on the rate of repair of DNA single/double strand breaks in oxidatively injured cells.

Cantoni, O. et al: Effect of 50 Hz sinusoidal electric and/or magnetic fields on the rate of repair of DNA single strand breaks in cultured mammalian cells exposed to three different carcinogens: Methylmethane sulphonate, chromate and 254 nm UV radiation.

Cohen, MM. et al: Effect of low-level, 60-Hz electromagnetic fields on human lymphoid cells: I. Mitotic rate and chromosome breakage in human peripheral lymphocytes.

Cohen, MM et al: The effect of low-level 60-Hz electromagnetic fields on human lymphoid cells. II: Sister-chromatid exchanges in peripheral lymphocytes and lymphoblastoid cell lines.

Dibirdik I. et al: Stimulation of Src family protein-tyrosine kinases as a proximal and mandatory step for SYK kinase-dependent phospholipase Cgamma2 activation in lymphoma B-cells exposed to low energy electromagnetic fields.

Fam, WZ. Mikhail EL.: Lymphoma induced in mice chronically exposed to very strong low-frequency electromagnetic field.

Fairbairn DW. O'Neill KL.: The effect of electromagnetic field exposure on the formation of DNA single strand breaks in human cells.

Fiorani M.et al:In vitro effects of 50Hz magnetic fields on oxidatively damaged rabbit red blood cells.

Galt, S. et al: Study of effects of 50 Hz magnetic fields on chromosome aberrations and the growth-related enzyme ODC in human amniotic cells.

Hisamitsu T et al. Occupational and residential magnetic field exposure and leukemia and central nervous system tumors.

Katsir G Parola AH.: Enhanced proliferation caused by a low frequency weak magnetic field in chick embrio fibroblasts is suppressed by radical scavengers.

Korensatein R, et al: Capacitance pulsed electric stimulation of bone cells; induction of cyclic AMP changes and DNA synthesis, Biochim, Biophys.

Kowalczuk, CL. et al: Dominant lethal studies in male mice after exposure to a 50 Hz magnetic field.

Kula, B. Drozdz M: A study of magnetic field effects on fibroblast cultures. Part 1. The evaluation of the effects of static and extremely low frequency (ELF) magnetic fields on vital functions of fibroblasts.

Liburdy, RP. et al: ELF magnetic fields, breast cancer, and melatonin: 60-Hz fields block melatonin's oncostatic action on ER+ breast cancer cell proliferation.

Makarov.: Electrical and magnetic hypersensitivity. Katajainen, J. Knave B. (eds) 2nd Copenhagen Conference. 1995. (ISBN: 87-981270-2-0.)

McLean, J. et al: A 60-Hz magnetic field increases the incidence of squamous cell carcinomas in mice previously exposed to chemical carcinogens.

McLean, JRN. et al: The effect of 60-Hz magnetic fields on co-promotion of chemically induced skin tumors on SENCAR mice: A discussion of three studies.

Miyakoshi, J. et al: Increase in hypoxanthine-guanine phosphoribosyl transferase gene mutations by exposure to high-density 50-Hz magnetic fields.

Morandi, MA. et al: Lack of an EMF-induced genotoxic effect in the Ames assay.

Murray JC, Farndale RW.: Modulation of collagen production in cultured fibroblasts by a low-frequency, pulsed magnetic field..

Parola AH. et al.: Chicken embryo fibroblasts exposed to weak, time-varying magnetic fields share cell proliferation, adenosine deaminase activity,and membrane characteristics of transformed cells.

PinholsterG:The Cheshire Cat Phenomenon:Effects of nonionizing electromagnetic radiation.Environ.

Simko M. et al.: Effects of 50 Hz EMF exposure on micronucleus formation and apoptosis in transformed and nontransformed human cell lines.

Tabrah FL. et al.: Bone density changes in osteoporotic-prone women exposed to pulsed electromagnetic fields (PEMF).

Vijayalaxmi et al: Marked reduction of radiation-induced micronuclei in human blood lymphocytes pretreated with melatonin.

Vijayalaxmi et al: Melatonin reduces gamma radiation-induced primary DNA damage in human blood lymphocytes.

Vile, GF. Active oxygen species mediate the solar ultraviolet radiation-dependent increase in the tumour suppressor protein p53 in human skin fibroblasts.

電磁場の変異原生とＤＮＡ損傷

Baum, A. et al: A histopathological study of alterations in DMBA-induced mammary carcinogenesis in rats with 50 Hz, 100 microT magnetic field exposure.

Bellossi, A.: Effect of pulsed magnetic fields on leukemia-prone AKR mice. No effect on mortality through five generations.

Beniashvili, DS. et al: Low-frequency electromagnetic radiation enhances the induction of rat mammary tumors by nitrosomethyl urea.

Den Otter, W: Tumor cells do not arise frequently.

Ekstrom T. et al.: Mammary tumours in Sprague-Dawley rats after initiation with DMBA followed by exposure to 50 Hz electromagnetic fields in a promotional scheme.

Fairbairn, DW. O'Neill KL: The effect of electromagnetic field exposure on the formation of DNA single strand breaks in human cells.

JuutilainenJ.Liimatainen A:Mutation frequency in Salmonella exposed to weak 100-Hz magnetic fields.

Harland JD. Liburdy RP.: Environmental magnetic fields inhibit the antiproliferative action of tamoxifen and melatonin in a breast cancer cell line.

Jackson, JD.: Are the stray 60-Hz electromagnetic fields associated with the distribution and use of electric power a significant cause of cancer?

Khalil, AM. et al: Cytogenetic changes in human lymphocytes from workers occupationally exposed to high-voltage electromagnetic fields.

Khalil, AM Qassem W: Cytogenetic effects of pulsing electromagnetic field on human lymphocytes in vitro: chromosome aberrations, sister-chromatid exchanges and cell kinetics.

Kindzelskii AL., Petty HR.: Extremely low frequency pulsed DC electric fields promote neutrophil extension, metabolic resonance and DNA damage when phase-matched with metabolic oscillators.

Koana T. et al.: Increase in the mitotic recombination frequency in Drosophila melanogaster by magnetic field exposure and its suppression by vitamin E supplement.

Kung.H.Seagle CF:Impact of power transmission lines on property values:A case study.

LaiH.Singh NP:Acute exposure to a 60 Hz magnetic field increases DNA strand breaks in rat brain cells.

Livingston GKet al:Reproductive integrity of mammalian cells exposed to power-frequency EM fields.

Lüscher, W.et al: Tumor promotion in a breast cancer model by exposure to a weak alternating magnetic field.

Lüscher, W. Mevissen M.: Animal studies on the role of 50/60-Hz magnetic fields in carcinogenesis.

Lüscher, W. et al: Linear relationship between flux density and tumor co-promoting effect of prolonged magnetic field exposure in a breast cancer model.

Mandeville R. et al.: Evaluation of the potential carcinogenicity of 60 Hz linear sinusoidal continuous-wave magnetic fields in Fischer F344 rats.

McCann, J. et al: A critical review of the genotoxic potential of electric and magnetic fields.

McCormick, DL. et al: Exposure to 60 Hz magnetic fields and lymphoma development in PIM transgenic mice, In: "The Annual Review of Research on Biological Effects of Electric and Magnetic Fields from the Generation Delivery and Use of Electricity",

McLean, JRN, et al: Cancer promotion in a mouse-skin model by a 60-Hz magnetic field: II. Tumor development and immune response.

Mevissen, M. et al: Effects of magnetic fields on mammary tumor development induced by 7,12-dimethylbenz (a) - anthracene in rats.

Morgan MG: Expose treatment confounds understanding of a serious public-health issue.

Murphy, JC. et al: Power-frequency electric and magnetic fields: A review of genetic toxicology.

Murray V.: A survay of the sequence-specific interaction of damaging agents with DNA: emphasis on antitumor agents.

Nafziger, J. et al: DNA mutations and 50 Hz EM fields.

Nordenson, I. et al: Chromosomal aberrations in human amniotic cells after intermittent exposure to fifty hertz magnetic fields. Nordenson, I. et al: Clastogenic effects in human lymphocytes of power frequency electric fields: In vivo and in vitro studies..

Nordenson.I et al:Chromosomal effects in lymphocytes of 400 kV-substation workers.

OtakaYet al:Sex-linked recessive lethal test of Drosophila melanogaster after exposure to 50Hz magnetic fields.

Rannug, A. et al: Intermittent 50-Hz magnetic field and skin tumour promotion in Sencar mice.

Rannug, A. et al: A rat liver foci promotion study with 50-Hz magnetic fields.

Rannug,Aet al: Rat liver foci study on coexposure with 50 Hz magnetic fields and known carcinogens.

Rannug, A. et al: A study on skin tumor formation in mice with 50 Hz magnetic field exposure.

Rosenthal, M. Obe G.: Effects of 50-Hertz EM fields on proliferation and on chromosomal aberrations in human peripheral lymphocytes untreated and pretreated with chemical mutagens.

Ryan, P. et al.: Risk factors for tumors of the brain and menings: Results from the Adelaide adult brain tumor study.

Saalman, E. et al: Lack of c-mitotic effects in V79 Chinese hamster cells exposed to 50 Hz magnetic fields.

Savitz DA Feingold L: Association of childhood leukemia with residential traffic density.

Scarfi, MR. et al: Lack of chromosomal aberration and micronucleus induction in human lymphocytes exposed to pulsed magnetic fields.

Shen, YH. et al: The effects of 50-Hz magnetic field exposure on dimethylbenz (a) anthracene induced thymic lymphoma/leukemia in mice.

SilberhornEM.et al:Carcinogenicity of polyhalogenated biphenyls: PCBs and PBBs.
Sinks, T. et al: Mortality among workers exposed to polychlorinated biphenyls.
Skyberg, K. et al: Chromosome aberrations in lymphocytes of high-voltage laboratory cable splicers exposed to electromagnetic fields.
Sollazzo V. et al.: Responses of human MG-63 osreosarcoma cell line and human osteoblast-like cells to pulsed electromagnetic fields.
Stuchly, MA.: Tumor co-promotion studies by exposure to alternating magnetic fields.
Stuchly MA et al:Modification of tumor promotion in the mouse skin by exposure to an alternating magnetic field.
Svedenstal BM., et al: DNA damage, cell kinetics and ODC activities studied in CBA mice exposed to electromagnetic fields generated by transmission lines.
Takahashi, K. et al: Influence of pulsing electromagnetic field on the frequency of sister-chromatid exchanges in cultured mammalian cells.
WalleczekJ:Electromagnetic field effects on cells of the immune system:the role of calcium signaling.
West, RW. et al: Enhancement of anchorage-independent growth in JB6 cells exposed to 60 hertz magnetic fields.

電磁場とガンの間接的な関係

Goodman, R. and A Shirley-Henderson: Transcription and translation in cells exposed to extremely low frequency EM fields..
Henshaw, DL. et al: Enhanced deposition of radon daughter nuclei in the vicinity of power frequency electromagnetic fields.
Johansen C.: Exposure to electromagnetic fields and risk of central nervous system diseases in utility workers.
Karabakhtsian R. et al.: Calcium is necessary in the cell response to EM fields.
Lacy-Hulbert A.et alNo effect of 60Hz electromagnetic fields on MYC or beta-actin expression in human leukemic cells.
Litovitz TA et al: Bioeffects induced by exposure to microwave are mitigated by superposition of ELF noise.
ParkinsonWC.Hanks CT:Experiments on the interaction of electromagnetic fields with mammalian systems.
Phillips, JL. et al: Magnetic field-induced changes in specific gene transcriptions.
Prasad, AV. et al: A test of the influence of cyclotron resonance exposures on diatom motility.
Saffer, JD. Thurston SJ:Short exposures to 60 Hz magnetic fields do not alter MYC expression in HL60 or Daudi cells.
Mevissen, M. et al: In vivo exposure of rats to a weak alternating magnetic field increases ornithine decarboxylase activity in the mammary gland by a similar extent as the carcinogen DMBA.

Sobel, E. et al: Elevated risk of Alzheimer's disease among workers with likely electromagnetic field exposure.

Sobel E. Davanipour Z.: Electromagnetic field exposure may cause increased production of amiloid beta and eventually lead to Alzheimer disease.

Stather, JW. et al: Comment on: "Enhanced deposition of radon daughter nuclei in the vicinity of power frequency electromagnetic fields".

West, RW. et al: Anchorage-independent growth and JB6 cells exposed to 60 Hz magnetic fields at several flux densities.

人口とガン発症率の関係

Ahlbom, A. et al: Electromagnetic fields and childhood cancer.

Anonymous.: Office of Radiation Programs. 1980. Evaluation of Health and Environmental Effects of Extra High Voltage (EHV) Transmission. Quantitative Description of Voltages and Currents Induced in Objects by the Fields.

Anonymous: High-voltage overhead lines and the potential risk of cancer in children.

Baum MA. et al.: A Histopathological Study on Alterations in DMBA-Induced Mammary Carcinogenesis in Rats with 50 Hz, 100 μT Magnetic Field Exposure,.

Brodeur, P. Annals of Radiation: Calamity on Meadow Street, The New Yorker, 38-72, July 9. 1990.

Brodeur, P.: The Great Power Line Cover-Up, Boston: Little Brown and Co. 1993.

Byus, CV. et al. The Ability of Magnetic Fields to serve as a Co-Promotional Stimulus to the Development of Papillomas on the Skin of the Mouse."

Clairmont, B., et. al. 1994. "Handbook of Shielding Principles for Power Systems Magnetic Fields- Vol.1. Basic Magnetic Field Principles.

Doll R et al, Electromagnetic Fields and the Risk of Cancer.

Doll R. et al.: ELF Electromagnetic Fields and the Risk of Cancer. Report of an Advisory Group on Non-ionising Radiation.

Feychting M. Ahlbom A.: Magnetic fields and cancer in children residing near Swedish high-voltage Power Lines.

Fulton, JP. et al: Electrical wiring configurations and childhood leukemia in Rhode Island.

Gurney, JG. et al: Childhood cancer occurrence in relation to power line configurations: A study of potential selection bias in case-control studies.

Gurney, JG. et al: Childhood brain tumor occurrence in relation to residential power line configurations, electric heating sources, and electric

appliance use.
Johnson, T. et al.: Magnetic Field Reduction Research. Basic Source Types.
Jones, TL. et al: Selection bias from differential residential mobility as an explanation for associations of wirecodes with childhood cancer.
Kleinerman RA. et al.: Magnetic field exposure assessment in a case-control study of childhood leukemia.
Kumlin T. et al.: A Study of the Possible Cancer-Promoting Effects of 50 Hz Magnetic Fields on UV-Initiated Skin Tumors in ODC-Transgenic Mice.
Lee, J. et al.: Electrical and Biological Effects of Transmission Lines: A Review, Electric and Magnetic Fields..
Li, CY. et al: Epidemiological appraisal of studies of residential exposure to power frequency magnetic fields and adult cancers..
Li, CY. et al: Residential exposure to 60-Hertz magnetic fields and adult cancers in Taiwan.
Linet MS et al: Residential exposure to magnetic fields and acute lymphoblastic leukemia in children.
London, SJ. et al: Exposure to residential electric and magnetic fields and risk of childhood leukemia.
McDowall.ME:Mortalityof persons resident in the vicinity of electrical transmission facilities.
Meinert, R. Michaelis F: Meta-analysis of studies of the association between electromagnetic fields and childhood cancer.
Mevissen, M. et al.: In vivo Exposure of Rats to a Weak Alternating Magnetic Field Increases Omithine Decarboxylase Activity in the Mammary Gland by a Similar Extent as the Carcinogen DMBA.
Michaelis, J. et al: Childhood leukemia and electromagnetic fields: Results of a population based case-control study in Germany.
Michaelis, J. et al: Combined risk estimates for two German population-based case-control studies on residential magnetic fields and childhood acute leukemia.
Olsen, JH et al: Residence near high voltage facilities and risk of cancer in children.
Petridou E.et al:Electrical power lines and childhood leukemia: A study from Greece.
Poole, C. Ozonoff D: Magnetic fields and childhood cancer: an investigation of dose response analyses.
Preston-Martin, S. et al: Myelogenous leukemia and electric blanket use.
Sahl,JD:Viral contacts confound studies of childhood leukemia and high-voltage transmission lines.
Savitz, DA. et al: Case-control study of childhood cancer and exposure to 60-Hz magnetic fields.

Savitz, DA. et al: Magnetic field exposure from electric appliances and childhood cancer.
Schreiber, GH et al: Cancer mortality and residence near electricity transmission equipment: A retrospective cohort study.
Theriault G. Li CY.: Risks of leukaemia among residents close to high voltage transmission electric lines.
Tomenius.L:50-Hz electromagnetic environment and the incidence of childhood tumors inStockholm County.
Tynes, T. et al: Electromagnetic fields and cancer in children residing near Norwegian high-voltage power lines.
Verkasalo, PJ. et al: Risk of cancer in Finnish children living close to power lines.
Washburn, EP. et al: Residential proximity to electrical transmission and distribution equipment and the risk of childhood leukemia, childhood lymphoma, and childhood nervous system tumors: Systematic review, evaluation, and meta-analysis.
Wertheimer N. Leeper E: Electrical wiring configurations and childhood cancer.
Wertheimer N. Leeper E.: Adult cancer related to electrical wires near the home.
West RW. et al., Enhancement of Anchorage-Independent Growth in JB6 Cells Exposed to 60 Hz Magnetic Fields.
Zaridze DG.: Epidemiology of leukemias in children.

電磁場への職業被爆とガン発症率

Armstrong, B. et al: Association between exposure to pulsed electromagnetic fields and cancer in electric utility workers in Quebec, Canada, and France.
Bastuji-Garin S.et al:Acute leukaemia in workers exposed to electromagnetic fields.
Cocco P. et al.: Occupational risk factors for cancer of central nervous system: A case-control study on death certificates from 24 US states.
Demers PA. et al:Occupational exposure to electromagnetic fields and breast cancer in men.
Feychting, M et al: Occupational and residential magnetic field exposure and leukemia and central nervous system tumors.
Floderus, B. et al: Occupational exposure to electromagnetic fields in relation to leukemia and brain tumors: A case-control study in Sweden.
Floderus, B. et al: Incidence of selected cancers in Swedish railway workers, 1961-1979.
Guenel, P. et al: Incidence of cancer in persons with occupational exposure to electromagnetic fields in Denmark.
Hardell L. et al.: Case-control study on risk factors for testicular cancer.
Harrington, JM. et al: Occupational exposure to magnetic fields in relation to mortality from brain cancer among electricity generation and

transmission workers..
Kheifets, LI. et al: Occupational electric and magnetic field exposure and brain cancer: A meta-analysis.
Kheifets, LI. et al: Leukemia risk and occupational electric field exposure in Los Angeles County, California.
London, SJ. et al: Exposure to magnetic fields among electrical workers in relationship to leukemia risk in Los Angeles County.
Loomis DP et al:Breast cancer mortality among female electrical workers in the United States.
Loomis, DP: Cancer of breast among mean in electrical occupations（letter）.
Matanoski, GM. et al: Electromagnetic field exposure and male breast cancer（letter）.
Mattos IE. Koifman S.: Cancer mortality among electricity utility workers in the state of Sao Paulo, Brazil.
Milham, S.: Mortality from leukemia in workers exposed to electrical and magnetic fields（letter）.
Rosenbaum PF et al:Occupational exposures associated with male breast cancer.
Schroeder JC. Savitz DA.: Lymphoma and multiple myeloma mortality in relation to magnetic field exposure among electric utility workers.
Theriault, G. et al: Cancer risks associated with occupational exposure to magnetic fields among utility workers in Ontario and Quebec, Canada and France: 1970-1989.
Tynes, T. Anderson A.: Electromagnetic fields and male breast cancer.
Tynes T et al:Leukemia and brain tumors in Norwegian railway workers, a nested case-control study.
Tynes, T. et al: Incidence of cancer among workers in Norwegian hydroelectric power companies.
Wei, M. et al.: Exposure to 60-Hz magnetic fields and proliferation of human astrocytoma cells in vitro.
Wenzl TB.: Estimating magnetic field exposures of rail maintenance workers.
Wright, WE. et al: Leukaemia in workers exposed to electrical and magnetic fields（letter）.

電磁場被爆と生殖器官のダメージ

Bracken, MB. et al: Exposure to electromagnetic fields during pregnancy with emphasis on electrically-heated beds: Association with birth weight and intrauterine growth retardation.
Brent, RL. et al: Reproductive and teratologic effects of electromagnetic fields.
Chernoff, N. et al: A review of the literature on potential reproductive and developmental toxicity of electric and magnetic fields.

Juutilainen, J. et al: Early pregnancy loss and exposure to 50-Hz magnetic fields.
Li, DK. et al: Electric blanket use during pregnancy in relation to the risk of congenital urinary tract anomalies among women with a history of subfertility.
Mevissen, M. et al: Effects of static and time-varying (50-Hz) magnetic fields and reproduction and fetal development in rats.
Roucayrol, J: Report on extremely low-frequency electromagnetic fields and health.
Witwer, CR. et al.: Occupational safety and health effects of high voltage transmission lines.

電磁場の中のペースメーカー

Anonymus:. Sub-radiofrequency (30 kHz and below) magnetic fields, In: Documentation of the threshold limit values, ACGIH, 1994.
Astridge, PS. et al: The response of implanted dual chamber pacemakers to 50 Hz extraneous electrical interference.
Gurewitz O. Glickson M.: Electromagnetic interference in the medical environment. Implications for permanent pacemaker..

第四章　パソコン操作は体に悪い?

コンピューターの放射線とダメージ

Anisimov VN. et al.: Effect of irradiation from a personal computer video terminal on estrus function, melatonin level, and free radical processes in laboratory rodents.
Anonymus.: Internat. Commission on Radiol. Protection, Recommendations,
Anonymus.: Ibid. Ann. ICRP 21 (1-3), ICRP Pub. (60). 1991.
Anonymus.: United Nations Scientific Committee on the Effects of Ionizing Radiation (UNSCEAR), Sources, effects and risks of ionizing radiation, UNSCEAR Rep., United Nations, New York . 1988.
Anonymus:International Atomic Energy Agency.Basic safety standards for radiation protection.
Anonymus.: Community Radiation Protection Legislation.
Anonymus.: Health Effects Related to the Use of Visual Display Units, Documents of the NRPB
Arthur, Charles. "Keeping an Eye Out for Sonic the Hedgehog" Newbytes March 4. p NEW03040007.1993.
Biran, M. et al.: X-ray exposure rates in the vicinity of VDT's (pc screens) measured with LIF TLD-100, Trans of the Nucl.

Chiang H, et al. Pulsed magnetic field from video display terminals enhances teratogenic effects of cytosine arabinoside in mice.
Dumpf, B.: Pollution alert. Ergotec. Association. 1993.（ISBN: 0-9622907-2-6.）
Dumpf B..:X-rayed without consent. Ergotec. Association.1993（ISBN:0-9622907-0-X）.
George, E.. "MPR2: An Overview and Update," Ergonomics, Inc. 1992.
Hirning, Aitken, JH.: Cathode eay X-ray emission standard for video display terminals
Kirsner RS, et al.: Video display terminals: risk of electromagnetic radiation..
Koh et al.: The safe use of visual display units.
Louderback, J.: Notebook PCs could use a little usability testing. PC Week, Feb.1, 10（4）:60（1）. 1993.
Murata K et al: Central nervous system effects and visual fatigue in VDT workers.
Nadel, B.:The green machine. PC Magazine, May 25, 12（10）:110（14）. 1993.
Omura Y,Losco M: Electro-magnetic fields in the home environment（color TV, computer monitor, microwave oven, cellular phone, etc）as potential contributing factors for the induction of oncogen C-fos Ab1, oncogen C-fos Ab2, integrin alpha5 beta 1 and development of cancer, as well as effects of microwave on amino acid composition of food and living human brain.
Pereira, J.:Video games help boys to jump onto information superhighway. Wall Street Journal Mar.17. 1994.
Rosch, WL.:The big question: Is the PC environment a safe place to work?
Ryan, P. et al.: Risk factors for tumors of the brain and menings: Results from the Adelaide adult brain tumor study.
von Schäele C.: Fältslaget om de el överk änsliga Gunni Nordström. Sweden 1995. ISBN 91-550-4083-7.
Zucker, P.: Australia–video games cleared in epilepsy scare" Newsbytes, Feb. 1 17, 1993, pNEW02170003.

妊婦へのコンピュータースクリーンのリスクと職場ストレス

Haes DL Jr, Fitzgerald MR.: Video display terminal very low frequency measurements :the need for protocols in assessing VDT user "dose".
Makowiec-Dabrowska T. et al.: The influence of chemical and physical factors in the work environment on the amount of risk for abnormal pregnancy outcome.
Marriott IA, Stuchly MA.: Health aspects of work with visual display terminals.
McDonald AD, et al. Work with visual display units in pregnancy.

妊婦と胎児への小さなリスク
Lindbohm ML, Hietanen M.: Magnetic fields of video display terminals and pregnancy outcome.
Parazzini F. et al.: Video display terminal use during pregnancy and reproductive outcome--a meta-analysis.
Roman E, et al. Spontaneous abortion and work with visual display units.
Spinillo A et al.The effect of work activity in pregnancy on the risk of fetal growth retardation.

第五章　電磁波、コンピューター、ストレスの複合影響
電磁場とフリーラジカルのリスク
Byus, CV. et al. The effects of low energy 60 Hz environment electromagnetic fields upon the growth related enzyme ornithine decarboxylase.
Facchinetti F. et al.: Free radicals as mediators of neuronal injury.
Galt, S. et al: Theoretical study of the resonant behavior of an ion confined to a potential well in a combination of AC and DC magnetic fields.
Henshaw DL.: Preliminary assessment of health risks associated with living near high voltage powerlines in the UK. 2001. d.l.henshaw@bristol.ac.uk
Katajainen J. Knave B. Electrical and Magnetic Hypersensitivity. Second Copenhagen Conference. 1995
Pool, R. Electromagnetic fields: The biological evidence.
Rogers, WR. et al: Regularly scheduled, day-time, slow-onset 60 Hz electric and magnetic field exposure does not depress serum melatonin concentration in nonhuman primates.
Rogers, WR. et al: Rapid-onset / offset, variably scheduled 60 Hz electric and magnetic field exposure reduces nocturnal serum melatonin concentration in nonhuman primates.
von Schäele C.: Feltslaget om de el överk ensliga Gunni Nordström. Sweden 1995. ISBN 91-550-4083-7.
電磁場被爆による神経損傷と精神的ダメージ
McMahan S., et al. Depressive Symptomatology in Women and Residential Proximity to High- Voltage Transmission Liner.
Poole, C., et al. Depressive Symptoms and Headaches in Relation to Proximity of residence to an Alternating-Current Transmission Line Right-of-Way.

Taoka S. et al.: Magnetic field effects on coenzyme B12-dependent enzymes: validation of ethanolamine ammonia lyase results and extension to human methylmalonyl CoA mutase.
Witwer, CR. et al.: Occupational safety and health effects of high voltage transmission lines.
メラトニン、ガン、抗酸化物質と免疫系
Attenburrow M. et al.: The Accute Effects of Low Dose Melalonin On Sleep.
Dawson D. Encel N.: Melatonin and Sleep in Humans.
Haimov I. et al.: Melatonin Replacement Therapy of Elderly Insomniacs.
Zhdanova IV.et al.: Sleep Inducing Effects of Low Doses of Melatonin Ingested in the Evening.
不安、ストレス、恐怖症の治療とサプリメントによる緩和
Barlow, DH. Anxiety and its Disorders. Guilford. NY. 1988.
Beck, AT. et al.: Anxiety Disorders and Phobias: A Cognitive Perspective. Guildford NY. 1985.
Bombardelli, E. et al.: The effect of acute and chronic (Panax) ginseng saponins treatment on adrenal function; biochemical and pharmacological. Proceedings 3rd International Ginseng Symposium. 9-16. 1980.
Brekhman,II. Dardymov,IV: New substances of plant origin which increase nonspecific resistance',
Bourne, EJ. The Anxiety and Phobia Workbook. New Hartsinger Publ. Oakland CA. 1990.
Burns, D. Feeling Good: The New Mood Therapy. William Morrow Co.Inc. NY. NY. 1990.
Donkin, S.,:Sitting on the Job (How to Survive the Stresses of Sitting Down to Work–A Practical Handbook. Houghton Mifflin, 1989.
Duke, JA., Handbook of Medicinal Herbs, CRC Press, Boca Raton, FL, 337-8.1985.
Freeman, A. Dattilio FM. : Comprehensive Casebook of Cognitive Therapy. Plenum, NY 1992.
Greenberg, D. Padesky CA.: Mind Over Mood. Guilford. NY. 1995.
Guyton, AC.: Textbook of Medical Physiology, WB. Saunders, Philadelphia, PA. 1992.
Harshfield GA,GrimCE:Stress hypertension: the "wrong" genes in the "wrong" environment.
Miller, TW. (Ed.) Stressful Life Events. International Universities Press. Madison, CT. 1989.
Peterson, C. et al.: Learned helplessness: A theory for the age of personal control. Oxford Univ. Press. NY. 1993.

Pizzrno, JE. Murray, MT.: A Textbook of Natural Medicine John Bastyr College Publications, Seattle, WA, 1993.
Seligman MEP:What you can change,and what you can't :The complete guide to successful self- improvement. AA. Knopf, NY. 1994

環境、仕事のストレスとコンピューターの作用

Ader R. Cohen N.:Psychoneuroimmunology: Conditioning and stress..
Adey R.: Jim Henry's world revisited - environmental "stress" at the psychophysiological and molecular levels..
Arnetz BB.: Technological stress: Psychophysiological aspects of working with modern information technology.
Fenster L. et al.: Psychologic stress in the workplace and spontaneous abortion.
Hagihara A. et al.: Type A and Type B behaviors, work stressors, and social support at work.
Harshfield GA,GrimCE:Stress hypertension: the "wrong" genes in the "wrong" environment.
Kaplan JR, Manuck SB.: Using ethological principles to study psychosocial influences on coronary atherosclerosis in monkeys.
Koolhaas JM, et al.: Social stress in rats and mice.
Koolhaas JM, et al.: The temporal dynamics of the stress response Neurosci.
Landsbergis PA. Hatch MC.: Psychosocial work stress and pregnancy-induced hypertension.
Levi L:A biopsychosocial approach to etiology and pathogenesis..
Meehan JP, Meehan WP.: James Paget Henry--a retrospective.
Nagata S.: Stress-induced immune changes, and brain-immune interaction.
Rosch PJ.: James Paget Henry: a man for all seasons.
Sachser N Kaiser S.: The social environment, behaviour and stress--a case study in guinea pigs.
Sun AY Chen YM.: Oxidative stress and neurodegenerative disorders.
White, R. How Computers Work, Ziff Davis Press, 1993.
Yamamoto S.Matsuoka S.: Topographic EEG study of visual display terminal (VDT) performance with special reference to frontal midline theta waves.

精神的な不調、うつ病、変化への治療とサプリメント

Beck, AT. et al.: Cognitive Therapy of Depression. Guilford. NY. 1979.

Buss DM. Malamuth, NM: Sex,power, conflict: Evolutionary and feminist perspectives.Oxford Univ.Press.NY1996
Goggans. F.: A case of mania secondary to vitamin B12 deficiency.
Lindstrom K.et al: Occupational solvent exposure and neuropsychiatric disorders'.
Ritchason, J.: The Vitamin Health Encyclopedia. Woodland Publ. Pleasant Grove, UT, 1996.
Ross, CE. Hayes, D: Exercise and psychological well-being in the community.
Russ. C. et al:Vitamin B6 status of depressed and obsessive-compulsive patients.
Schottenfeld, RS.Cullen, MR:Organic affective illness associated with lead intoxication.
Stewart, JW. et al.: Low level B6 levels in depressed outpatients'.
Wrught, R. The Moral Animal Evolutionary Psychology, and Everyday Life. Pantheon Books, NY. 1994.
Zucker Det al: B12 deficiency and psychiatric disorders: a case report and literature review.

イチョウと知的能力

Allain, H. Effect of two doses of Ginkgo biloba extract（Egb 761）on the dual-coding test in elderly subjects.
Hoffenberth, B. The efficacy of EGb 761 in patients with senile dementia of the Alzheimer type, a double-blind, placebo- controlled study on different levels of investigation.
Kleijnen, J.: Ginkgo biloba for cerebral insufficiency.
Oyama, Y.: Myricetin and quercetin, the flavonoid constituents of Ginkgo biloba extract, greatly reduce oxidative metabolism in both resting and Ca2+ loaded brain neurons.
Schneider B:Ginkgo biloba extract in peripheral arterial diseases. Meta analysis of controlled clinical studies.

第六章　増加する「電磁波過敏症」

電気的、化学的過敏性とフリーラジカルの関係

Akagi M. et al.: Superoxide anion-induced histamine release from rat peritoneal mast cells.
Bell, IR.:White Paper: Neuropsychiatric Aspects of Sensitivity to Low-level Chemicals-A Newral Sensitization Model.
Di Bello MG. Et al.: Histamine release from rat mast cells induced by the metabolic activation of drug of abuse into free radicals.

Gangi S. Johansson O.: A theoretical model upon mast cells and histamine to explain the recently proclaimed sensitivity to electric and/or magnetic fields in humans.

Grant, L.: Welcome to electrical sensitivity network. Http://www.bslet.com/esn/whatises.html. 1997.

Katajainen J. Knave B. Electrical and Magnetic Hypersensitivity. Second Copenhagen Conference. 1995

Lim HW.: Mechanisms of phototoxicity in porphyria cutanea tarda and erythropoietic protoporphyria.

Rea, WJ.: Chemical Sensitivity, 3. Boca Raton, FL.: CRC Press, 1600, 1729-1731. 1996.

Silk AC.: Human effects of radiofrequency and microwave fields. Tokyo international forum on health issues of EMR 2002. Edo-Tokyo Museum, Tokyo. 2002.

Tolgskaya, MS. and Gordon, ZV.: Pathological Effects of Radio Waves. New York: Consultants Bureau, 1973.

第七章　携帯電話は安全か

低周波電磁場に比べて健康に有害なマイクロ波と携帯電話

Adey R.: Jim Henry's world revisited - environmental "stress" at the psychophysiological and molecular levels.

Adey WR et al: Brain tumor incidence in rats chronically exposed to digital cellular telephone fields in an initiation-promotion model.

Adey WR. et al.: Spontaneous and nitrosourea-induced primary tumors of the central nervous system in Fischer 344 rats exposed to frequency-modulated microwave fields.

Alpeter et al: Study of health effects of the Shortwave Transmitter Station of Schwarzenburg, Berne, Switzerland, Univ. Berne, Inst.

Altamura et al.: Influence of digital and analogue cellular telephones on implanted pacemakers.

Anderson V. Joyner KH.: Specific absorption rate levels measured in a phantom head exposed to radio frequency transmissions from analog hand-held mobile phones.

Anonymous.: Biological effects and dosimetry of non-ionizing radiation: radiofrequency and microwave energies. NATO Advanced Study Institute on advances in biological effects and dosimetry of low energy electromagnetic fields.（1981: Erice, Italy）. New York. Plenus Press, 1983.

Anonymous.: ICNIRP Guidelines

Anonymous.: IEEE Recommended Practice for the Measurement of Potentially Hazardous Electromagnetic Fields-RF and Microwave (IEEE Standard C95.3) . IEEE. New York, 1991.

Anonymus.:Guide translated from Japanese Society of Hyperthermic Oncology.

Anonymous.: EMF Health Report, May/June 1996 (Via Internet) .

Blaclanan CF: Genetics and mutagenesis. In: Biological Effects of Radiofrequency Radiation, EPA-600/8-83-026F. JA Elder JA, Cahill DF (eds) .

Balzano, Q. et al:Manning electronic energy exposure of simulated uses of portable cellular telephone.IEEE Trans.Vehicular Technology.1995

Bell GB. et al.: Alterations in brain electrical activity caused by magnetic fields: Detecting the detection process. Electroencephalogr.

Bemardi P. et al.: Interaction between electromagnetic fields at microwave frequencies and biological systems: Electromagnetic pollution, dosimetry and protection. Via Internet: http://www.uniroma 1.it/CISB/A1995/X0009_A95_17.html

Bielski J.Sikorski M.: Disturbances of glucose tolerance in workers exposed to electromagnetic radiation.

Borbely et al.: Pulsed high-frequency electromagnetic field affects human sleep and sleep electroencephalogram.

Braune S.et al: Resting blood pressure increase during exposure to a radiofrequency electromagnetic field.

Carlo Dr George & Schram: Cell Phones: Invisible Hazards in the Wireless Age. Carroll & Graf. 2001.

Cooper PJ, Zheng Y.: Turning gap acceptance decision-making: the impact of driver distraction.

Croft RJ. et al.: Acute mobile phone operation affects neural function in humans.

Daniells C. et al. Transgenic nematodes as biomonitors of microwave-induced stress.

Dasdag S. et al.: Whole-body microwave exposure emitted by cellular phones and testicular function of rats.

Di Carlo A. et al.: Chronic electromagnetic field exposure decreases HSP70 levels and lowers cytoprotection.

Doll R. et al.: ELF Electromagnetic Fields and the Risk of Cancer. Report of an Advisory Group on Non-ionising Radiation.

Eulitz C. et al.: Mobile phones modulate response patterns of human brain activity.

Fisher PD: Microwave exposure levels encountered by police traffic radar operators.

Fist, S.: Cell phones/cancer connection. Internet: http://www.techmgmt.com/restore/cellfone.htm. 1997.

French PW et al.: Mobile phones, heat shock proteins and cancer.

Freude G. et al.: Effects of microwaves emitted by cellular phones on human slow brain potentials.

Fritze K. et al.: Effect of global system for mobile communication microwave exposure on the genomic response of the rat brain.

Garaj-Vrohovac V.: Micronucleus assay and lymphocyte mitotic activity in risk assessment of occupational exposure to microwave radiation.

Hardell L. et al.: Use of telephone and the risk for brain tumours: A case-control study.

Hardell L. et al.: Cellular telephones and cancer.

Hare E.: RF Exposure and You. American Radio Relay League. Newington CT. 1998.

Johnson AG.:In Lyakouris' paper about the microwaving of the US Embassy in Moscow

Jolly C, Morimoto RI.: Role of the heat shock response and molecular chaperones in oncogenesis and cell death.

Koivisto M. et al.: Effects of 902 MHz electromagnetic field emitted by cellular telephones on response times in humans.

Koivisto M. et al.: The effects of electromagnetic field emitted by GSM phones on working memory.

Krause CM. et al.: Effects of electromagnetic field emitted by cellular phones on the EEG during a memory task.

Kuster, N., Balzano, Q. Energy absorption mechanism by biological bodies in the near-field of dipole antennas above 300 Mhz, IEEE Trans.

Lai H, Singh NP: Acute low-intensity microwave exposure increases DNA single-strand breaks in rat brain cells.

Lai H, Singh NP: Single- and double -strand DNA breaks in rat brain cells after acute exposure to radiofrequency electromagnetic radiation.

Lai H, Singh NP: Melatonin and a spin-trap compound block radiofrequency electromagnetic radiation-induced DNA strand breaks in rat brain cells.

Lai H, Singh NP:Acute exposure to a 60 Hz magnetic field increase DNA strand breaks in rat brain cells.

Lai H, Singh NP: Melatonin and N-tert-butyl-alpha-phenylnitrone block 60 Hz magnetic field-induced DNA single and double strand breaks in magnetic field-induced DNA single and double strand breaks in rat brain cells.

Landry J, Huot J.: Modulation of actin dynamics during stress and physiological stimulation by a signaling pathway involving p38 MAP kinase and heat-shock protein 27.

Leszczynski D et al.: Non-thermal activation of the hsp27/p38MAPK stress pathway by mobile phone radiation in human endothelial cells: Molecular mechanism for cancer- and blood-brain barrier-related effects.

Lin H. et al.: Regulating genes with electromagnetic response elements.

Litovitz TA et al:Bioeffects induced by exposure to microwave are mitigated by superposition of ELF noise.
Loktionova SA. et al.: Distinct effects of heat shock and ATP depletion on distribution and isoform patterns of human Hsp27 in endothelial cells.
Maes, A. et al: 954 MHz microwaves enhance the mutagenic properties of mitomycin C.
Marino AA. Et al.: Low level EMFs are transduced like other stimuli..
Meidan, R. Electromagnetic exposure. IEE International Conference on Electromagnetic radiation, it's effects on humans and the environment, Herzlia, Israel.
Mild KH. et al.: Use of mobile phones and subjective disorders. A Swedish-Norwegian epidemiological study. Background and development of questionnaire.
Miyakawa T et al.: Exposure of Caenorhabditis elegans to extremely low frequency high magnetic fields induces stress responses.
Morrissey JJ. et al.: IRIDIUM exposure increases c-fos expression in the mouse brain only at levels which likely result in tissue heating.
Moustafa YM. et al.: Effects of acute exposure to the radiofrequency fields of cellular phones on plasma lipid peroxide and antioxidase activities in human erythrocytes.
Omura Y, Losco M.: Electro-magnetic fields in the home environment (color TV, computer monitor, microwave oven, cellular phone, etc) as potential contributing factors for the induction of oncogen c-fos Ab1, oncogen c-fos Ab2, integrin alpha 5 beta 1 and development of cancer, as well as effects of microwave on amino acid composition of food and living human brain.
Oscar KJ, Hawkins TD.: Microwave alteration of the blood-brain barrier system of rats.
Philips A..: www.powerwatch.org.uk 2002.
Phillips JL et al.: DNA damage in Molt-4T-lymphoblastoid cells exposed to cellular telephone radiofrequency fields in vitro.
Puschner, H.: Heating with Microwaves. Phillips Technical Library. Springer-Verlag, NY. 1966.
Repacholi MH.: Radiofrequency field exposure and cancer: What do the laboratory studies suggest.
Repacholi MH et al: Lymphomas in Eμ-Pim1 transgenic mice, exposed to pulsed 900 MHz electromagnetic fields.
Repacholi MH. Low-level exposure to radiofrequency electromagnetic fields: Health effects and research needs.
Roschke J. Mann K.: No short effects of digital mobile radio telephone on the awake human electroencephalogram.
Santini S. et al.: Electric fields from 900 MHz digital cellular telephones.

Santini R.et al.: Danger of cellular telephones and their relay stations (in French).

Santini R. et al.: Symptoms reported by mobile cellular telephone users.

Schienle A. et al.: Atmospheric electromagnetism: Individual differences in brain electrical response to simulated sferics.

Schonborn, F. et al.: Differences in energy absorption between heads of adults and children in the near field of sources.

de Seze R. et al.: GSM radiocellular telephones do not disturb the secretion of antepituitary hormones in humans.

Stang A. et al.: The possible role of radiofrequency radiation in the development of uveal melanoma.

Szmigielski S.: Cancer morbidity in subjects occupationally exposed to high frequency (radiofrequency and microwave) electromagnetic radiation.

Trautinger F.:Heat shock proteins in the photobiology of human skin.

Ventura C. et al.: Elf-pulsed magnetic fields modulate opioid gene expression in myocardial cells.

Verma, M. Dutta, SK.: Microwave induced alteration in the neuron specific enolase gene expression.

Verschaeve L. Maes A.: Genetic, carcinogenic and teratogenic effects of radiofrequency fields.

Vijayalaxmi et al.: Proliferation and cytogenetic studies in human blood lymphocytes exposed in vitro to 2450 MHz radiofrequency radiation.

Von Klitzing:- Physica Medica 11: 77-80. 1995.

Voroboyov VV. et al.: Effects of weak microwave fields amplitude modulated at ELF on EEG of symmetric brain areas in rats.

Welch, B.L. et al.: Physiological Effects of Noise. Plenum, New York, 1970.

Wilke A et al.:Influence of D-net (European GSM-Standard) cellular phones on pacemaker function in 50 patients with permanent pacemakers.

Websites of interest /

Powerwatch website: www.powerwatch.org.uk

BMA website: www.bma.org

Mobile Phone Health Research Group: www.mthr.org.uk

Electromagnetic Hazard & Therapy: www.em-hazard-therapy.com

Radiocommunications Agency www.sitefinder.radio.gov.uk

FEB, The association for the electrical and VDT injured（in Sweden）：www.feb.se
Microwave News: www.microwavenews.com
The Stewart Report: www.iegmp.org.uk

第八章　レーダー被爆と健康被害

マイクロ波によるダメージ

Adey WR: Biological effects of electromagnetic fields.
Afromeev VI, Tkachenko VN.: Change in the percent of lactate dehydrogenase isozyme level in testes of animals exposed to superhigh frequency radiation.
Andersen FA.: Letter to Dr. James C. Lin, Chairman, COMAR of the IEEE-USA regarding the health effects associated with the use of police radar.
Anonymous.:EEPA. Police Traffic Radar, Promoting Highway Safety through Electromagnetic Energy..
Anonymous.: NCRP. Biological Effects and Exposure Criteria for Radio Frequency Electromagnetic Fields, Report No. 86.
Anonymous.: IEEE. Safety Levels With Respect to Human Exposure to Radio Frequency Electromagnetic Fields, 3 kHz to 300 GHz, IEEE C95.1-1991.
Anonymous.:ACGIH. Threshold Limit Values for Chemical Substances and Physical Agents and Biological Exposure Indices, 1992-1993.
Anonymous.: Cancer Statistics Review 1973-1987, NM Publ. # 90-2789.
Anonymous.: Biological Effects of Radiofrequency Radiation, EPA-600/8-83-026F.
Anonymous.: FDA: Update on Possible Hazards of Traffic Radar Devices, FDA July 20, 1992.
Anonymous.: NHTSA. Law Enforcement Bulletin: Health Concerns About "Police" Radar Units, Dec. 1992.
Anonymous.: Michigan Speed Measurement Task Force Model Policy for Radar Use, Approved October 23, 1992.
Anonymous.: National Research Council. Multiple Chemical Sensitives. Addendum to Biologic Markers in Immunotoxicology. Washington DC..
Anonymous.: Federal Register. 61（153）：41006-41019. 1996.

Anonymous.: IEEE Recommended Practice for the Measurement of Potentially Hazardous Electromagnetic Fields-RF and Microwave (IEEE Standard C95.3) . IEEE., 1991.

Anonymous.: Federal Register. 61 (153) : 41006-41019. August 7, 1996.

Anonymous.: Committee on Man and Radiation (COMAR) : IEEE-USA Entity Position Statement "Human Exposure to Radio-frequency Fields from Police Radars".

Anonymous: The Effects of Traffic Radar Guns on Law Enforcement Officers, Hearing before the Ad Hoc Subcommittee on Consumer and Environmental Issues of the Committee on Governmental Affairs, United States Senate,Aug10,1992, US.

Anonymous.: IACP. Testing of Police Traffic Radar Devices to the Model Performance Specifications for Police Traffic Radar Devices, Vol. I, Test Program Summary.

Anonymous.: Connecticut State Legislature: State of Connecticut Public Act No 92-14 1, An Act Concerning the Use of Radar Devices by State and Municipal Police Officers and the Presumption of Accuracy of Such Devices, NIOSH Feasibility Assessment - Traffic Radar Exposure. 1992.

Anonymous.: NHTSA: Model Specifications for Police Traffic Radar Devices, DOT-HS-806-191.Dept.Transportat.

Anonymous.: Australian Standard 2772. Maximum exposure levels - Radiofrequency radiation 300kHz to 300 GHz. Standard Association of Australia, North Sydney, NSW. 1985.

Ashford, NA. Miller, CS.: Chemical Sensitivity: A Report to the New Jersey State Department of Health.

Balcer-Kubiczek EK, Hanison GH: Induction of neoplastic transformation in C3H/1OT½ cells by 2.45-GHz microwaves and phorbol ester.

Balode Z.: Assesment of radio-frequency electromagnetic radiation by the micronucleus test in bovine periferal erythrocytes.

Balzano Q.: Measurement of equivalent power density and RF energy deposition in the immediate vicinity of a 24GHz traffic radar antenna.

Baranski, S. Czerski P.: Biological Effects of Microwaves.

Bell, IR.:White Paper: Neuropsychiatric Aspects of Sensitivity to Low-level Chemicals-A Newral Sensitization Model.

Bergier L. et al.: Effect of electromagnetic radiation on T-lymphocyte subpopulations and immunoglobulin level in human blood serum after occupational exposure.

Bitran ME, et al.: Microwave Emissions and Operator Exposures from Traffic Radars Used in Ontario. Ontario Ministry of Labor, Ottawa,

Canada, 1992.
Bradley R: Traffic Radar Power Densities: Summary of Findings, April 1 1991. Institute of Police Technology and Management, Univ. North Florida, Jacksonviile, FL 1991.
Budinscak V. et al.: Hematologic changes in workers exposed to radio wave radiation.
Byus CV, et al.: Increased ornithine decarboxyiase activity in cultured cells exposed to low energy modulated microwave fields and phorbol ester tumor promoters..
Brownson RC, et al.: An analysis of occupational risks for brain cancer.
Chou CK, et al.: Long-term, low-level microwave irradiation of rats.
Cleary SF: Cellular effects of radiofrequency electromagnetic fields. In: Biological Effects and Medical Applications of Electromagnetic Energy.
Cleary SF: Biological effects of radiofrequency electromagnetic fields. In: Biological Effects and Medical Applications of Electromagnetic Energy. OF Cleary SF, Liu LM, Merchant RE: Glioma proliferation modulated in vitro by isothermal radiofrequency radiation exposure.
Kolodynski and Kolodynska.: Motor and psychological functions of school children living in the area of the Skrunda Radio Location Station in Latvial
D'AndreaJA et al Rhesis monkey behavior during exposure to high-peak-power5.62GHz microwave pulses.
Gandhi（ed）. Prentice-Hall, Englewood Cliffs, NJ. 236-255, 1990.
Davis RL, Mostofi FK: Cluster of testicular cancer in police officers exposed to hand-held radar.
Demers PA, et al.: Cancer identification using a tumor registry versus death certificates in occupational cohort studies in the United States.
Durney CH: Interactions between electromagnetic fields and biological systems. In: Biological Effects and Safety Aspects of Nuclear Magnetic Resonance Imaging and Spectroscopy.
Edwards C.: Radar Policy and Procedure, Function Code 1010, Montgomery County,
Fink JM. et al.: Microwave emissions from police radar.
Finkelstein MM.:Cancer incidence among Ontario police officers.
Fisher PD: Microwave exposure levels encountered by police traffic radar operators.
Friedell GH, Tucker TC: Kentucky Cancer Incidence.

Garland FC et al.: Incidence of leukemia in occupations with potential electromagnetic field exposure in US Navy personnel.

Goldoni J. et al.: Health status of personnel occupationally exposed to radiowaves.

Goldsmith JR.Epidemiologic Evidence of Radiofrequency Radiation (Microwave) Effects on Health in Military, Broadcasting, and Occupational Studies..

Goldsmith JR:Epidemiologic evidence relevant to radar (microwave) effects.

Gordon,ZV (ed) :Biological Effects of Radiofrequency Electromagnetic Fields. Arlington VA : US.

Grant, L.: Welcome to electrical sensitivity network. Http://www.bslet.com/esn/whatises.html. 1997.

Hardin ED: Prepared Statement. In: The Effects of Traffic Radar Guns on Law Enforcement Officers, Hearing before the Ad Hoc Subcomnmttee on Consumer and Environmental Issues of the Committee on Governmental Affairs, United States Senate, August 10, 1992, U.S. Gov. Prin. Off. Washington, DC, pp 55-60, 1993.

Hardell L. et al.: Case-control study on risk factors for testicular cancer.

Hardin ED: Testimony. In: The Effects of Traffic Radar Guns on Law Enforcement Officers. Hearing before the Ad Hoc Subcommittee on Consumer and Environmental Issues of the Committee on Governmental Affairs, United States Senate, August 10, 1992, U.S. Gov. Prin. Off., Washington, DC, 26-33, 1993.

Helene FL, Poggi WA: Measurement of low Level R.F. Fields m Standard Police Vehicles Related to the Operation of Radar Detection Equipment and Communications Systems, Test Report RFH 1091.

Kues HA et al.: Effects of 2.45-GHz microwaves on primate corneal endothelium.

Kues HA et al.: Increased sensitivity of the non-human primate eye to microwave radiation following ophthalmic drug pretreatment.

Letavet, AA. Gordon, ZV. (eds) . The Biological Action of Ultrahigh Frequencies.

Lai H, Singh N: Acute low-intensity microwave exposure increases DNA single-strand breaks in rat brain cells. .

Liburdy RP: Biological interactions of cellular systems with time-varying magnetic fields. In: Biological Effects and Safety Aspects of Nuclear Magnetic Resonance Imaging and Spectroscopy.

Lieberman JI: Letter to Dr. Bryan Hardin, Assistant Director, National Institute for Occupational Safety and Health, Washington Office, October 29, 1992.

Lim JI et al.:Visual abnormalities associated with high-energy microwave exposure.

Lu ST.et al.: Ultrawide-band electromagnetic pulses induced hypotension in rats.

Malkin R.Moss CE:NIOSH Health Hazard Evaluation Report No. 92-0224-2379, Norfolk Police Department, Norfolk, VA. (available through NTIS) .U.S.Dept. Health Hum.Serv.Publ. Health Serv.Centers for Disease Control and Prevention, NIOSH.Cincinnati,Ohio,1994

Marino AA.: Time dependent hematological changes in workers exposed to electromagnetic field.

McCafferty FL.et al.:Stress and suicide in police officers: paradigm of occupational stress.

Merritt JH et al.: Considerations for human exposure standards for fast-rise-time high-peak-power electromagnetic pulses.

Melius JM: Police use of radar and the risk of cancer: a feasibility study. 1993.

Miller, CS.: Possible Models for Multiple Chemical Sensitivity: Conceptual Issues and Role of the Limbic System.

Miller JD: Letter to The Honorable Joseph I. Lieberman, United States Senate, December 8, 1992.

Neshev NN Kirilova EI.: Environmental-health aspects of pulse-modulated microwaves.

Nilsson R. et al.: Microwave effects on the central nervous system - a study of radar mechanics.

Philips A..: www.powerwatch.org.uk 2002.

Popovic VP. et al.: Long-term bioeffects of 435-MHz radiofrequency radiation on selected blood-borne endpoints in cannulated rats, Vol. 2. Plasma ACTH and plasma corticosterone, USAFSAM-TR-87-5. USAF School of Aerospace Medicine, Brooks Air Force Base, TX, 1987.

Poynter GP: The hidden hazard of traffic safety..

Poynter GP: A belt for the road: Unwitting casualties of traffic radar use.

Poynter GP: Prepared Statement. In: The Effects of Traffic Radar Guns on Law Enforcement Officers, Hearing before the Ad Hoc Subcommittee on Consumer and Environmental Issues of the Committee on Governmental Affairs, United States Senate, August 10, 1992, U.S. Gov. Prin. Off. Washington, DC, 52-55, 1993.

Puranen L. Jokela K: Radiation hazard assessment of pulsed microwave radars.

Rea, WJ.: Chemical Sensitivity, 3. Boca Raton, FL.: CRC Press, 1600, 1729-1731. 1996.

Redhead CS: Police Traffic Radar Safety, CRS Report For Congress No. 92-618 SPR. Congress. Res. Serv. The Library of Congress, Washington, DC,1992.

Richter E. et al.: Cancer in radar technicians exposed to radiofrequency/microwave radiation: sentinel episodes.
Roberts NJ et al.:The biological effects of radiofrequency radiation: a critical review and recommendations.
Rotkovska D. et al.: Evaluation of the biological effects of police radar RAMER 7F.
Ryan KL. et al.: Radio frequency radiation of millimeter wave length: potential occupational safety issues relating to surface heating.
Schwan HP: Research on biological effects of nonionizing radiations: contributions on biological properties, field interactions, and dosimetry.
Schwan HP, Piersol GM: The Absorption of Electromagnetic Energy in Body Tissues, a Review and Critical Analysis, Part I. Biophysical Aspects.
Sagan LA: Epidemioiogical and laboratory studies of power frequency electric and magnetic fields.
Starikh AM et al.: The effect of millimeter-range electromagnetic and of ionizing radiation on the body thymocytes of mice and rats.
Szmigielski S, et al.: Accelerated development of spontaneous and benzopyrene-induced skin cancer in mice exposed to 2450-MHz microwave radiation.
Teen N. Lund AK.: The effect of laser speed-measuring devices on speed limit law enforcement in Charleston, South Carolina.
Tolgskaya, MS. Gordon, ZV.: Pathological Effects of Radio Waves. : Consultants Bureau, 1973.
Treado M, et al.: Model Minimum Performance Specifications for Police Traffic Radar Devices, NHTSA Technical Report No. DOT-HS-807-415. U.S. Dept. Transportat., Washington, DC, 1989.
Trichopoulos D: Epidemiologic Studies of Cancer and Extremely Low-Frequency Electric and Magnetic Field Exposures. In: Health Effects of Low-Frequency Electric and Magnetic Fields.
Vena JE, et al.: Mortality of a municipal worker cohort: III. police officers.
Violanti JM et al.:Disease risk and mortality among police officers: new evidence and contributing factors.
Weyandt TB et al..Semen analysis of military personnel associated with military duty assignments.

第九章　ラジオやテレビ送信機の危険性

ラジオ・テレビアンテナからの照射

Dolk, H. et al: Cancer incidence near radio and television transmitters in Great Britain.I. Sutton Coldfield Transmitter.

Dolk, H. et al: Cancer incidence near radio and television transmitters in Great Britain. II All High Power Transmitters.
Hare E.: RF Exposure and You. American Radio Relay League. Newington CT. 1998.
Hocking, B. et al.: Cancer incidence and mortality in Proximity to TV Towers
Hocking, B. et al.: Cancer incidence near radio and television transmitters in Great Britain . 1. Sutton Coldfield Transmitter. 2. All High Power Transmitters.
Netzer, M. Hartal, O. Electromagnetic radiation hazards survey in the vicinity of RF broadcasting stations. IEE International Conference on Electromagnetic radiation, it's effects on humans and the environment, Herzlia, Israel.
Tabrah, FL. Batkin MD.: Electromagnetic fields: Biological and clinical aspects.
Taubes, G.: Epidemiology faces its limits. Science, 269: 164-169. 1995.

無線周波数の安全性

IEEE Standard for Safety Levels with respect to Human Exposure to Radio Frequency Electromagnetic Fields, 3 kHz to 300GHz.
For the assessment of ELF hazards, read the series in Science: 249（beginnig Sept. 7. 1990. p1096）, Sept.21. 1990 p1378, Oct.5.1990.p23.Science, 258: p1724.1992
An excellent and timely document is available on the Internet at: http://www.mcw.edu/gcrccop/powerlines-cancer-FAQ/toc.html
The Enviromental Protection Agency published a free consumer level booklet entitled, "EMF in your Enviroment" document 402-R-92-008, dated December 1992. Look for the nearest office of the EPA in your phone book.
Adey, WR. Electromagnetic fields, cell, membrane amplification, and cancer promotion, In BW. Wilson, Stevens, and LE. Anderson（eds）. Extremely low frequency electromagnetic fields. The question of cancer.
Adey, WR. Electromagnetic fields and the essence of living system, Plenary Lecture, 23rd General Assembly, International Union of Radio Sciences（URSI）, Prague, 1990, in JE. Andersen（ed）. Modern Radio Science.
Anonymous: Safety Levels with respect to human exposure to radio frequency electromagnetic fields, NCRP Report No86（Bethesda, Md: national Council on Radiation Protection and Measurements）.1986.
Anonymous: US Congress, Office of Technology Assessment. Biological effects of power frequency electric and magnetic fields. Background Paper, OTA-BP-E-53（Washington, DC: US Government Printing Office）, 1989

Anonymous.: Handbook of Biological Effects of Electromagnetic Fields. CRC Press. Boca Raton 1986.

Anonymous.: EMF in the Web. Site http://safeemf.iroe.fi.cnr.it/safeemf/efref.htm

Cleveland, DF, Athey, TW.: Specific absorption rate（SAR）in models of the human head to hand-held UHF Portable Radios,

Cleveland, DF et al.: Measurements of environmental electromagnetic fields crested by amateur radio stations, presented at the 13th annual meeting of the Bioelectromagnetics Society, Salt Lake City, Utah, Jun 1991

Davis, RL, Milham, S.: Altered immune status in aluminum reduction plant workers.

Garland, FC. et al.: Incidence of leukemia in occupations with potential electromagnetic field exposure in United States Navy personnel.

Guy, AW, Chou, CK.: Thermographic determination of SAR in human models exposed to UHF mobile antenna fields,（F-6）, 3rd Ann. Confer.

Johnson, CC, Spitz, MR.: Childhood nervous system tumours: An Assessment of risk associated with paternal occupations involving use, repair or manufacture of electrical equipment.

Lyle, DB. et al.: suppression of lymphocyte cytotoxicity following exposure to sinusoidal amplitude modulated fields.

Matanoski M. et al.: Cancer incidence in New York Telephone workers, Proc Ann. Rev. Res. on Biological Effects of 50/60Hz Fields, U.S. Dept of Energy, Office of Energy Storage and Distribution, Portland, OR, 1989.

Milham, S.: Mortality from leukemia in workers exposed to electromagnetic fields.

Milham, S.: Increased mortality in amateur radio operators due to lymphatic and hematopoietic malignancies.

Preston-Martin S et al.: Risk factor for gliomas and meningiomas in males in Los Angels County.

Savitz, D. et al.: Case-control study of childhood cancer and exposure to 60-Hz magnetic fields.

Savitz, D. et al.: Magnetic field exposure from electric appliances and childhood cancer.

Thomas TL. et al.: Brain tumor mortality risk among men with electrical and electronic jobs: A case-control study.

Wertheimer, N and Leeper, E.: Electrical wiring configurations and childhood Cancer.

Wertheimer, N and Leeper, E.: Adult cancer related to Elevtrical wires near the home.

Anonymous : Prescription for trouble. Consumer reports.
Branscom, D.: Buyer Beware: Radiation finds its niche as a marketing tool. Macworld. Feb. : 83-92. 1991a
Branscom, D.: Electromagnetic Update: The controversy and research continues. Macworld. Oct. 65-70. 1991b
Brude IR, et al.: Peroxidation of LDL from combined-hyperlipidemic male smokers supplied with omega-3 fatty acids and antioxidants.
Hafemeister, D.: Background Paper on Power Line Fields and Public Health, Washington:
Morgan, G., Nair, I.: Electromagnetic Fields: The jury's still out. Part 1: Biological effects. Part 2: Societal reverberations, by Karen Fitzgerald. Part 3: Managing the risks, by Granger Morgan and Indira Nair..
O'Connor, RJ.: Seeking ELF relief. Macworld. Oct.: 124-129. 1991.
Omura, Y. et al.: Chronic or intractable medical problems associated with prolonged exposure to unsuspected harmful environmental electric, magnetic or electro-magnetic fields radiating in the bedroom or workplace and their exacerbation by intake of harmful light and heavy metals from common sources..
Robbins SL. et al.: Pathologic Basis of Disease. W.B. Saunders Comp. Philadelphia. 1999.

抗酸化物質と食品サプリメントによる回避とダメージのリハビリ

Blankenship LJ. et al. Induction of apoptotic cell death by particulate lead chromate: differential effects of vitamins C and E on genotoxicity and survival.
Harding JJ.: Cigarettes and cataract: cadmium or a lack of vitamin C ?
Koizumi T. et al.: Mechanism of cadmium-induced cytotoxicity in rat hepatocytes: cadmium-induced active oxygen-related permeability changes of the plasma membrane.
Mikhailova MV. et al.: Cadmium-induced 8-hydroxydeoxyguanosine formation, DNA strand breaks and antioxidant enzyme activities in lymphoblastoid cells.
Stajn A. et al.: Effect of cadmium and selenium on the antioxidant defense system in rat kidneys.
Velsor LW, Postlethwait EM.: NO2-induced generation of extracellular reactive oxygen is mediated by epithelial lining layer antioxidants.
Vij AG, et al.: Lead induced disorders in hematopoietic and drug metabolizing enzyme system and their protection by ascorbic acid supplementation..

第一一章　汚染物質を克服する食事療法

食事とサプリメント：ビタミン、ミネラル、ハーブ

Chang CY. et al.: Plasma levels of antioxidant vitamins, selenium' total sulfhydryl groups and oxidative products in ischemic-stroke patients as compared to matched controls in Taiwan.

Chen CY. et al.: Lipid peroxidation in liver of mice administrated with nickel chloride: with special reference to trace elements and antioxidants.

Duke, JA., Handbook of Medicinal Herbs, CRC Press, Boca Raton, FL, 337-338.1985.

Feinstein, A.（Ed）. Healing with Vitamins. Prevention Magazine Health Books. Rodale Press. Emmaus, PA. 1996.

Girodon F. et al.: Effect of a two-year supplementation with low doses of antioxidant vitamins and/or minerals in elderly subjects on levels of nutrients and antioxidant defense parameters.

Guyton AC.: Human Physiology and Mechanisms of Disease. WB Saunders, Philadelphia, 1992.

Katiyar SK. Mukhtar H. : Tea antioxidants in cancer prevention.

Pauling, L.: How to Live Longer and Feel Better. WH Freeman & Comp. NY. 1986.

Peryt B. et al.: Antimutagenic effects of several subfractions of extracts from wheat sprouts towards benzo（a）pyrene-induced mutagenicity in strain TA-98 of Salmonella typhimurium.

Peryt B. et al.: Mechanism of antimutagenicity of wheat sprout extracts.

Pizzorno, JE. Murray, MT.: A Textbook of Natural Medicine John Bastyr College Publ. Seattle, WA, 1993.

Pusztai A. et al.: Lipid accumulation in obese Zucker rats is reduced by inclusion of raw kidney bean（Phaseolus vulgaris）in the diet..

Ritchason, J.: The Vitamin & Health Encyclopedia. Woodland Publ. Pleasant Grove UT, 1996.

Rosenberg, H. Feldzaman, AN.: Doctor's Book of Vitamin Therapy: Megavitamins for Health. Putnam's, NY 1974.

Soriani M. et al.:Modulation of the UVA activation of haem oxygenase, collagenase and cyclooxygenase gene expression by epigallocatechin in human skin cells.

Tyler, VE.: Herbs of Choice. Binghamton, N.Y.: Pharmaceutical Products Press, 1994.

[著者略歴]

ザミール・P・シャリタ

医療微生物学者で、電磁場と化学物質の有害性に関するコンサルタント、作家、科学編集者としても活躍。1962年、イスラエルのヘブル大学で農学の理学士号を、1967年テルアビブ大学で医療微生物学の理学修士号を、1976年ワイズマン科学研究所で分子生物学の博士号を取得した。約30年にわたって医療調査、バイオテクノロジー、遺伝子工学を研究。生物学調査イスラエル研究所の常勤スタッフで、ニューヨーク市公衆衛生調査研究所で調査委員、ニュージャージー州のラトガー大学などで非常勤講師を勤めた。公衆衛生の討論会で活躍するほか、2002年にはイスラエルや日本の国会の委員会で、携帯電話使用のリスクを訴えている。

[監修者略歴]

荻野晃也（おぎの　こうや）

1940年富山県生まれ。京都大学工学部講師。理学博士。原子核物理、原子核工学、放射線計測学などを専門とする一方で、原子力、核問題、環境問題などにも物理学者としてかかわっている。また、伊方原発訴訟では住民の特別弁護人となり、1977年には地震活断層原因説による中央構造線の危険性を証言し、断層結果説の国側と対立するなど、住民・市民側に立つ科学者であることを心がけている。主な著書（共著を含む）『狭山事件と科学』（社会思想社）、『原子力と安全性論争』（技術と人間）、『原発の安全上の欠陥』（第三書館）、『放射能の流れた町』（阿吽社）、『昭和天皇新聞記事集成』（第三書館）、『ガンと電磁波』（技術と人間）、『あなたを脅かす電磁波』（法政出版）、『ケイタイ天国・電磁波地獄』（週刊金曜日）、『携帯電話は安全か？』（日本消費者連盟）、『プロブレムQ&A　危ない携帯電話』（緑風出版）、訳書に『死の電流』、『電力線電磁場被曝』（緑風出版）など。

出村　守（でむら　まもる）

1953年北海道生まれ、でむら小児クリニック院長。北海道立札幌医科大学卒。国際協力事業団のウイルス学専門家としてケニア共和国に派遣され、同国でのウイルス性下痢症の疫学研究に従事。アメリカ合衆国テキサス州ダラス市にある環境医学センター(EHCD)　でウィリアム・J・レイ教授のもと、臨床環境医学を1週間の短期コースで研修。北里大学眼科では、石川哲教授、宮田幹夫教授のもとで臨床環境医学外来の短期コースで研修。日本臨床環境医学学会評議員。医学博士および日本小児科専門医。

山手智夫（やまて　ともお）

1961年兵庫県生まれ。医学博士、小児科専門医。岡山大学医学部卒業後、同大学附属病院、国立岩国病院などを経て、アメリカのアーカンソー医科大学に留学し内分泌を研究。子どもがアトピーになったことを契機に再度渡米し、ダラスの環境医学センター（EHCD）および、ニューヨーク州のアレルギー環境医学センターで、臨床環境医学に基づいたアレルギー疾患の治療について研修。現在、光中央病院小児科科長。平成16年10月に山口県光市で「やまて小児科・アレルギー科」を開院予定。

[訳者略歴]

加藤やすこ（かとう　やすこ）

1966年北海道生まれ、フリーライター。化学物質過敏症、電磁波過敏症、シックハウス症候群など、環境病をテーマに執筆。電磁波と化学物質のリスクと回避対策を考える市民団体「VOC-電磁波対策研究会」代表。

電磁波汚染《でんじはおせん》と健康《けんこう》

2004年5月28日　初版第1刷発行　　定価2700円＋税

著　者　ザミール・P・シャリタ
監修者　荻野晃也・出村守・山手智夫
訳　者　加藤やすこ
発行者　高須次郎
発行所　緑風出版 ©
〒113-0033　東京都文京区本郷2-17-5　ツイン壱岐坂
［電話］03-3812-9420　［FAX］03-3812-7262
［E-mail］info@ryokufu.com
［郵便振替］00100-9-30776
［URL］http://www.ryokufu.com/

装　幀　堀内朝彦
写　植　R 企 画
印　刷　モリモト印刷・巣鴨美術印刷
製　本　トキワ製本所
用　紙　大宝紙業　　E1500

Printed in Japan　　ISBN4-8461-0401-X　C0054

◎緑風出版の本

■全国どの書店でもご購入いただけます。
■店頭にない場合は、なるべく書店を通じてご注文ください。
■表示価格には消費税が加算されます

プロブレムQ&A
危ない携帯電話
荻野晃也著

A5変並製
二三二頁
1900円

携帯電話が普及している。しかし、携帯電話の高周波の電磁場は電子レンジに頭を突っ込んでいるほど強いもので、脳腫瘍の危険が極めて高い。本書は、政府や電話会社が否定し続けている携帯電話と電波塔の危険を易しく解説。

電力線電磁場被曝
隠蔽する電力会社と政府
ポール・ブローダー著／荻野晃也監訳

四六判上製
三五六頁
2400円

電力線の電磁場によるガンなどの多発が欧米で大問題になり、これを根拠がないとして抑え込もうとする電力会社・政府と市民の攻防が広がっている。本書は、米国の著名な科学ジャーナリストが、電力線電磁場被曝を告発した名著。

電磁場からどう身を守るか
エレン・シュガーマン著／天笠啓祐他訳

四六判並製
三一〇頁
2200円

送電線、電子レンジなどがつくり出す電磁場の被曝によって、ガンなどが引き起こされることは欧米では常識となりつつある。本書は、ガンを発生させるメカニズムを解説し、家庭、職場で電磁場から身を守る方法を具体的に提案する。

誰でもわかる電磁波問題
大久保貞利著

四六判並製
二四〇頁
1900円

携帯電話や電子レンジなどの高周波、送電線やPC、家電製品からの極低周波による、危険性が社会問題化している。本書は、電磁波問題のABCから携帯タワー・高圧送電線反対の各地の住民運動、脳腫瘍から電磁波過敏症まで解説。